U0134200

明医经验录

——医学气功新疗法

杨峰 编著

全国百佳图书出版单位

中国中医药出版社

·北 京·

图书在版编目（CIP）数据

明医经验录：医学气功新疗法 / 杨峰编著 .—
北京：中国中医药出版社，2022.9
ISBN 978-7-5132-6289-7

Ⅰ . ①明… Ⅱ . ①杨… Ⅲ . ①中西医结合—气功疗法
Ⅳ . ① R247.4 ② R455

中国版本图书馆 CIP 数据核字（2021）第 261566 号

中国中医药出版社出版

北京经济技术开发区科创十三街 31 号院二区 8 号楼
邮政编码　100176
传真　010-64405721
河北新华第二印刷有限责任公司印刷
各地新华书店经销

开本 787×1092　1/16　印张 24　彩插 1　字数 488 千字
2022 年 9 月第 1 版　2022 年 9 月第 1 次印刷
书号　ISBN 978-7-5132-6289-7

定价　108.00 元
网址　www.cptcm.com

服 务 热 线　010-64405510
购 书 热 线　010-89535836
维 权 打 假　010-64405753

微信服务号　zgzyycbs
微商城网址　https://kdt.im/LIdUGr
官 方 微 博　http://e.weibo.com/cptcm
天猫旗舰店网址　https://zgzyycbs.tmall.com

如有印装质量问题请与本社出版部联系（010-64405510）

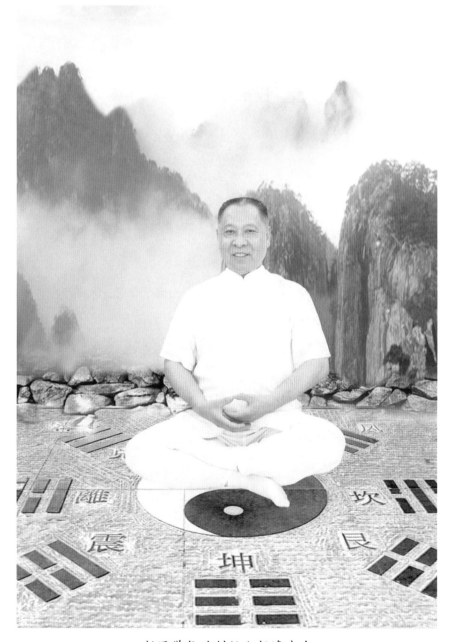

新医学气功创始人杨峰先生

乾坤清静朗，龙腾紫霞光。

玄德铸武魂，天人合一祥。

道易新医养，济世新慈航。

作者馨语

★我写的不是书，是带着正能量的信息，是写给同道者及追求康寿的人们的情感信。

★和谐顺应大自然规律，调控人体生物钟运行，利用自然资源，倡导自然疗法，以自我修炼、自我护养、开发自愈力、自我康寿为中心。

★笑看人生，与众不同；沧海桑田，我心不惊；自己安稳，随缘自在；不悲不喜，便是晴天。有大气者，才能修炼大医风范。

★中医学是成熟的科学，也是高级文明。人类发展至今，人类才是历史留下的最大遗产。在人类生命流淌的长河中，中医药做出了巨大贡献，也将为未来地球村健康伟业发挥不可替代的作用。

★自然力最公平，医德高尚的医生能精诚济世。每当他真心渴望治愈某种疑难绝症时，整个宇宙都会来帮忙。

★祝愿同道们永远健康、快乐、长寿！

……

杨氏堂研究中草药获得国家知识产权局六项发明专利

发明专利 1

专利号：ZL2006 1 0005514.1。

发明名称：一种治疗急慢性肾炎、肾病综合征的药物及其制备方法。

发明人：杨峰。

专利申请日期：2006 年 1 月 8 日。

授权公告日：2009 年 8 月 26 日。

专家评定：本发明具有健脾、护肾、化瘀、利湿、排毒的功能。治疗各种肾脏疾病，如急性肾炎、肾盂肾炎、肾病综合征等。见效快、疗效好、治愈率高。

发明专利 2

专利号：ZL2006 1 0077585.2。

发明名称：一种治疗艾滋病的药物及其制备方法。

发明人：杨峰。

专利申请日期：2006 年 4 月 26 日。

授权公告日：2009 年 8 月 26 日。

专家评定：本发明可以制备成任何一种常用内服剂型。具有扶正、抗毒、增强人体免疫的功能，治疗艾滋病见效快，疗效好。

发明专利 3

专利号：ZL2006 1 0077584.8。

发明名称：一种治疗类风湿关节炎、骨质增生的药物及其制备方法。

发明人：杨峰。

专利申请日期：2006 年 4 月 26 日。

授权公告日：2008 年 12 月 17 日。

专家评定：本发明具有益肾壮骨、祛风除湿、化淤散结、通经活络的功能，治疗类风湿关节炎、骨质增生及强直性脊髓炎见效快，疗效好。

发明专利 4

专利号：ZL2006 1 0005515.6。

发明名称：一种治疗妇科病、性病的药物及其制备方法。

发明人：杨峰。

专利申请日期：2006 年 1 月 8 日。

授权公告日：2009 年 8 月 26 日。

专家评定：本发明具有解毒杀菌、消炎、拔毒排脓、止血生肌的功能，可以治疗滴虫性阴道炎、生殖器疱疹、尖锐湿疣、阴道糜烂等系列妇科病、性病等疾患。见效快、疗效好。

发明专利 5

专利号：ZL2006 1 0143066.1。

发明名称：一种农作物杀虫剂及其制备方法。

发明人：杨峰。

专利申请日期：2006 年 10 月 30 日。

授权公告日：2008 年 12 月 10 日。

专家评定：本发明药物具有杀虫、抗菌功能，可有效杀灭农作物、各类植物、蔬菜瓜果的寄生虫、卵，对虫蛆、子孓有摧残、灭绝之功效。

发明专利 6

专利号：ZL2007 1 0089970.3。

发明名称：一种治疗孕妇的感冒冲剂及其制备方法。

发明人：杨士东。

专利申请日期：2007 年 3 月 26 日。

授权公告日：2011 年 10 月 5 日。

专家评定：本发明中药物具有除湿热、抗病毒、祛风扶正、补血安胎的功效，对治疗孕妇的风热感冒见效快、疗效好、治愈率高。

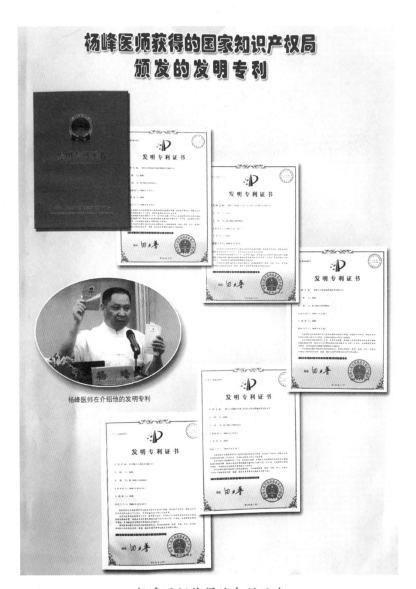

杨峰医师获得的专利照片

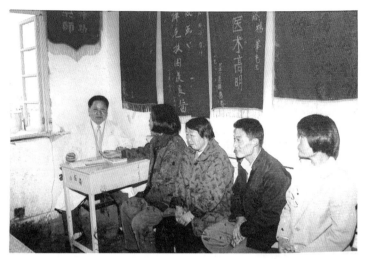

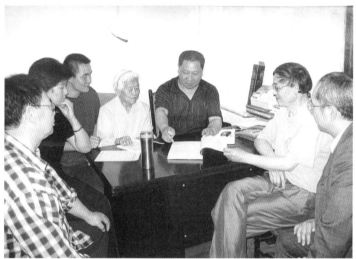

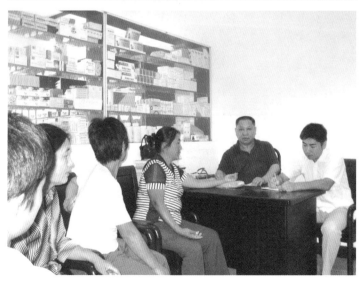

杨峰医师出诊照片

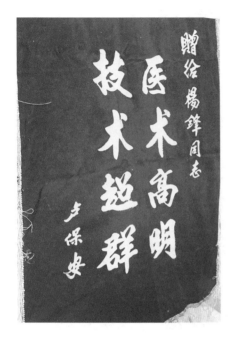
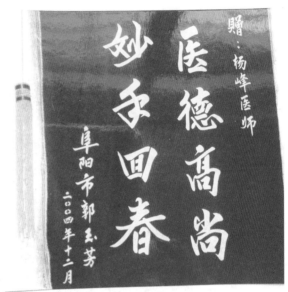
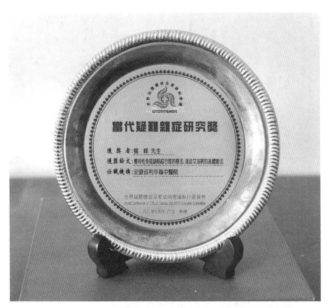

杨峰医师获得的锦旗和奖状

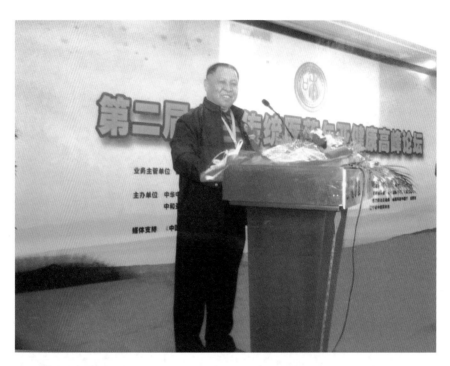

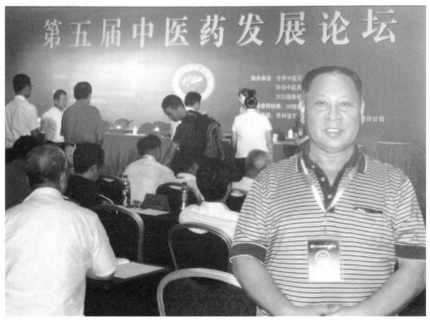

杨峰医师出席大会剪影

感谢信

杨医生：

您好！

我叫栗凤梅，女，21岁，汉族，农民，蒙城县人，伏年级书集顾村孝梁村某病未村民组。我父亲栗建贵因早年患所病去逝，母亲改嫁，因我父亲所癌参加救灾，哥哥才刚出生七年之久，终告不求医，终无法医疗，加之父亲早故，母亲改嫁，只是不幸交加我因为奶奶在养，现奶奶也七十多，早无病残，家庭经济所迫，给此病医疗带来了极大难度。最入我们听别派随说老师会治病减医药义功，过医师得知我癫患久治不愈，立即就为我说我去阜阳救灾在患救我且又为服务站我栗医生一边为我治疗义气力，一边帮助救治，其医疗期间对待于来人轻济困难，大减医药会为祝英兰，栗华英二人义助医为平用，此事报杨医生发现，为了高尚医德立即，不次心扶助我医疗，一切医疗费用会由杨医生义助。既使我的病啥愿医沉疾蹇，杨医生这种高尚医德精神，大恩大德之情，使我深受感动特此难忘，特写此感谢信，表谢忠。

此

栗凤梅

2011年10月22日

感谢信

我叫任静茹，女，26岁，家住亳州市利辛县张村镇李门四队，2007年5月份忽觉身体不适，浑身乏力，腿部出现大大小小的紫色斑点，到蚌埠医院去查，确诊为特发性血小板减少性紫癜，住院半个多月，仍未有好转，又到合肥求医，吃了一年的中药，血小板始终是反反复复，后来又犯了一次病，钱也花光了，又欠了亲戚朋友好多钱，最后只能靠强的松来维持血小板，吃了四个月，脸和身体都开始虚胖，后来听位亲友说阜阳杨氏堂的杨峰医师医术高超，曾采用中医、气功三结合的方法治疗了许多疑难杂症患者，就抱着试试看的态度来到了杨氏堂，我一进入这里就看到了温和而又慈祥的杨医生，让我觉得心里特别亲切，杨医生亲自为我望闻心切，一号脉便把我的病因、病症做了深刻的阐述，并为我订了周密的治疗方案，服药一个月后，就感觉身体不再那么乏力了，后来又坚持服药，这一年来查血一直正常，现在觉身体有劲了，气色红润了，胃口也好了，家务活都能做，我的病被彻底治愈了，多亏了杨医师治好了我的病，简直就是赛华陀，我们全家会永远记住杨医师的大恩大德，因此，写此感谢信给贵院领导，特此，向名医杨峰表示诚挚的感谢。

二零壹零年元月二十日

亳州市利辛县张村镇李门四队

电话：0558-

患者感谢信

感 恩 信

　　我是郭乐伟，今年25岁。我在三年前得了一种病，头晕乏力、抑郁、记忆力下降、烦躁，时常幻听、多幻觉，心烦意乱，曾经过南京、合肥大医院查病，脑CT定为蛛网膜囊肿。医生认为此病难治，治疗无效果。作为一名病人，心身痛苦。在我最难受、失望时刻，家人听朋友介绍，阜阳市杨氏堂医院可以治疗这类疑症病症。听后，我与家人来到杨氏堂，找到杨峰老中医医生。

　　杨峰老中医为我诊病后说：此症为罕见病，有六种以上的异常感觉，是由多种病理因素导致脑内蛛网膜通透功能障碍，影响大脑中枢神经收发信息出了问题或在处理信息时出现小紊乱，所以出现异常信号如幻听、幻视、幻觉及异常嗅觉、味觉、触觉等……异常信号也称"病先兆"。当然，"病先兆"与生理性亦微感预兆是有区别的。

"病先兆"的治疗方法是以"医养结合"为尚策，内容：一是要学习提高心理素质的功法；二是中西医药结合，实施要有其治性；三是要学练武术式的有氧运动。

　　我听了杨峰老医师对我的病症分析与治疗方案后，病理明确，我诚信接受新"医养"治病方法。三个月后，我全身病气全无，心怡体健。

　　在此：我由衷感谢杨峰老中医师（杨名余）为我治好病痛，让我身与心灵健康快乐成长！

郭乐伟

2021年6月16日

地址：阚疃镇

1560

患者感谢信

感谢信

尊敬的杨峰医生您好！

  我是女儿的父亲名叫崔贺，家住安徽省涡阳县龙山镇小高行政村小崔自然村 009 号的一位村民，女儿一段时间以来不知道得了什么病，成天只知道嗜睡，作为家长我们已经跑了很多地方都查不出来什么病，几经辗转后经人介绍才好不容易找到您这位老先生，听你解释这是一种睡美人综合症，或俗称睡美人病，是一种及其罕见的神经系统异常。主要特征为嗜睡，患者会连续睡上好几周，甚至是好几个月，沉睡期间除了自己醒来吃东西、喝水之外，任何事都叫不醒。待沉睡期过后，患者会不记得这段期间发生的事。很多患者说道，他们对所有事失去记意，对声音和光非常敏感。特别是女性患者中有部分人会产生抑郁。

  所谓的睡美人症这是一种会反覆出现过度的睡眠及行为改变的疾病。病发时往往在白天及晚上大部分的时间都在睡觉或者嗜睡，只有上洗手间及吃东西时才会醒过来。即便是醒过来，当事人的举止也会改变，神智仍然恍惚或者像小孩一样。他们也会经历神智不清、方向感错乱以及全身倦怠感或者情绪淡漠等等。患者常因疾病发作而无法正常上学或者工作。大部分的人几乎整天躺床、疲倦甚至无法和人沟通。

  杨医生这次孩子生病作为家长我怀着崇敬的心情对您表达无限的感谢，是您用无私的爱心和高尚的医德为孩子解除了痛苦。托您的福在您悬壶济世，仁心仁术不懈的努力下，用西医和中医诊疗诊法诠释当代医生的医道本色。用内功点穴及中草药排除治疗才能让孩子病情有所好转，我们全家非常感谢您！在您老不断的持续调理下孩子会逐渐恢复健康，迎来她那久违的笑容和快乐的脸庞，度过她这一生最快乐的童年。

            此致

敬礼！

                  家属：崔贺

崔贺电话:181-
女儿 崔皖莹 8岁

                  2020 年 4 月 18 日

感谢信

  我叫隋莹莹，今年26岁，衣住阜阳市太和县。

  2014年我得了卵巢囊肿、子宫内膜异位（子宫不规则出血、月经期肚子疼痛难忍），在阜阳各医院治疗没有效果，最后到郑州某医院治疗。检查后，医生说我以后不能生孩子了。我非常的失望。又住过，就在我热婚欲绝之时，一次偶然的机会，经朋友介绍我到杨氏堂治病。找到杨氏堂医院杨士来院长，他是生殖医师，又是杨氏堂第十代传人。

  杨士来医生采取中药结合气功治疗，并且每排栗风梅老师（栗风梅老师是杨氏堂中医学生）免费教我练习新医学气功，中药结合气功，一个月以后我感觉肚子就不疼了，过了三个月以后，检查子宫内膜异位囊肿，卵巢囊肿也没有了。半年后我怀孕了。生了一个儿子，全家都很高兴，我而我全家衷心感谢杨氏堂杨士来院长，栗风梅老师，感谢杨氏堂全体医护人员。

             隋莹莹 136
             2017年11月13日

患者感谢信

感谢信

尊敬的杨老师：

是您在我唯一的女儿（刘莹、现在27岁）因患双向情感障碍症，在北京一家有名的专科医院全国著名的老中医给医诊的情况下，病情持有好转，但"狂燥、抑郁、正常"三者不断吧重复，体重也由原来的120斤迅速增加到150斤，并且还出现了月经不调等症状，孩子病痛的折磨，直接觉碎了父母的心，就在我一愁莫展之际，是您的一本神书《新医学气功》使我找到了你，您用"中医、西医、气功"三结合疗法，使我女儿从2009年11月16日至今病情明显好转，从2010年6月开始到现在也没有重犯，突出的是狂燥、梦语没有了，睡眠也较良好，并且按照您的要求，我们全家坚持习练医学气功，到现在已坚持八个月，无论早晚炼，都领到了甜头，您深厚的气功功底真使我们折服！

今年六月十四日至七月十九日孩子来月经淋漓不尽，为解决此事，我们带孩子在七月二十日在你那里只坐了二十多分钟，只见您边说话边开停经的方子，回到家停经的方子还没来的及吃，但第二天孩子的月经却没了，我们都很惊讶，一直观察到下月八月二十四日孩子来经到二十七日月经三天干净，一切正常，后来才知道，是您给孩子发功此时我们感到太神奇了！

杨老师您的全身真是宝呀！在这里我代表全家对您表示衷心地感谢，最后祝福您幸福长寿，事事顺心！

家长 刘瑙生
女儿 刘莹
北京朝阳区驼房营南里

患者感谢信

感谢信

我叫泽会仙，是由徽煤，计算镇人

家住泽楼村。因患胸炎、胸气车痛。在

该医院连续两次手术不能得到根治

心中非常苦脑。经就系兰介绍指点，由杨

医生用吃中药并运用新医学气功综合治

疗 效果很好 现已全愈 感谢杨医生解

除了我们病苦。还了我健康 特持谢意.

二〇一一年长月

泽会仙.

年 月 日　　　　　　　　第 頁

我孙歌田，自2010年7月12日，因感觉

心情郁闷、全身无力、乳房胀痛，去医院B

超检查：发现左乳腺0.7-1.2cm肿块，

诊断为钙化型结节，医生建议手术切除，通

过小妹张晶认识杨峰医师，我本人想保

守治疗，不想手术，让杨峰医师给我开中药调

理，到目前为止，我现全身感觉轻松，乳块明显

变软，心情也比以前舒畅，脸色明显见好。

　　现恳请杨峰医师，为我根除乳块。

　　　　　　　　　　　　　　祥谢. 孙歌田.

2010. 12. 31.

010-83514467

患者感谢信

感谢信

致杨峰大夫：

我叫李晓芳，女，29岁，山西太原人。曾患过甲状腺结核和甲状腺疾病，内分泌也不好，经常感觉乏力、气短。后村听到杨峰大夫医术高超，治好了不少疑难杂症，便于2007年8月份找杨大夫门诊。杨大夫给我开了一两中药还送我一本书教我练动功（增氧运动），之后又赠一本乳腺导引气功于我，并传授习气静心法。我依照杨大夫的方法认真习练乳腺导引气功，一周后即有了气感，那么这气感使我身感到脉络等畅通了，练功的时候全身有效的感觉，练完功感觉全身很舒服，顺畅。

我练静功有半年多的时间，现在身体素质提高了很多，身体不再乏力，也不气短了。我真正体会到了乳腺导引气功的魅力，在此我特别感谢乳腺导引气功让我感受到了祖国乳腺导引气功的

博大、精深。更要感谢乳腺导引气功疗法的创功者杨峰大夫，是杨大夫让我成为乳腺导引气功的直接受益者。

我将继续努力习练乳腺导引气功，不断提高自己的身心素质，同时，我也将把这一功法教给我的家人和亲戚朋友，让他们也成为乳腺导引气功的受益者。

再次感谢杨峰大夫，也希望更多的人成为乳腺导引气功的受益者。

　　　　致

礼

　　　　　　　　　　　　李晓芳敬

　　　　　　　　　　　　于2009.4.5晚

患者感谢信

易医春光映千秋，龙凤呈祥福万代

您好，新医学气功！

从宇宙医学看您

您是一部伟大的关于人体科学的"生命天书"，不仅因为内容丰富，容纳万象知识的精髓，而且这部书写作灵感源于天上群星，也就是人们常看到的满天的日月星辰。其实，浩瀚的星空是无数盏不眨眼的明灯，它照亮了人类的心灵。也可以这样说，浩瀚的太空和灿烂的群星，持久而神秘地震撼着人类心灵的灯塔，让它永放光芒！这个星空是有规律运转的。星星之间除了有明暗之分，其他的并没有什么不同。它们都是形式化与符号化的。它们的运作都是按照固定规律进行的。

本书作者杨峰先生认为，新医学气功不是简单的一本书，它是写给同道们的一封情感信。能多遇到有缘之同道者来共同开展科研，研究生命的奇妙，其意在于奉献给未来有大智慧的朋友，一个能让其平衡阴阳的砝码，一个基于五行规律的术数，让精神文明之人有一张护身符，打造人类康寿的保护伞，让人类心灵灯塔，永放光彩！

从中医学看您

中医学是中华民族优秀传统文化瑰宝的精华，新医学气功是中医药学的精髓的组成部分。中医基础理论，特点是八个字：整体观念，辨证论治。其内容有七个章程，首个章程就是阴阳五行，其次还有藏象篇等。中医基础理论阐述了人体与自然界密不可分的关系。唯物论认为"气是构成世界的最基本物质"，"人禀天地之气生"，气也是维持生命活动的物质基础。

因此，世界是 0 和 1 构成的。阴阳是宇宙和自然界最基本的元素，也是最抽象的表达形式。它孕育的五行原始出处是河图。河图中的五行是自然数字，1、2、3、4、5 代表着金、木、水、火、土，是五个自然数的具体化。

人体生命天书是千年文脉之基柱。它包涵中华上下五千年文化的精髓。所以说，人类社会发展至今，人类本身才是历史留下最大的遗产。人体生命活动的生物钟与天体运转时间是相应而统一的。这就是"天人相应",新医学气功正立足于此。

关于新医学气功,见书内"一图读懂新医学气功"相关章节。

从未来的新医学、新科学健康看您

新医学气功创始人杨峰先生很自信地说,走进新医学气功的人,都会感觉到与众不同,因为新医学气功有六个奥秘(特点)及功能:①是清除体内自由基(垃圾)的特级"洗涤剂"。②是洗刷心灵不卫生的甘露。③是开发人体潜能的起搏器。④是打开智慧大门的金钥匙。⑤是健康健美的助推器。⑥是为人体细胞组织加速充氧、提高充氧量与抗衰老、长寿的原动力。

杨宇博

2022 年 3 月

明医是这样炼成的

本书的创编者、新医学气功创始人杨峰先生修习家传道医功法六十年如一日，从未间断。他牢记家教："医德为本，坚信科学。"他认为，只有这样方能达到医德圆满，造福人类，造福宇宙。

他努力向学古今中医药文化与万象知识的精华，在此基础上，吸取、凝集老前辈为民康寿方法的智慧，提出了自己的一套体系，多次实践证明，其效果颇有特色，特别是针对三大系统病症（神经系统、内分泌系统、心血管系统）显效最快。不仅止血、止痛快，对急救心衰患者效果尤为突出。对于治疗气虚出血、气血亏虚的心脏衰竭，以及气滞血瘀与气虚血瘀导致的疼痛症显效最快，是可靠且具安全性的方法。其功理特点是"排病气不伤正气，扶元气不留邪气"。

修习总结：入门，得益，精进

三十多年前，杨峰先生多次举办中医药与医学气功培训班，招收对象为医学气功爱好者与各类患者。培训班以中医基础理论为指导，人体解剖知识为主导，分层、分类带功带教道医功法。

修习道医功法分三个阶段：

1.坚持练功阶段，称入门。

2.练功者体感强，短期内病气去除，身心都健康了，称"得益"。功理是：提高细胞灌氧量，增强免疫功能，达到正气存内，邪不可干。这是上好的免费天然药物。

3.健康人、亚健康人、治愈患者练功有体会，学功理有兴趣，有自信，努力上进，微感觉灵敏，可进一步精进。

中医先贤明确天人合一的规律，懂得只有认识自然、顺应自然，才能自自然然。所谓"参悟玄机，意专者，疑难化平易"。从某种意义上来说，最好的医生是自己，最好的药物是自养、自愈力，最大的财富是健康。

临床治病经验总结：中医、西医、气功三结合

20 世纪 90 年代初期，杨峰先生实施中医、西医、医学气功三结合治疗方法，运用于临床特色诊断与治疗疑难绝症及罕见病，取得特殊效果。治愈多系统兼症的综合征，上万例医案具有真实性，验证效果具有科学性。在几十年医疗实践中，他熟中生巧，从医术自然升华为艺术。

杨峰先生领教了相体裁衣是明医治病的真谛。在治疗大法立法上，他又新创了"立法外之法"；在施方上，"创方外之方"。秉承"继承有新意，创新不离宗"的原则，实施理法方药有加减及临证变通的灵活性，也有针对性，达到"经方治病，效若桴鼓"之奇效。

著书立说：科学性、实用性

杨峰先生在治愈各系统病症过程中，不断分类完善，以特色诊疗与自然疗法理论为指导，提倡自养，以提高自愈力为尚策。将有氧运动理论体系与道易医药学融为一体，并运用于医疗领域，共成书 9 部，代表作有《新医学气功》《人体奥秘与保健养生》《女性养生的奥秘》《小儿常见疾病预防与治疗》《中药趣记速认有捷径》《中医特色诊断与治疗》《易医解奇梦——透过梦境看健康》等。他擅长利用冷药治怪病，研发怪药治绝症。他的中医药科研成果，获国家级专利 6 项。

杨峰先生的医学专著以道易医药理论为依据，具有科学性，运用于临床诊病治病，成为一种自养的新方法，为民众防病、抗病、诊病、治病、养生康寿提供指导，又具有实用性，奠定了医养结合良好的根基。

这本现代医学新指南，是整体观医学的补充资料，也是临床治病与养生康寿的新方法。

在当今社会共创美好文明新时代、新风范、新环境下，可以说，本书的出版为中华传统文化美德传承与发展、造福人类康寿做出了伟大的贡献。

愿有缘之士，志同大道合，同程长安道！

杨宇航

2022 年 3 月

新医学气功治病重效果，效果就是科学

生命科学篇，天人合一论。

中华新时代，医术造福民。

"患者需要效果，效果就是科学。"这是本人经常对学生们说的话。书内精选的病案（皆治愈），体现了重医德、讲科学的精神，更为培养高级医学气功师奉献了验方与临床治病实施经验和技能，对奇难病、罕见病的治疗和患者的康复有重要指导意义。

本书旨在大力推广中医学超级人才培养，提升全科医师水平，推进中医药研发与科技创新，充分发挥道医技能与奇效中药在疾病防控、医疗康复中的独特优势，坚持中西医并重，医养结合，传承创新不离宗。

本书阐述的新医学气功，虽然名为气功，但它远不止是气功。它是中医药学的重要组成部分，是本人在家传道医功夫的基础上，以中医基础理论为指导，古今人体解剖学为主导，经过精心研究和大量实践创立的。这套方法将中医、西医、医学气功三方面相结合，是融气功与强身健体和防病治病为一体的独特的新医学气功医养疗法，可应用于预防医学、临床医学、基础医学、康复医学、老年医学和特种医学等领域。

这套医养疗法以其非仪器特色诊断和非药物特色治疗著称。对无名病、罕见病、疑难杂症和绝症的诊断，可弥补现代科学仪器诊断的不足之处。对神经系统、内分泌系统、心脑血管系统疾病的治疗有特色。对失眠多梦、抑郁症、顽固性头痛、便秘、颈肩腰腿痛的治疗有较好效果。

新医学气功是一种高级有氧运动。对运动系统的慢骨病（慢性风湿／类风湿、强直性脊柱炎、骨膜炎、骨癌等）、消化系统的轻胃瘫（久治不愈的老胃病）、呼吸系统的慢阻肺（慢性阻塞性肺疾病）等，效果显著。它利用自然资源，倡导自然疗法，目的是和谐自然，和谐社会，和谐家庭，和谐人体气血津液，解决慢性病问题。它之所以能得到老百姓的认可，是因为这种方法能进入老百姓的生活，让老百姓治病省钱、省力、省时间，解决病痛问题。

此功法最大特色是能激发人体的潜能，提高免疫力，促进康复。

中老年人修习该功法，可达到冻龄、抗衰老的效果，自感清心怡神；专门为少年儿童设计的保健操，能让儿童健康快乐成长，对保护视力、开发潜能有特效；中青年修习的意动、意静功法，以强身健体、清灵开慧、创大业绩为特色。

实践证明，这一医养妙法独树一帜，效用显著，为人类养生、健身、祛病和康寿铺设了一条捷径。在当今快节奏、高压力的生活下，此法是劳心思虑过度、耗伤身心的人们修心养性的上佳选择。

新医学气功是物质的、功能的、科学的，但还有很多领域未被研究开发，亟待志同道合的人士携手走出新征程。研究高端领域，需同道中人众志成城，为人类文明发展做出新贡献。

杨　峰

2022 年 3 月

目 录

后记

第一章

新医学、新气功、新科学

第一节　医学气功的起源和发展

一、一个美丽的传说

古代有一个富裕的村庄，有一天村里请来道士做法事。那个年代年纪较大的女孩是不准出门或上街看热闹的。大人们天天把她们看管在家里，不让出门。

在这个村子里有一富人家的女孩，十四五岁，她非常有好奇心。当她在家里听到乐器与念经的声音，就偷偷从后边的小门溜了出来，跑到做法事场地。她来到一个小道士的背后，拍了一下小道士的肩膀说："你们念经真好听，你能不能让你的师父教教我呀？"小道士说："等会儿念完经，再请教师父。"等到念完经，小道士跟师父说有一个女孩要学念经。师父一看，对小道士说："别理她。"小道士就不敢说什么了。这位女孩心很虔诚，虽然就听到三个字"别理她"，但从此每天都默念这三个字，时刻不忘。

三年后这位女孩出嫁结婚了，她干活或做饭时，口中还一直默念着这三个字。女孩的婆婆发现儿媳妇天天口里念念有词，不知在说什么，好像着魔了一样。但是细细观察她，什么活都会干，干得还特别出色，比常人干得都好，做的饭菜也特别好吃。看她气色红润，身体从没有过毛病。婆婆想，就当是家里娶了一个不一般的儿媳妇吧。

一年后女孩生了一个胖儿子。儿子两周岁多的时候，有一天早上吃早饭，女孩刚把开锅的热粥盛满，儿子小不懂事，急着要吃，伸手把一碗热粥抓翻，热粥从孩子的棉衣袖口灌了下去。儿子哇的一声大哭起来。女孩急忙用手去给孩子擦手上洒的粥，口里一直念着"别理她，别理她"。说也神奇，孩子只哭了一声，就没再哭。婆婆可吓坏了，上前看看小孙子的手，简直不可思议，连皮肤都不红，一切正常。婆婆抱起她的孙子高兴地给他喂饭去了。事后婆婆心里一直琢磨这事，总感觉有一个谜未解开。

又过了半年，婆婆听说邻居家的二嫂乳腺生疮（乳痈），痛得夜里不能入睡。她想让儿媳妇去给她也抓几下试试。于是她主动跑到邻居家看望，讲了半年前孙子被热粥烫的事情，然后问道："要不也让我儿媳妇给你试几下？"邻居表示同意。她赶快把儿媳妇找来。刚抓几下，患者的乳房就不太疼了。患者让她多抓几下。太神奇了，一袋烟的功夫，患者的乳房一点都不疼了。当天晚上患者请她去再抓一次，抓完后连肿块都全部消散了。

好事很快传开来。本村与邻村的人们不管谁有疼痛的毛病都想请她去抓几下。就这样，她治愈了很多患者。从此，人们都称她为"仙人"。

这是一个民间广为流传的故事。虽然只是一个传说，但却是医学气功治病的典型案例。医学气功治病方法在于意念性的动作。故事中的女孩长期不停地专注默念"别理她"这三个字，结果获得了一种能力，她的手在意念力的作用下可以消除病痛。

中国古代医家孙思邈、张仲景、华佗、扁鹊、葛洪等，他们都曾运用中药结合气功治愈了很多疑难杂症，所以受到人民的崇拜敬仰，被称为"明医"。医学气功的起源在中国。

二、什么是气功和医学气功

1. 气功

在人类文明萌芽时期，人们就知道，打呵欠、伸懒腰配以深呼吸，闭目静坐，活动肢体关节，用手按压伤痛，会利于体力和健康的恢复，并具有保健和医疗的作用。随着社会生产力的发展和科学文化的进步，这些原本是出自人之本能，且又是人们自发地用来调整身心和进行保健的手段，被称为导引、按跷、服气、食气、坐忘和养气等良法。其说法名目繁多，不胜枚举。后经诸子百家的宣扬，朝野上下，互相传习，儒、道、医乃至释、武诸家纷纷研究应用，并据为己有，看作秘宝。后经推广发展，使其成为保健养生的一项专门学科。尽管这一学科门派林立，功法多样，但都是从吐故纳新和导引着手，在调整呼吸上下功夫。这里所讲的调整呼吸，即练气。经过千百年的锤炼，方才约定成俗，得到认可，逐渐形成一个统一的、具有一定实践意义的专用术语——气功。自此而始，气功便传承下来。

简言之，气功的发源地是中国，是中国人特有的调气养神方法。古人创立以调息、有氧运动为形式，达到正气存内、邪不可干的目的，所以气功可以强身健体，防病抗病。沿至今日，多为健身气功，普通人都可以练习。功夫界人士把气功运用于武术，以擒拿格斗取胜为目的。

2. 医学气功及其发展

医学气功是中医药学里的一个组成部分，是一种特殊的治病方法，其发展与中医学发展同步。中医学是中华民族优秀文化瑰宝之一，更是传统文化的精髓。

医学气功的形成：以人体解剖学知识为主导，中医药学为指导，动静相兼为形式，与中、西医学各学科融为一体，具有防病治病的功能。

从春秋、战国到东西两汉这一时期，是中医学和医学气功发展较快、成就较大的一个历史时期。春秋末年，集河图、洛书、太极于一炉的《周易》一书问世。这部书集"数理占象"之大成，提倡"一阴一阳之谓道"之说。其哲理博大精深，常被黄老诸家及学术界争相引用，并渗入到别的领域。战国时期，干戈扰攘，生灵涂炭，民饥多病。那时，不管是官家还是社会民众，他们除采用医家方药治疗疾病外，还应用导引和食气之法祛病养生。久而实行之，便蔚然成风。

古人的气功实践，为认识自身生命价值，以及活动身心体能，开辟了一条重要的途径。人体内气的升降出入，以及经络系统作用的发挥，可以在气功锻炼过程中感知和发现。这种现象，李时珍在《本草纲目》中称之为"内景隧道，唯返观者能照察之"。这些发现，得到一些医家的验证。在他们的著作中，均有对气功疗疾原理和应用效果等方面的论述。他们的实践和论述，大大丰富了气功学科的内容。

实践证明，古代医学与气功理论的形成与发展，是相辅相成的，是密不可分的。从古代医学家编著的《三世医学》到写成《黄帝内经》并公示于社会，就已经确立了中医学认识人体生理、病理现象和诊疗疾病的一整套基本理论。与此同时，医学气功的理论基础，也随之形成并产生，被认可、确立、推广应用，并进行了临床实践。

位列中医学经典之首的《黄帝内经》，集先秦医家理论和实践之大成，奠定了中医学的基础。它从天人合一的整体观出发，以气化论为基础，为发展和推行医学气功，提出了一系列练功、养生和辨证施功的原则和方法。

老子所著的《道德经》，以及东汉末年魏伯阳所著的《周易参同契》，这两部名著不仅为医学气功这一学科奠定了理论基础，而且还为医学气功功法的形成制定了原则和规范。这些名篇佳作，对推动医学气功这一学科的发展做出了不朽的贡献，成为医学气功发展史上的经典之作。

在《内经》《道德经》《周易参同契》等著作的影响下，自汉代至清代，有关气功的各种名著相继问世，使气功理论体系日益丰富和完善。同时，应用气功治疗疾病和养生益寿的内容也愈益丰富。书中的相关经验和技法经广泛传播和运用，有力地推动了医学气功的发展。

气功在医学上的应用，始于《内经》，倡于陶弘景，但集大成者则为隋代的巢元方、唐代的孙思邈和王焘。随着医学的发展，气功进入了广泛应用于临床的阶段，使医学与气功学交相辉映，同步前进。

宋金时期，由于道教兴盛，在对导引行气学说进行深入研究的基础上，出现了一个新的医学研究学派，称内丹学派。此后，医学上相继出现了金元四大家等不同医家及其学派。这是我国医学和气功学有流派形成的开端。

明清两代是医学气功全面发展的时期。由于内丹功法被医家所掌握，在这些医家的医学著作中，他们也将其列为保健养生的一个重要手段，并在临床上广泛应用气功治疗各种疾病，创编了不少保健养生的功法。最突出的见于《奇经八脉考》《类经》《图翼》《附翼》《景岳全书》等著作中。

20 世纪 50 年代初期，中医学开始迅速发展。气功疗法作为治疗一些慢性病的有效方法，逐步受到了国家和政府的重视。

1978 年，一些科学家在对气功进行论证研究时，运用科学仪器测试出医学气功师用以治疗的"气"具有一定的物质基础，从而把气功科学研究工作推进到一个新阶段，提出了由此来探索生命科学的新课题。

经国家经济体制改革委员会批准，中国气功科学研究会于1986年4月在北京成立。这是我国气功发展史上的一件大事。它标志着我国气功科学得到了国家和民众的认可。

"气功科学同现代的科学技术相结合，就一定会使现在的科学再提高一步。持续发展下去，会导致引发一次科学革命。这样的科学革命，一定是一次新的科学革命。这也就是被大众所认可的东方的科学革命。"这是科学家们的预言，是他们根据那些年来我国气功科学研究所取得的成果而得出的结论。

从数千年的文化发展中可以看出，我国是医学气功的发源地，也是研究气功科学最早的国家。在浩若烟海的中医古籍中，蕴涵着极其丰富的医学气功资料。

总之，中医药与气功为人类发展做出了巨大贡献。

它们形成于夏商时代。劳动人民在长期的与疾病做斗争的过程中，不断总结经验，最终形成一套理论，以易、医、道三气进化为基础。它们兴盛于唐宋，得益于人们追求康寿，古医家临床反复实践，以及文人墨客的钟情……它们再现于当今，堪称传统文化的精髓，让人民身、心、灵、德全方位健康。

2016年10月25日，中共中央、国务院颁发文件《健康中国2030规划纲要》，提出要"大力发展群众喜闻乐见的运动项目……扶持推广太极拳、健身气功等民族民俗民间传统运动项目"。

正可谓：

> 医学气功东方诞，微妙正气通宇天。
> 道医浮沉两千年，普传医德民安然。
> 舞由心生意无尽，武魂德法大无边。
> 乾坤和谐宇奇观，禅光明宇国泰安！

第二节　新医学气功：绽放古韵，增添新姿

一、新医学气功创始人题词

振兴中医药，造福全人类
弘扬岐黄国粹，升华原创医药。
光大神农事业，攻克顽症痼疾。

振兴灵药济世，增进世人康寿。

剖译人体奥秘，认识生命密码。

研发自然资源，提高生命价值。

新医学气功，新健康大道

气功浮沉两千年，沦陷至今要蝉变。

易医道和铸医魂，承志创新不离宗。

大医至爱新医学，大道至简新气功。

意气形神乾坤合，性命双修正宇通。

生命之书诗译明，生命无限由自控。

吾请天公再抖擞，不拘一格降人才。

直挂云帆驾慈航，道医同春民康安！

杨袖领书于癸巳年

2013 年 8 月 15 日

二、认识新医学气功

医学气功是中医药学的重要组成部分。新医学气功属医学气功的范畴，但却是医学气功里的一朵奇葩。

中医文化传承几千年，是中华民族优秀的文化瑰宝。它是人们的贴身棉袄，是中华儿女的护身符。人类发展至今，它奉献了巨大力量。所以说，没有理由不珍惜、不爱护它。

1. 新医学气功的创立

新医学气功是以传承有新意、创新不离宗为原则，在家传道医内丹功基础上创新、创立的。它以中医基础理论为指导，人体解剖知识为主导，以动静相兼为形式，讲究意、气、形、神相配合。它结合古今名家医学气功功理功法的精髓，在医学气功的基础上增添了新的内容，吸取了万向知识的精华，并升华其精髓，增加了微医学、环境医学、社会科学等知识，和谐了中、西医学和文化，还有各流派的精髓。其功法看似简单，这是为了给练习者提供方便。其内涵是高层次的防病术、抗病术、抗衰老术。

新医学气功的宗旨是医德为本，坚信科学。它是高层次科学养生方法，是储存正气的有氧运动，治病效果好，也是快速提升免疫力的好方法。

新医学气功以厚德、精医、博爱、创新的精神传递正能量。它承载着传播高尚的传统医学精髓与医德为本的健康妙法之责任。

2. 新医学气功的特点

（1）功理功法效应的科学性

1）功理深奥，内容丰富，主要包括古今人体解剖知识；道医学知识精髓部分；自然科学与多学科相结合，形成独特的功理知识，具有安全性与科学性。

2）功法繁多，可归纳为九类。动作简单，易学易练。实施以三因为宜：①因人而施教；②因病而施功；③因人体质与年龄及气候地区而施功。

3）效应：防病抗病真气运行法，练习者可实现正气存内、邪不可干的目的。

（2）诊病重在精准，治病贵在效果

临床运用理、法、方、药有灵活性，具有"相体裁衣"式艺术性，更是明医（明白医生）治病的真谛，解决了五大系统（神经系统、内分泌系统、心脑血管系统、运动系统及消化系统）疾病的难题。对未病与末病治疗有良效。对疑难杂症的治疗，是以西医、中医、医学气功三结合为原则，可收到较好的疗效。

新医学气功是一种特色诊病与特色治病的新工具。其非仪器特色诊断主要针对自己感觉有病、感觉难受，但医院又查不出病的患者，即"无名之病"的诊断，也就是用现代检查仪器不能定性、定位、定病的亚健康人群的特色诊断。它弥补了现代仪器诊病的不足之处。

新医学气功的特色治疗，包括非药物治疗和中医、西医、气功三结合治疗，对人体神经系统、内分泌系统、心脑血管系统疾病的治疗有优势，而且在攻克疑难怪症方面更有其独特妙法。

近五十年来，新医学气功运用于临床，在反复实践中，突破了疑难病、无名病与罕见病的诊断与疑难杂症治疗的难关，利用自然资源，倡导自然疗法，最终形成一种"同病异治"与"异病同治"的方法，是一套完整的防病、诊病、治病的大法。

（3）未事先知，未病先防

新医学气功是一种以哲学思想为指导的治疗手段。练习者可以做到未病先知，有备无患。

此外，此法还可将有毒中药改变成微毒甚至无毒，把烈性的中药改变为中性的、柔和的，以造福患者。

（4）新医学气功重和谐

新医学气功重和谐，表现在以下六方面：

1）和谐了古今医学文化，提升当今医疗水平。

2）和谐中、西医学治疗方法，可以解决很多疑难病问题。

3）为功夫界和医学界人士架起金色桥梁，可以解决神志病与躯体病的综合性疾病。

4）和谐临床各科医疗方法，以解决妇、儿、内、外科杂症问题。

5）和谐各流派防病抗病知识，提高自身免疫功能。

6）和谐人与自然，达到天地人一体同春，使人体脏腑气血阴阳平衡。

3. 新医学气功内容分类

新医学气功内容丰富，功理深奥，功法有序，动作规范，易学易练，功效奇特，大道至简。共有三十六套功法，是因人、因病、因时而实施。

新医学气功练习的形式有动功、静功、卧功、站功等几种。它的治病功法分为三级，分别针对各系统的病症进行治疗，同时功法因人的年龄、体质、病症的轻重而施展，以排除病气、废气，增补元气、调和气血、畅通经络、阴阳平衡为原则。

（1）自然疗法分九种，科学聚氧有灵性。

放歌自然舞魂式，喜悦动静道遥行。

（2）武魂式，拍打功，取穴正确经脉通。

正气存内无邪干，神志病气无影踪。

（武魂重义、德，舞魂贵文明）

（3）火花功，分三层，收聚阳气增热能。

风寒湿毒甩冷宫，补阳还五调偏盛。

（4）荷花功，有五层，快乐有氧治郁症。

悦心亮丽水中莲，清姿逸态尘无染。

经脉神经三循通，血氧饱和康寿星。

（5）五行功，分八法，神、龙、虎、凤加熊功。

一步一吸阴阳平，因人因病再施功。

（6）胎教功，分三层，三月分层胎息功。

胎儿先天精气神，三波平衡乐神童。

（7）少年功，头脑灵，保护视力头脑清。

有氧正气天地通，提高免疫不生病。

（8）中老年，套餐功，坐卧有氧意动功。

脏腑气血永和谐，健步坚筋大步行。

（9）道丹功，育精英，特异体质六微通。

医术神奇靠纯诚，德高道深法自灵。

采聚精华观日月，万物生灵一气通。

上天梯，闯三关，真气运行助康寿。

（10）燃玉炉，分文武，内丹功法分内外。

采药大小玉炉燃，纯阳炼铸道剑鞭。

特色诊病七彩闪，造福宇宙民康健。

此外，新医学气功练习者的体质，分成不同的功法，如特色诊病等。练习者必须有三层以上功底与扎实的中西医学理论水平。

4. 新医学气功六大功力

（1）带功讲课震撼力。

（2）破译先兆预感力。

（3）特色诊病精准力。

（4）有氧运动灵感力。

（5）静禅开发智慧力。

（6）内功点穴显效力。

5. 新医学气功的使命

托起明天的太阳，播撒温煦的阳光，收聚日月之精华，以天地万物的德行育才，培育未来新医学精英人才，充实白衣天使队伍，发挥新易医道的作用，填补医学在无名病、罕见病领域的科研空白，补充现代医学临床治疗上调神与养神的经验，以调控和谐治疗方法、祛除疑难怪症为目的。

我们倡导全民卫生健康运动，让未来的地球村焕然一新。

第三节　基础功理功法实施原则

一、总纲领

总纲领

黄帝内经道丹功，珍藏千年真人懂。

圣贤圣人修真阳，纯诚医术六微通。

三关夹脊玉枕间，三脉督任一源冲。

三才三宝应三丹，玉炉虹光照泥宫。

阴阳五行为纲领，内修外练助康寿。

新健康大道功理

中华武魂新气功，阴阳五行为纲领。

新医学，新气功，中西结合新氧生。

有氧运动重五化，防治绝症精气神。

内气外放热效应，外气防患显神通。

炼精化血气御神，血氧饱和长寿星。

二、实施原则

新医学气功功法繁多，主要的有三十六套，所以实施起来要灵活，需根据不同情况施功。

1. 要因天气（风、寒、暑、湿、燥、火）、季节、月份、日期、时辰而施功。

2. 要因地气（如氧气、氡气等）环境而施功。

3. 要因气场、方位而施功。

4. 要因体质、体形、体重、气质而施功。

5. 要因年龄、血型而施功。

6. 要因病种、病情、病势而施功。

7. 要因个人兴趣、爱好而施功。

8. 要因个人追求层次高低而施教、施功、练功。

9. 要因人品及文化层次不同而施以不同的功法。

关键要领：品质差，练功难得功；德性差，得功难守功。

三、三级功法实效简介

根据不同练习者的需求，细化为初、中、高三个级别的实用性功法。

初级功法主要面对初入门练功人群，如健康者、亚健康者、患者、气功爱好者及医生等人群。

中级功法主要面对健康人士、治愈的患者、功夫界人士与医务界气功爱好者。

高级功法主要用于培训医学气功师，提高其业务水平，重点培训对象为中西医结合医生与中医、西医、气功三结合的全科医生，运用易医道学知识指导临床治疗，加强民间治病经验的传承，弘扬"诊病贵在精准，治病重在效果"的精神，解决罕见病的定位、定性、定名的难题，以加强治未病与末病为目标。

1. 初级功理功法实施简介

初级功法的实施须由具备三层功夫的新医学气功师带教带练及协助治疗，使初入门练习者达到满意的效果。

（1）初级功法内容

1）自然有氧运动法：舞魂式的动静相兼的有氧运动法。

2）排病气、甩病气、抓排病气等开鬼门、洁净腑功法。

3）拍打穴位通经脉法：分为自我拍打与带教老师点穴导引法。

4）荷花功的初级静坐功与站功：加荷花歌的放歌自然疗法，因为荷花可以解郁闷，清瘟疫。

5）火花功的初级功。

6）内丹功的真气运行法。

（2）**初级功理**

1）"气为百病之始"，气虚、气陷可以引发多种病症，故称"万病多因缺氧"。因为少气与缺氧，免疫功能下降，所以要进行有氧运动，提升气质，就是这个道理。

2）气逆、气乱、气滞等可导致很多病症，所以排病气功法主要是以理气、导气、清除废气、畅通经脉为目的。

3）提高人体的正气。功理是："动升阳气，静生阴气、养阴精"，外静内动精气神，以达到阴阳平衡、经络畅通、脏腑阴阳气血和谐、提升自身免疫功能的目的。

（3）**功法简单、有序，增氧有效**

重点是：排病气后聚氧快，收效快。不管男女老少，有无文化，愿意学就会。

要达到这样的效果，必须是组队练功，由教练员带功，还要有三层功底的老师在场。在这样的条件下，手上的穴位在短期内可受到刺激，特别是十宣穴、劳宫穴等向经络充氧，向心脏灌氧，自感两手有麻酥感，凉感或热感，时而像拉丝，时而如春风，特别舒心。练习至少60天以上，有内分泌系统与神经系统病症的人多会感到症状好转甚至痊愈，正气产生，实感一身轻松。

（4）**对寻求健康的有缘之士实施初级功法条件**

1）年龄：不超过60岁。无论是为了治病，还是为了保健，这是练功的最佳时期。

2）病种：三大系统病（神经系统、内分泌系统和心脑血管系统疾病），便秘，因少气所致的肝、胃、子宫下垂。

3）不能正常量饮食、生活不能自理者，一律不可以练习。

4）对刚刚入门的慢性疑难病患者，医学气功师要帮助其内功点穴，捏脊，推督，下任，运用抓、甩、排病气手法，先疏通经脉，再教练简单动作，慢慢进入初级功法功态。

5）对特别敏感体质的人群或特殊人才要特殊带教功理，功法要按标准严格实施。

6）对原有医学知识基础的医务人员与有基础功底人员，要进行特殊技术指导，诱导其进入中层功法，以提高功力与艺技。

2. 中级功理功法实施简介

（1）中级功理以内容丰富、功理深奥、功法各有千秋为特点，意、气、形、神相配合。其主要作用是提高神经细胞、经脉灌氧量，提高各脏器、组织、细胞的生理功能，使经络畅通无阻。正如《内经》曰"经脉者，所以决生死，处百病，调虚实，不可不通矣"。

（2）中级功理功法治疗顽固性疾病效果好，特别是对三大系统病症中的顽固性失眠、多梦、便秘、头痛、无名罕见病等的治疗有特色。其次，能有效治疗三高症、五高症。

（3）培训高水平的医学气功师。特点：身体强健，思维敏捷，感觉灵敏，记忆力增强，拥有特色诊病能力和治病技术。

3. 高级功理功法实施简介

（1）在初、中级功理功法基础上，总结经验，反复实践后，进入高层次功夫。必须学习易医道知识理论，指导其深挖、探究新的领域的功理，再进入高思考力的训练，然后上升到一个高层次的大平台。

（2）能够自创很多新的医技与艺术。高级功法是万法归宗、万法规理最自如的功法。六微感能力强，明白人体病因的无形干扰源，如电辐射、工业粉尘、细菌、病毒、螨虫、滴虫、蜱虫、天气六淫邪、地气坏环境（包括氡气、浊气等）。

（3）认事、认人、认物、认病、认症准确。

（4）明先兆，包括天象、气象先兆，未病梦先兆等，做到未发先知，有备无患。

（5）真心换正气，善念广积德。"德高道深法自灵"，善念的威力，可治疗疾病。

积德无人见，存心有天知。

善心与正气，大医有三术。

凡事有天定，事事有因果。

凡事明先兆，处处是生机。

坤气育生灵，乾气爱生命。

大国心态正，实施重五性。

第四节　一图读懂新医学气功

三热爱	热爱祖国，热爱共产党，热爱人民
宗旨	医德为本，坚信科学
目标	实施文明健康妙法，打造全科医生，让世界祥和安康
释义	中医药学是中华民族传统文化的瑰宝，医学气功是中医药学的组成部分，新医学气功包含万象知识的精华，是古今医学与现代医学知识相结合而产生的一种治疗方法，又融入环境医学及微医学知识，它是古老的，也是现代的、科学的

特点	诊病重在精准，治病贵在效果
五行生克	

五行			木	火	土	金	水
自然界		五季	春	夏	长夏	秋	冬
		五方	东	南	中	西	北
		五气	风	暑	湿	燥	寒
		五化	生	长	化	收	藏
		五音	角	徵	宫	商	羽
		五色	青	赤	黄	白	黑
		五味	酸	苦	甘	辛	咸
人体		五脏	肝	心	脾	肺	肾
		五腑	胆	小肠	胃	大肠	膀胱
		五体	筋	脉	肉	皮	骨
		五官	目	舌	口	鼻	耳
		五液	泪	汗	涎	涕	唾
		五华	爪	面	唇	毛	发
		五志	怒	喜	思	悲	恐
		五声	呼	笑	歌	哭	呻
		五常	仁	礼	信	义	智
		五德	良	恭	让	俭	温
		五毒	怒	恨	怨	恼	烦
		五输	井	荥	输	经	合
		五变动	握	忧	哕	咳	栗

五化	①政治化：热爱祖国，热爱共产党，热爱人民；②规范化：功理功法规范有序，以中西医学为指导，人体解剖学为主导，有氧运动为基础训练；③知识化：千病根源是无知，改变命运是知识；④生活化：医学气功生活化，自养生活超常化，文明生活康寿化；⑤科学化：练功提升免疫力，防病、抗病、治病有效果
五个认识	认识自己，认识别人，认识社会，认识世界，认识宇宙

六个性	功理透明特异性，功法有效规范性，提高正气可靠性，实施修炼功德性，防病抗病安全性，诊治杂病科学性
六大传播	①传播天人合一生命观的理念；②传播中医学、传统文化、新医疗康寿知识和新技能；③传播医养结合新思想、新方法；④传播新时代新医学教育方针；⑤传播新医学技能，培养全科医生；⑥传播防病、治病、调养新大法，以中医、西医、气功三结合为原则，解决疑难杂症与罕见病的治疗难题
六大和谐	①和谐古今文化与中西文化；②和谐中医学、西医学等；③和谐医学界人士与功夫界人士；④和谐中、西医临床各科治疗方法；⑤和谐各流派防病、抗病知识；⑥和谐人与自然
六大新	①养生保健贵在新，有氧运动才是真；②未病先防，有备无患；③诊病贵在精准，弥补了现代医学仪器诊断的不足之处；④中医、西医、气功三结合治病，治疗疑难杂症有效果；⑤儿童保健，提高免疫力，发挥潜能；⑥让中青年人健康健美，老年人健康快乐、长寿善终
六大功效	①扶正祛邪，强身健体；②疏通经络，调和气血；③松弛身心，消除紧张；④增强机能，调节自我；⑤提高储能，降低代谢；⑥发挥潜能，改进控制
六个最美	①最美的微笑，传递文明，和谐温馨气场，"微笑是免费的补药"；②最美的爱心，传递希望；③最美的歌声，乐趣无穷；④最美的舞魂是上等的有氧运动；⑤最美的正气可清理躯体病气，治疗神志病；⑥最美的医德，仁心、仁德、仁术治绝症
创立	①以易、医、道学为基础；②以古今人体解剖学为主导；③以五化知识为纲领；④以五个认识与六大和谐为原则；⑤以性命双修为内容；⑥以动静相兼、阴阳互生为形式；⑦意、气、形、神相配合；⑧增添了微医学、环境医学等知识，与多种学科、多种科学知识交叉渗透，形成有机整体理论；⑨是高层次的自我防病术、抗病术、防危术，自我诊病术、治疗术、康复术，自我健康健美术，快乐长寿术

第二章

阴阳五行，新医学气功的古老根基

气功学是中医学的组成部分。中医学的理论指导着气功学的理论，医学气功的基础理论来源于中医学理论。研究和推介医学气功的基础理论离不开中医理论。新医学气功亦如此。它植根于中医理论，而阴阳五行学说又是中医基础理论最重要的内容。因此，修炼新医学气功必须懂阴阳，明五行。

第一节　阴阳五行学说

阴阳五行学说，是我国古代的一种哲学学说。这个学说在春秋战国时期到秦汉之际十分盛行。当时的医学家们采用这一学说来解释人体的生理功能、病理变化，并指导着临床的诊断和治疗。气功医师和养生学家也不例外，将它应用于气功锻炼和防病治病，使之成为中医学理论及气功学理论的重要组成部分。对医学气功理论的形成和发展，有着深远的影响。

一、阴阳学说的基本内容

中医学的经典著作《内经》中提到"清阳为天，浊阴为地。地气上为云，天气下为雨"，以此来说明世界本身是阴阳二气对立统一的结果。实际上，宇宙间任何事物都包含着阴与阳相互对立的两个方面。如日月、昼夜、寒暑、男女、内外、上下、动静、虚实等。从事物属性来看，天为阳，地为阴；火为阳，水为阴。从事物的运动变化来看，静者为阴，动者为阳；气为阳，血为阴。即谓"阳化气，阴成形"。由于阴阳两个方面的对立而又统一，推动了事物的发展变化。这一规律，则贯穿于中医学的理论研究和探讨、生理与病理之因以及诊断治疗的过程之中。所以说："阴阳者，数之可十……然其要一也"。它的基本内容有：

1. 阴阳的对立斗争

阴阳对立，是说自然界相互关联的一切事物或现象，都存在着相互对立的阴阳两个方面，而阴阳之间具有相互斗争、相互抑制与相互排斥的关系。相互对立的阴阳双方，其中的任何一方对另一方均可起到抑制、约束和排斥的作用。正是由于阴阳的对立斗争、相互抑制与相互排斥，才能推动事物发生变化，促进事物不断发展，才使事物取得了统一，即阴阳的相对协调平衡。在自然界，则可表现为季节气候的正常变化规律。在人体，则体现为正常的生命活动。可见，人体内的阴阳，并不是平平静静各不相犯共处于一个统一体中，而是在对立中互相斗争着，及至达到"阴平阳秘"的动态平衡。所谓"阴胜则阳病，阳胜则阴病"。类似这种情况，就是阴阳相互对立从生理走向病变的现象。

2. 阴阳的依存互根

阴和阳既相互对立，又相互依存。所谓依存，就是依靠和存在。阴和阳的任何一方，都不能脱离对方而单独存在。这种相互依存的关系，称为互根，即"阴根于阳，阳根于阴"，每一方都以另一方为存在条件。互根的理论依据，是"阴在内，阳之守也；阳在外，阴之使也"。这里的阴阳，主要是指人体内的物质与功能。阴代表着物质，阳代表着功能。物质属于体内，所以说"阴在内"；功能表现于体外，所以说"阳在外"。在外的阳，是内在物质的运动表现，所以说"阳为阴之使"；在内的阴，是产生功能的物质基础，所以说"阴为阳之守"。简单地说，属于物质的阴，在内藏守，给阳做供应；属于功能的阳在外循环，做阴的护卫。这在中医学与气功学中，主要是说明气与血之间的关系。

3. 阴阳的消长转化

相互对立而又相互依存的阴阳双方，它们之间不是处于静止不变的状态，而是经常处于互为消长的运动变化之中。从自然界来说，四季气候的变化，从寒冬到春夏，为阴消阳长；由炎夏到隆冬，为阳消阴长。从人体生理活动来说，气血运行的功能活动必然要消耗一定的营养物质，为阳长阴消；食物的消化吸收又必然要消耗一定的活动功能，为阴长阳消。这种阴阳消长，是正常现象。如果这样消长的过程超过一定的限度而不能保持相对的平衡时，就会出现阴阳某一方面的偏盛偏衰。此种现象，谓之为消长失调。

相互对立的阴阳，当其发展到一定的阶段，可以各自向着相反的方向转化。阳可以转化为阴，阴也可以转化为阳。此时，就会出现所谓"重阳必阴，重阴必阳"和"寒极生热，热极生寒"的现象。在临床上，主要表现在疾病的变化，即阳症与阴症的转化。具体来说，就是热证与寒证的转化，实证与虚证的转化，表证与里证的转化。

综上所述，阴阳学说的基本内容主要有阴阳对立、阴阳互根、阴阳消长与阴阳转化等几个方面。阴阳的对立与互根，阐明事物的对立统一关系。阴阳的消长与转化，是事物运动变化的基本形式。阴阳的对立统一，是在阴阳的不断消长和转化过程中实现的。而阴阳的消长与转化，是以阴阳对立互根为基础的。阴阳的消长，是在阴阳对立与互根基础上表现出的量变过程。阴阳的转化，是在量变基础上的质变。阴阳之间的这些关系，既互相区别，又相互联系，不可分割。

二、气功实践中的阴与阳

1. 呼吸与补泻

从自然界大气和人体气机的升降来说，升为阳，降为阴。气功实践中的调息，也与之相对应。呼为阳，为泻；吸为阴，为补。医学名著《圣济总录》一书中也说："凡入气为阴，出气为阳。"这一说法，从气功临床的实践中也可证明。阳亢火旺的高血压患者，在练气功时注意呼气，就会感到心胸舒畅，头脑清新。这种感觉，是有余的阳向外散出之效应，故谓之泻。而阳虚气陷的人注意练呼气，则会感到胸腹空虚，头眩心慌。若注意加深吸气，则会感到舒松并有充实感。这是因为阳既不足，自身之气不能再向外散，需纳气以补不足。所以，《景岳全书》一书中这样指出："阳微者不能呼，阴微者不能吸。"

2. 昼夜与时辰

古代天文学家用地支计时，将一昼夜分为十二个时辰。昼为阳，夜为阴。古代养生学家葛洪等人，强调练功的时间最好安排在六个阳时，即子、丑、寅、卯、辰、巳时，切莫安排在午、未、申、酉、戌、亥六个阴时内练功。他们认为六阳时外界是生气，六阴时外界是死气。他们指出子时即是阳生之时，这时开始练功最能收效。

3. 季节与方位

一年四季，气候变化不同，春温、夏热、秋凉、冬寒。在练功的火候把握上，亦应该有所不同。古代的养生学家根据《内经》中"春、夏养阳，秋、冬养阴"的原则，对此，提出了具体的要求。元代邱处机编写的《摄生消息论》一书为此做了专题阐述。

练功时，为了使人体磁场与地球磁场保持一致，一般应面南背北，也可随日出月升而面东背西。练功的方位，应取阴阳相照为宜。

4. 周天火候

古代医学家认为，经络系统中贯行于体前体后的任、督二脉，是人体的子午线。前者为阴脉之海，后者为阳脉之纲，为人体的小周天。众所周知的大小周天功法，是根据阴阳消长变化，调节阴阳升降，疏通任、督二脉运行循环。在以意行气时，有文火与武火之分，称之为火候。武火亦称阳息，用于六阳时，谓之进阳火。文火亦称阴消，用于六阴时，谓之退阴符。实际上，意浓气重是武火，意淡气轻是文火。文者为阴，武者为阳。

5. 脏腑与气血

五脏为阴，六腑为阳。因为五脏的生理功能主要是贮藏精气使血液不外泄，其性向内，所以属阴。六腑是传导化物（消化排泄器官），其性向外，所以属阳。五脏之中又可以再分阴阳，即心、肺属阳（位在膈上），肝、脾、肾属阴（位在膈下）。再进一步，五脏中每个脏也各具阴阳，主要从气、血、精、津、液五个方面来分析。如心阴，包含心血或心液。而心阳，可理解为心气。又如肾阴，包含肾精，然而，肾阳则可理解为肾气。

人体阴阳的物质基础是血和气。阴血的化生和循行，必须依靠阳气的温养；阳气的输布，也有赖于阴血的滋润。如果没有精血，就不能产生阳气。而在生理活动的过程中，由于阳气的作用，又不断化生出阴（精）血。所以《内经》中说："气为血帅，血为气母。"这也是气功学练精化气的理论根据。

总的来说，五脏之阴，大都指精、血、液等营养物质。五脏之阳，大都指气的活动功能。正如《内经》中所说："人生有形，不离阴阳。"

6. 病证与正邪

中医学常用"八纲辨证"来诊断疾病，就是从阴、阳，从表、里，从寒、热，从虚、实八个方面来分辨。分辨时，以阴、阳为总纲。一般是：表证、热证、实证属阳，里证、寒证、虚证属阴。

在人体病理变化方面，也常用阴阳学说来说明。不过，都是从邪、正两方面着手。在中医学的理论体系中，把人体气血化生的各种活动及抗病功能，称为正气。将各种致病因素，如外感风、寒、暑、热、湿，内伤饮食，或痰、气、瘀血及水湿积聚，称为邪气。在分清邪气与正气时，必须先明白"阴阳偏盛"和"阴阳偏衰"的病理现象，并加以区别。邪盛是病，邪去则病除。气血虚能致病，气血恢复则病愈。比如，阴偏盛（寒、湿），多见恶寒症状。阳偏盛（暑、热），多见发热症状。正如《内经》中所阐述的理论，"阴胜则寒，阳胜则热；阳虚则寒，阴虚则热"。应当指出的是，中医学中，凡是提到"盛"或"胜"的，都是指邪气；凡是提到"虚"和"衰"的，都是指正气。

此外，人体中的阴阳，不论任何一方，若虚亏到一定程度，常可导致对方的不足，即所谓"阳损及阴，阴损及阳"。前者是由于阳气虚衰而累及阴精化生不足，后者是由于阴精亏损而累及阳气滋生无源，结果转入阴阳两虚，这是正虚方面的重病之一。

医学家认为，"治病必求于本"。所谓本，就是阴阳。明代医学家张景岳说："人之疾病……必有所本，或本于阴，或本于阳，病变虽多，其本则一。"在气功锻炼上，阳症宜多动、多放，阴症则应多静、多守。阴阳兼症，更要注意动静调配得当。

三、五行学说的基本内容

五行学说和阴阳学说一样，也产生于古代的朴素唯物观。它用木、火、土、金、水五种物质的抽象概念，来推演宇宙间若干事物的属性。后人便将这五种物质的属性加以抽象推演，用来阐述整个物质世界。医学家与气功学家则借此说明人体的生理、病理、诊断、治疗以及炼丹等方面的相应关系。

1. 对事物属性的五行分类

古代医学家对事物属性的五行分类，是从自然现象联系到人体。其方法有二：一为比类取象。即按事物的不同性质、作用与形态，分别归属于木、火、土、金、水。如木的特点是生发柔和，凡具有这种特性的，像自然界五季中的春，人体五脏的肝，便比类取象地概括其为木类。火的特点是阳热上炎，凡具有此种特性的，像自然界五季中的夏，人体五脏的心，便比类取象地概括其为火类。土的特点是长养变化，像自然界五季中的长夏（为农历五月底到六月中旬），人体五脏中的脾，便比类取象地概括其为土类。金的特点是清肃下降，像五季中的秋，五脏中的肺，便比类取象地概括其为金类。水的特点是寒润下行，像五季中的冬，五脏中的肾，便比类取象地概括其为水类。二为抽象推演。即按照上述方法，做进一步推想演化，用来说明整个物质世界。以"木"为例，从木推演到五季中的春，五方中的东，五气中的风，五化中的生，五色中的青，五味中的酸等。这种推想演化，大部分是由联想所及。其中有实际意义的，如从五季联想到五气、五化、五色、五味。其推理及方法在医学上是可取的，在临床上是有用的，体现了天人合一的观点。请见下表：

五行类属表

自然界						人体				
五色	五味	五气	五季	五方	五行	五脏	五腑	五体	五官	五志
青	酸	风	春	东	木	肝	胆	筋	目	怒
赤	苦	暑	夏	南	火	心	小肠	脉	舌	喜
黄	甘	湿	长夏	中	土	脾	胃	肉	口	思
白	辛	燥	秋	西	金	肺	大肠	皮	鼻	悲
黑	咸	寒	冬	北	水	肾	膀胱	骨	耳	恐

上表按五行类属关系，将自然界的事物和人体的脏腑等归纳起来。表中横排所列称为属，同属的事物之间都存在"相应律"。不仅自然界之间，人体之间，自然界与人体之间都能互相感应，息息相通，存在着内在联系。如自然界的风，发生对人体的侵害，首先会引起人体肝、胆、筋、目等部位的病变。因为它们是同属的东西，能互相感应。《素问》中"阴阳应象大论"这样说："在天为风，在地为木，在体为筋，在脏为肝。"这几类事物虽然所处的地方不同，但是它们却是同一属性的。反之，肝这一体系发生病变，也可取同属的事物来调治它的偏盛偏衰。如取用味酸、色青之类的药物，就可用来治疗肝病。其他各行同属的事物之间的相互关系，依此类推。表中纵行所列的称为类，同类事物都存在着"共通律"。五行的生克制化等，也同样存在"共通律"这一规律。

2. 五行的生克乘侮

古代医学家除了将五行按照五种不同的特性推演归类外，还制定了一套相互联系的方式。这种方式，便是五行间的相生、相克及乘侮关系。

相生。即相互滋生和助长。五行学说借相生的关系，来说明事物有相互协同的一面。它们的程序是：木生火，火生土，土生金，金生水，水生木。依次循环，相促相生。

相克。即相互制约和克制。五行学说借相克的关系，来说明事物有相互抗制的一面。它们的程序是：木克土，土克水，水克火，火克金，金克木。依次循环，相制相克。

相乘及相侮。这些都属于事物发展变化的反常现象。乘有乘虚侵袭之意，侮就是恃强凌弱。相乘，是相克太过，超过正常的制约限度，是事物之间的关系失却正常协调的一种表现。例如：木气偏亢，金又不能对木给以正常的克制，太过的木便会乘土，也就是加倍克土，使土更虚。相侮，是相克的反向，即是反克，是事物之间关系失却正常协调的另一种表现。例如：正常的关系是金克木，如果金（肺气）不足，或木（肝气）偏亢，木就会反过来侮金。

四、五行与气功实践

中医学应用五行学说，是将自然界的现象联系到人体的变化，以五行的特性来说明五脏的生理活动及其特点，并运用生克乘侮的规律来解释病理变化，指导临床诊断与治疗。古代通晓气功的医学家，也基于这一理论观念，制定了扶正祛邪的保健方法。

1. 说明五脏的生理功能

用五行学说，将人体的内脏分别归属于五行。以五行的特点，来说明五脏的生理功能。

肝属木。木性柔和，可曲可直，枝叶条达，有生发的特性。肝在生理上喜条达而恶抑郁，有生发疏泄的功能，象征木。故肝属木。

心属火。火性温热、明亮，其性炎上；心阳内温血脉，外煦肌肉。心主神明，心主行血，象征火。故心属火。

脾属土。土有生化万物的特性。脾居人体中焦，有运化水谷、输布精微、疏导水湿、营养五脏六腑和四肢百骸之功。脾为气血生化之源，象征土。故脾属土。

肺属金。金性清肃、收敛。肺有清肃的功能。肺主肃降，以下行为顺，象征金。故肺属金。

肾属水。水性润下，有寒润、下行、闭藏的特性。肾有主水、藏精等功能，象征水。故肾属水。

在五行配五脏的基础上，根据各组织器官及全身功能活动与五脏的内在联系，进一步划分为以五脏为中心的五个基本系统。

肝（木）系统，是以肝为中心，由属木行的组织器官及功能活动构成的系统。其腑为胆，在体合筋。其华在爪，开窍于目。在液为泪，在志为怒。

心（火）系统，是以心为中心，由属火行的组织器官及功能活动构成的系统。其腑为小肠，在体合脉。其华在面，开窍于舌。在液为汗，在志为喜。

脾（土）系统，是以脾为中心，由属土行的组织器官及功能活动构成的系统。其腑为胃，在体合肉。其华在唇，开窍于口。在液为涎，在志为思。

肺（金）系统，是以肺为中心，由属金行的组织器官及功能活动构成的系统。其腑为大肠，在体合皮。其华在毛，开窍于鼻。在液为涕，在志为忧（或悲）。

肾（水）系统，是以肾为中心，由属水行的组织器官及功能活动构成的系统。其腑为膀胱，在体合骨。其华在发，开窍于耳。在液为唾，在志为恐。

人体的五行系统与自然界的五行系统之间，存在着相互感应与相互贯通的联系。自然界的五方、五时、五气、五味、五色等，也与人体内的脏腑组织器官等联系在一起。这样就把人与自然环境统一起来了，表达了"天人相应"的整体观念。

2. 五脏之间的滋生与制约

五脏之间具有相互滋生的关系。例如：肾水之精以养肝，在五行是"水生木"，医学术语叫"水能涵木"。又如：肝藏血以济心，心阳鼓动以温脾，在五行是"木生火""火生土"。实际上，肝、心、脾，为藏血、主血、统血之脏，有贮藏血液、生化血液、统摄血液的联合作用。再如：脾土化生水谷精微以养肺，肺金清肃下行以资助肾水，在五行是"土生金""金生水"。实际上，"土生金"是脾脏靠吸取食物的营养以养金，"金生水"是肾的主水液和纳气作用，靠肺脏的出气调节和呼吸升降的帮助来发挥和运行。这就是五脏相互滋生的关系。

五脏相互制约的关系是：肺气清肃下降，可以抑制肝阳上亢，五行术语叫"金克木"。目前运用气功疗法治疗高血压，就是基于这一理论。肝气条达，可以疏泄脾胃的壅滞，五行术语叫"木克土"，其实是性情舒畅，消化健旺。脾土的运化，可以制止肾水的泛滥，五行术语叫"土克水"，实际上是脾运健全，促使肾所主的水液不潴留。肾水的滋润，可以防治心火的上炎，五行术语叫"水克火"，实际上是肾阴摄纳心阳。心火的阳热，可以调节肺金清肃太过，五行术语叫"火克金"，实际上是心阳煦照，使肺气宣达，胸部不窒闷。

3. 五行学说在气功中的应用

梁代医学家陶弘景根据五行学说和五脏的生理与病理特点，首倡"嘘、呵、呼、呬、吹、嘻"六字诀，以气功疗法治疗五脏和三焦所主之病。经后世医学气功家临床验证，又有所发挥，后称之为"祛病延年六字法"。其法以口吐鼻吸，并有动作配合。

其总诀为："肝若嘘时目睁睛（嘘气时用力睁双目），肺知呬气手双擎（呬气时双手托天），心呵顶上连叉手（呵气时两手轮流单举托天），肾吹抱取膝头平（吹气时平坐、双手抱膝），脾病呼时须撮口（撮口呼出气），三焦客热卧嘻宁（平卧或侧卧嘻出气）。"

历代以来，人们还将这六字诀传用于四季养生保健，名曰《四季祛病歌》。此歌的内容是："春嘘明目木扶肝，夏至呵心火自闲。秋呬定收金肺润，肾吹唯要坎中安。三焦嘻却除烦热，四季长呼脾化餐。切忌出声闻口耳，其功尤胜保神丹。"

第二节　藏象学说

古人在长期的生活和医疗实践中，总结出人体内脏器的生理活动与病理变化，形成了以五脏为中心的藏象学说。藏象学说是中医各科的基础，对气功亦不例外。

脏腑是人体内脏的总称，即平常所说的五脏六腑。五脏是心、肺、脾、肝、肾，六腑有胆、胃、小肠、大肠、膀胱、三焦。中医学将脏腑的理论称为藏象学说，藏与脏通，就是人体的内脏，象即形象和象征，是指内脏的生理活动与病理变化活动反映到体表的征象。

脏与腑，主要是根据它们功能特点的不同和差异来区分。脏腑的功能，既有共性，又有特性。正如《内经》中所说："五脏者，藏精气而不泻也，故满而不能实。六腑者，传化物而不藏，故实而不能满也。"这是说明脏腑总的功能，也就是它们的共性。五脏总的功能是"藏精气而不泻"，主要是贮藏精华物质（包括精、气、血、津液）。六腑总的功能是"传化物而不藏"，主要是主管饮用食物的受纳、消化、吸收、传导和排泄。所以五脏以藏为主，故藏而不泻，六腑以通为用，故泻而不藏。这是脏与腑总的区别。

奇恒之腑包括脑、髓、骨、脉、胆、女子胞。奇是异的意思，恒是常的意思。它们有异于正常的五脏，又不同于一般的六腑。但是，它们的生理功能与病理变化，却与脏腑的关系极为密切。相关内容将在有关脏腑章节中介绍。

气、血、津液虽然都不属于脏腑，但是，它们都是脏腑活动的衍生物，都是营养各脏腑的重要物质。藏象学说，不仅说明了各脏腑本身的特点和功能，而且还很重视各内脏之间相互依存和相互制约的关系，以及内脏与体表组织和外窍的关系。

中医学认为，人体是以五脏为主，不论是诊断治疗还是气功锻炼，都必须抓住五脏这个纲。这样，脏腑之间的关系，内脏与体表组织以及其与外窍之间的关系就不难理解了。

一、心与小肠

心位于胸中，在人体左侧。它的主要功能是主血脉、主神志，开窍于舌，其华在面。

1. 主血脉

心主血脉，是指心有推动血液在脉管内运行以营养全身的功能。脉是血液的通路。血液运行于脉道之中，有赖于心和脉的相互合作，但起主导作用的却是心。《内经》上说："心主身之血脉。"这一主血脉的功能，是由心气的作用来实现的。只有血气旺盛，才能推动血液在脉道中沿着一定的方向运行不息，使血液中的营养物质供应给各组织器官以满足其需要。由于心、血、脉三者相互关联，而面部血脉又较为充盈，因此，心气的盛衰，血脉的盈亏变化，可以从面部的色泽和人体的脉搏上反映出来。所以，《素问·六节藏象论》中说："心者，其华在面，其充在血脉。"比如，经常从事气功锻炼，直至年逾古稀，尽管须发斑白，却面色红润如小儿，即所谓鹤发童颜。这乃是通过气功锻炼增强了人体心血系统的效用之故。

2. 主神志

心主神志，也可称"心藏神"，或称"心主神明"。所谓神志，是指人的精神、思维活动，是大脑的功能。中医学虽称"脑为髓之海""脑为元神之府"，却习惯于用心来代表思维、意识。这方面，惯用的表述词语，有"决心""用心"等。人体的精血是神志活动的物质基础，心主神志的功能与心主血脉的功能是密切相关的。因为心的气血充盈，则神志清晰，思维敏捷，精神充沛。所以，《素问·六节藏象论》中说："心者，生之本，神之变也。"张景岳在《类经》注解中说："心为君主，故曰生之本；心藏神，神明由之变化，故曰神之变。"这里所说的神，是指各种思维活动的具体表现。神在心中，受心的影响。气功锻炼，就是通过意念的守静、躯体的自然放松，使心神不受干扰，来发挥其协调脏腑的功能，使其达到相对的稳定平衡状态。

3. 开窍于舌

心的经络上行于舌，所以心的气血上通于舌。如果心有了病变，可以从舌体上反映出来。如心血不足，则舌质淡白；心火上炎或心阴虚时，则舌质红，甚或舌体糜烂；心热或痰迷心窍，则见舌强语謇。故有"心开窍于舌，舌为心之苗"之说。

4. 与小肠相表里

心与小肠为表里关系。脏为阴，腑为阳。阴主里，阳主表。一脏一腑，一阴一阳，一里一表。它们通过经脉互相络属，相互配合，组成脏腑表里关系。小肠的生理功能是分别清浊，即接受来自胃已经初步消化的食物，吸收其具有营养作用的精华部分（清），再由肺输布到全身，并将其糟粕部分（浊）下移至大肠成为大便，其代谢剩余的水液即下输至膀胱。

【附】心包络

心包络，简称心包，又可称"膻中"，是包在心脏外面的包膜，具有保护心脏、代心受邪的作用。心包的形态和部位，古人也有描述。《医学正传》说："心包络，实乃裹心之包膜也，包于心外，故曰心包络也。"《医贯》亦说："心之下有心包络，即膻中也，象如仰盂，心即居其中。"心居包络之中，膻中在心之外，所以《内经》比之为心之宫城，如《灵枢·胀论》说："膻中者，心主之宫城也。"在经络学说中，手厥阴经属于心包络，与手少阳三焦经相为表里，故心包络亦称为脏。但在藏象学说中，认为心包络是心之外围，有保护心脏的作用，所以外邪侵袭于心，首先包络受病。《灵枢·邪客》说："心者，五脏六腑之大主，精神之所舍也，其脏坚固，邪弗能容也。容之则心伤，心伤则神去，神去则死矣。故诸邪之在于心者，皆在于心之包络。"所以，在温病学说中，将外感热病中出现的神昏、谵语等症，称之为"热入心包"或"蒙蔽心包"。

二、肺与大肠

肺位于上焦胸中，上连喉咙，在五脏六腑中位置最高，故有"华盖"之称。肺主气，司呼吸。肺主音声，肺朝百脉。助心行血，主通调水道。肺藏魄，主悲忧。中医学认为，肺的功能不仅仅是呼吸，而且还与水液的调节、气血的运行，以及与皮肤、卫表的防御功能有关。其主要功能有：肺与大肠相表里。肺合皮，其体在毛，开窍于鼻，其液为涕，其位在胸膺，外于秋天之气相应。

1. 肺主气

在这方面，《内经》对肺的论述甚多。如："肺者气之本也""诸气者，皆守于肺"。又说，"肺脏气""元气通于肺"。这不仅是说，肺脏有呼吸的作用，是人体内外气体交换的场所，它吸清呼浊，吐故纳新，而且又讲肺脏还具有主持五脏六腑之气的作用。但是，它主要的功能是呼吸。肺主一身之气，其功能是主持和调节全身脏腑经络之气。这一功能体现在两个方面：一是直接影响气的生成。清气是体内气的主要来源之一，而自然界中的清气是通过肺的呼吸运动而吸入的。因而肺的呼吸功能正常与否，直接影响到气的生成。宗气走息道以行呼吸，贯心肺之脉而行气血，故起到主持和调节一身之气的作用。二是有调节全身气机的作用。肺的呼吸运动体现为气的升降出入这一运动过程。肺有节律地呼浊吸清。肺气的宣发肃降，对各脏腑经络之气的运动变化，起着重要的促进与调节作用。因此，有的医学家将肺比喻为"人身之橐龠"（指古代的风箱）。以"巽风"来指呼吸。由于"肺者，脏之长也，为心之华盖也"，即居于五脏之上部，具有"朝百脉"的功能，因此，在气功锻炼中，"呼吸精气"，可与人体血气一起向全身输布。这也就是"气为血之帅""气行则血行"。气血运行，会使全身气血流畅，能濡养五脏六腑、四肢百骸。

2. 主宣发，外合皮毛

宣发是宣布、发散的意思。对肺气的宣发，《内经》将其概括为："上焦开发，宣五谷味，熏肤、充身、泽毛，若雾露之溉。"说明从胸中肺气的宣发，将饮食五谷之精微散布到全身。内而脏腑经络，外而肌肉皮毛，无处不到。皮毛为一身之表，是人体最浅表的一层，包括皮肤、汗孔、毛发等组织。它们具有分泌汗液、润泽皮肤、抗御外邪侵袭的功能。这些功能，是显现出的所流布在皮毛的卫气作用。所以说，"肺主一身之卫表"。而卫气之所以能发挥这些作用，主要是靠肺气宣发的力量。肺有内主宣发、外合皮毛的生理作用。这种生理作用，体现在三个方面：一是排出体内浊气；二是通过血脉中的气血运行，将脾传输的水谷精微、津液上行布散于头面，外达体表，以温养肌腠皮毛；三是通过宣发卫气，调节腠理之开阖。正如《灵枢·本脏》中所说："卫气者，所以温肌肉，充皮肤，肥腠理，司开阖者也。"正是缘于此，可以使气功锻炼者增强抗病力，特别是能增强其对外感的抵抗力。气功对呼吸的调整，使肺气充足。其所宣发的卫气亦足，使皮肤腠理的卫外功能得以正常发挥。因此，起到"邪不可干"的抗病作用。此时，全身体表就有温煦感，甚或有微汗。这正是肺所宣发的卫气达于体表的现象，也是病家自我治疗达到良好状态的征兆。

3. 主肃降，通调水道

肃降，就是清肃下降，含有下降、内向收敛的特点。肺居五脏之上。肺气的肃降，能促进气血、津液的输布并使之下降，以保持肺气清净的功能。通调，是输通、调节。水道，是水液运行和排泄的道路。人体水液代谢的调节，是由脾、肺、肾、膀胱和三焦等脏腑共同完成的。而肺的通调水道，乃指肺气有促进和维持水液代谢平衡的作用。这一作用，是由肺气的宣发和肃降来完成的。《内经》中提出："肺为水之上源。"因为"饮入于胃，游溢精气，上输于脾，脾气散精，上归于肺，通调水道，下输膀胱"。在这一代谢过程中，肺气的清肃下降，使水液下归于肾，再经肾的气化，下达膀胱。其多余的部分，则成为尿液而排出体外。

4. 与大肠相表里

大肠包括结肠与直肠（古称广肠）两部分。结肠上接阑门，下接直肠。直肠下端为肛门。其经脉络于肺，与肺互为表里。大肠主传导糟粕，承受小肠消化吸收后传送下来的渣滓，继续对水分再作吸收之后，剩余的形成粪便，经肛门排出体外。由于大肠在传导糟粕的过程中，还适当地吸收部分水分，故称"大肠主津"。肺与大肠，在生理和病理上都互相影响。正是由于肺气的清肃下降，大肠才能充分发挥其传导功能。而只有大肠传导通畅，肺气才能顺利清肃下降。如遇肠热便秘，或大肠泻泄，便是肺热移于大肠而引起了两个方面的病变。

5. 肺与气功锻炼

气功锻炼与肺有着直接的、极为重要的关系。气功锻炼也是一个"炼气"的过程，能增强人体的气化功能。为什么在进行气功锻炼的实践过程中，由肺吸入的气能起到强健身心、防治疾病的作用呢？因为人们在日常生活中，由呼吸引起体内新陈代谢这一过程所产生的能量，绝大部分都消耗在工作和劳动中，只有少部分储存于体内供不时之需。一旦发生过劳、外伤或病邪感染，则能量消耗加剧，致使能量入不敷出，体内能量平衡遭到破坏，伤及元气，阴阳失调，便导致发病或病情恶化。而通过气功锻炼，却能改变这一状况。其主要因由，是进行气功锻炼时的呼吸功效高于日常进行一般呼吸时的功效。具体因由有二：一是平素呼吸构成肺组织内约七亿五千个肺泡未充分利用，有很大一部分闲置起来，即"开工率"不足，物未尽其用。做气功时，细慢深长的呼吸，特别是深长的呼吸，使肺泡得以充分利用，"开工率"足，就能物尽其用。在能量上，便有一部分盈余。正如金元四大家之一的医学家李东垣所说，"积气以成精"，充养着元气。二是这种呼吸是在体松意静的状态下进行的，机体本身所消耗的能量甚少，愈加促进着能量的储备。由于"五脏藏精而不泻"，达到了"积气以成精，积精以全神"的效果。由此，因病邪或内伤所造成的元气亏虚，也能逐渐得到补偿，从而获得了病愈体健的效益。

三、脾与胃

脾位于中焦腹腔，是人体消化系统中的主要脏器。它的生理功能是主运化、主生血、主统血，脾藏意、主思，与胃相表里。脾主肌肉及四肢，开窍于口，其华在唇，其液为涎。

1. 脾主运化和统血

脾有运化水谷精微的功能，即消化、吸收、运输营养物质。历代医学家都重视脾的运化功能，称"脾为后天之本"。同时，它还有运化水湿，即促进水液代谢的作用。人体内营、卫、气、血、津、液的产生，都依赖于水谷精微的化生而得。在这方面，脾与胃起着主导作用。脾统血，是指脾不但有生血的功能，而且还有统摄血液循行于脉中使其不外溢的功能。

2. 脾主肌肉及四肢

脾为后天之本，是气血生化之源。全身的肌肉，均依靠脾脏所运化的水谷精微来濡养。脾能健运，全身的营养充沛，则肌肉丰满壮实。所以说，"脾主身之肌肉"。如脾失健运，清阳不布，营养缺乏，则必导致肌肉萎软、四肢倦怠无力。

3. 脾与胃相表里

胃亦位于中焦腹腔。胃上接食道，下通小肠。胃上口为贲门，下口为幽门。贲门部又名上脘，幽门部又名下脘，上脘下脘之间的胃部为中脘，三部统称为胃脘。其主要生理功能，是受纳食物和腐熟水谷。经初步消化，分成清和浊两部分。清者，即津液，由脾来进行吸收和输布，故称脾为胃行其津液。浊者，由胃向下传送到小肠，作进一步的消化。所以，脾与胃都是消化食物的主要器官。在生理活动中，脾主运化，胃主受纳。脾主升，胃主降，是对立而又统一的一对脏腑。

4. 脾胃与气功锻炼

脾与胃，一阴一阳，一脏一腑，互为表里，其功能和作用是共同完成食物的消化吸收和传输。清代名医叶天士说："纳食主胃，运化主脾，脾宜升则健，胃宜降则和。"升者为清，降者为浊。升降相同，互相协调，以维持机体内饮食消化吸收的生理功能。脾运化水谷精微，是"气血生化之源"，为"后天之本"。所以，李东垣提出了脾胃为元气之本、内伤脾胃则百病由生的观点，来说明脾胃对于健康的重要性。进行气功锻炼时，气的出入升降，大大促进了脾胃的升降功能。

从脾升胃降这一辨证的生理基础来看，凡内脏下垂（如胃、子宫、肾下垂）、脱肛、大便滑泄、崩漏等症，多因脾气不升反而下陷所致。恶心、呕吐、嗳气、呃逆等症，多为胃气不降反而上逆所致。一般说来，脾易虚而胃多实，所以"实则阳明（胃），虚则太阴（脾）"。这时进行练功呼吸，方法应有变化，应区别不同情况而为。脾气下陷，病情较轻者，可采用逆呼吸法。但是，在每次呼气吐净时，宜停歇片刻，再做下一次吸气。这样，可使下垂脏器在随呼吸升降后，得到短暂静息，有利于其本身功能的恢复。病情较重的，可先采用顺呼吸，待病势好转，机体趋于康复时，再做逆呼吸锻炼。至于胃气上逆者，最好以顺呼吸为宜。若脾失健运，则营养匮乏，形体消瘦，四肢倦怠无力。若脾气虚弱，失去统摄功能，则血离脉道，会出现失血症。最明显的病症，如长期便血、崩漏和紫斑等病症。有上述病症者，练功时应注意将吸气时间稍许放长，使气满中焦，然后缓缓吐出。同时，在吐纳中，宜舌抵上腭，促进津液分泌。因为"脾主津液""涎为脾液"，历代气功师皆提倡"吞津法"。实践证明，此法可增强脾胃运化功能，对治疗脾虚所致的疾病，以及消化系统疾患很有效用。如对胸腹胀闷、慢性胃炎、胰腺炎、慢性肝炎，以及胃和十二指肠溃疡等病症，皆有一定疗效。

四、肝与胆

肝位于腹腔横膈之下，在右胁之内而稍偏左。其主要生理功能：主疏泄、藏血、藏魂、主怒。与胆互为表里，与体表组织的关系是主筋，并开窍于目。其华在爪，其液为泪，其位在胁。

1. 肝主疏泄

疏泄即疏通、畅达的意思。肝主疏泄，是指肝气有疏畅、升发的生理功能。这种功能，与肝气喜条达的特性是分不开的。所谓条达，也是舒展畅达的意思。肝的疏泄功能，具体表现在两个方面：一是情志方面。肝的疏泄功能正常，则人心情舒畅，气血和平。若疏泄功能失常，便会出现性情急躁、易怒、失眠多梦、头晕目眩和耳聋耳鸣等症，中医称之为肝阳过亢。所以说，肝在志为怒，患肝病则易怒，而暴怒则会更伤肝等。二是消化方面。肝的疏泄功能，即可以调畅气机，协助脾胃之气的升降。同时，它又与胆汁的分泌有关。如果肝失疏泄，就会影响到脾胃的消化功能，影响到胆汁的分泌和排泄，从而出现消化功能失调等诸多病症。比如腹胀、腹痛、肠鸣、泄泻，或恶心、呕吐和嗳气等症状。

2. 肝藏血

肝藏血，是指肝脏有贮藏血液和调节血量的功能。当人休息或睡眠时，机体的代谢减少，对血液的需要量也相应减少。这时，通过肝脏的调节，脉管内的血流量减少，多余的血液就会贮藏于肝脏。在劳动或工作时，机体的血液需要量会增加，肝脏就排出所藏之血，使脉管内的血流量增多，以供应机体活动之需。所以，唐代医学家王冰在《素问》一书中注："肝藏血，心行之，人动则血运行于诸经，人静则血归于肝脏。"

至于肝脏的功能，要分清肝气、肝血、肝阳和肝阴。肝气，生理上指肝的功能，病理上指肝气郁结。肝血，指肝脏所藏的血液。肝阳，生理上也是指肝脏的某些功能方面的变化情况，病理上指肝阳过亢。肝阴，主要是指肝脏的阴血和肝脏的阴精。肝气、肝阳与肝血、肝阴，在正常状况下，是相互依存、相互制约的。由于肝喜条达而易升动，故称肝为刚脏。在病理情况下，肝气、肝阳常有余，肝血、肝阴常不足。与其他脏腑在病理情况下阴阳多表现为不足者，应有所区别。

3. 肝开窍于目

《内经》中指出："肝受血而能视""肝气通于目，肝和则目能辨五色矣"。所以，目之能视，要依赖于肝血的滋养。目虽为肝之外窍，但五脏六腑的精气都上注于目。因此，目与五脏六腑都有内在联系。基于此，要求人们在进行气功锻炼时，要闭目内视，要"返视"内景隧道，以理解和把握这一机理。

4. 肝与胆相表里

肝与胆通过经络的联系，构成表里关系。胆附于肝，其主要功能是贮藏胆汁。胆汁注入肠中，有促进消化食物的作用。此外，又称"胆主决断"，认为胆与人的精神意志活动存在一定关系。

五、肾与膀胱

肾位于腰部，在脊柱左右两侧。左右侧各一，故称"腰为肾之府"。中医学对肾的生理功能的论述，与现代医学论述的不完全相同。它包括生殖、泌尿、内分泌及神经系统的部分功能，并关系到营养物质的代谢。如肾藏精，主水、主骨、纳气，肾藏志，主恐。肾与膀胱互为表里，在体合骨，其华在发，开窍于耳及二阴，其液为唾，其位在腰。

1. 肾藏精

这里的精，有广义和狭义两种含义。广义的精，包含精、血、津液。狭义的精，仅指生殖之精。它又有先天与后天之分。先天之精（生殖之精），是构成人体的原始物质，来源于父母，禀受于先天。后天之精（水谷精微），是饮食物质经过消化后，变成水谷的精微物质，是由脾胃所化生。两者都藏于肾。先天之精，使人成形。于出生之前，便为后天之精具备了物质基础。出生之后，后天之精不断供养先天之精，使之得到一定补充。两者相互依存，互相作用。肾精所化之气，是为肾气。肾精之所以能发挥作用，和肾气有关。然而，肾精又是肾气的物质基础。因此，肾精充足，肾气就健旺，肾精不足，肾气也就随之衰退。

肾精属阴，肾气属阳。所以，肾的精气包含着肾阴与肾阳，它概括了肾脏生理功能的两个方面。肾阴又称"元阴""真阴"，是人体阴液的根本，对各脏腑组织起着濡润和滋养作用。肾阳又叫"元阳""真阳"，是人体阳气的根本，对各脏腑组织起着温煦和生化作用。肾阴和肾阳相互制约、相互依存，以维持人体生理上的动态平衡。若这一平衡状态遭到破坏，便会形成肾阴虚或肾阳虚的病理变化。肾阴虚常表现为腰膝酸软无力、目眩、健忘等肾阴不足的症状，也可见到阴虚阳亢的潮热盗汗、头晕耳鸣以及男子遗精、女子梦交等虚火妄动的病变。肾阳虚常表现为精神疲惫、腰膝冷痛、形寒肢冷、小便频数等肾阳不足的症状，也可见到男子阳痿早泄、女子宫寒不孕等生殖能力衰退的病变。

2. 肾主水、主纳气

肾主水，是指它在调节体内水液平衡方面起着极为重要的作用。肾对水液的代谢，包括两个方面。一是将饮食物中具有濡润组织作用的津液布散到全身，二是将经过各组织器官利用后的水分以尿液形式排出体外。

中医学认为，"肺主呼气，肾主纳气"。肺司呼吸，但其吸入之气，必须下及于肾，由肾气为之摄纳。只有肾气充沛，才能使肺的气道通畅，呼吸均匀。如果肾虚，根本不固，其吸入之气就不能归纳于肾。所谓肾不纳气，就会出现气虚喘促、呼多吸少、动则喘甚等症。

3. 肾主骨、生髓，通于脑，其华在发，开窍于耳

《内经》一书中说："肾生骨髓。"因肾藏精，精能生髓。髓居于骨中，滋养骨髓。肾精充足，则骨髓生化有源，使骨骼得到髓的充分滋养而更加坚固有力。若肾精虚少，则骨髓的化源不足，会使骨软无力，甚至发育不全。而且，髓有骨髓和脊髓之分。脊髓上通于脑，脑为髓聚而成。故曰"脑为髓之海""为元神之府"。然而，脑髓有赖于肾精的生化。故肾精亏虚者，除出现腰酸膝软等病症外，还会出现头晕、健忘、失眠和思维迟钝等症状。做气功，运用培补元气功法锻炼，炼精补脑，对治疗上述疾病，增进身心健康，收效甚佳。此功法，与中医临床医家补肾益气的观点不谋而合。只是前者为炼精化气补益肾脏，后者则以药物固肾益精。然而，医家之药只是疗一时之疾，补一时之虚，且药不可久服。唯气功可以强肾蓄精、固本充元、扶正祛邪，且久炼不衰。再者，精与血，是互为滋生的，精足则血旺。"发为血之余"，人体毛发虽有赖于血的润养，但其生机则根于肾气。发为肾之外候，如青壮年肾精充沛，毛发就光泽。老年肾气虚衰，毛发就会变白且还会脱落。所以说，"肾之合骨也，其荣发也"。

肾开窍于耳。因为"肾气通于耳，肾和则耳能闻五音矣"。这主要是因为肾的精气充养于耳，听觉才能灵敏。年老体衰，肾气不足，则会出现耳鸣和听力减退等症状。

此外，肾还开窍于二阴。二阴分指前阴外生殖器和后阴肛门。前阴有排尿和生殖的作用，后阴仅有排泄粪便的功能。这些作用和功能的发挥，都依赖于肾的气化。尿频、遗尿或尿少、尿闭等病症，或阳虚火衰的大便不通，多因肾阳的不足而发生。

4. 肾与膀胱相表里

膀胱位于下腹部。它有贮尿和排尿的功能，并与肾气有密切的关系。前者属于肾气的固摄作用，后者属于肾气的气化作用。二者均称肾的"开、合"作用。肾气的开与合，控制着尿液下注膀胱，并使膀胱能将尿液贮藏到一定程度而及时排泄。所以，膀胱的气化作用，即是肾的气化作用。肾与膀胱之间，经过经络的联系，构成表里关系。

5. 肾与命门

述说气功锻炼，常提到"命门"一词。如"意守命门""周天命门功"等。命门在哪里？自古以来，各家说法不一。它不同于针灸穴位的命门穴。《内经》里说命门即小心。如《素问·刺禁论》中说："七节之旁，中有小心。"七节之旁，即两肾所在部位。《难经》中说："肾两者，非皆肾也。其左者为肾，右者为命门。"还说："命门者，精神之所舍也。男子以藏精，女子以系胞，其气与肾通。"唐代医学家杨玄操、元代医学家李东垣，他们都认为命门即丹田。明代医学家张景岳指出："命门为元气之根，为水火之宅，五脏之阴气非此不能滋，五脏之阳气非此不能发。"显然，张氏认为命门的功能，包括肾阴肾阳两个方面的作用。因为，"五脏为人体之本，肾为五脏之本，命门为肾之本，阴精为命门之本"。他还说："命门之火，谓之元气。命门之水，谓之元精。

五液充则形体赖以强壮，五气治则营卫赖以和调，此命门之水火，即十二脏之化源。"历代不少著名医学家在论述肾与命门之关系时，都强调命门对健康的重要性。气功学家们则更加重视，认为是生命之根。《内经》中无丹田之说，丹田乃道家的术语，后被引用于中医著作。但是，命门不等于丹田。总之，按《内经》中的说法，命门在两肾之间。

一般认为，练功时意守命门的作用，与意守丹田相同。但是，前者可能会更好些。命门之火，不仅体现了肾阳的功能，为一身阳气之根本，而且更重要的是"元气寄于命门"（徐灵胎《元气存亡论》）。练气功者，旨在练一身之元气，充实五脏之精气，促进气血运行，以达到补虚扶正祛邪的健身目的。并且，意守命门，还有助于气通周天。

六、三焦

三焦亦为六腑之一。因在人体脏腑之中，唯它最大，且无脏与之表里，故又有"孤府"之称。它主要用于人体部位的划分。今人认为横膈以上为上焦，包括内脏的心与肺。横膈以下到脐为中焦，包括内脏的脾和胃。脐以下为下焦，包括内脏的肝、肾、大小肠和膀胱等。三焦有主持诸气、总司人体气化的功能，为通行元气和水液运行的道路。三焦的功能与脏腑的功能有联系，如上焦主宣发输布，中焦主腐熟水谷，下焦主代谢水液及排泄糟粕。但三焦的实质问题，《难经》中提出了"有名而无形"之说。对此，历来争论甚多且无定论。

七、气、血、津液

气、血、津液是人体生命活动的物质基础。它是依靠脏腑的功能活动而生成和转化的。所以，气、血、津液又是脏腑生理活动的产物。气、血、津液能保证人体新陈代谢的进行。人体脏腑功能的正常活动，依赖于气、血和津液为物质基础。它们之间，互相依存，互为效用。

1. 气

中医学里，气的概念较为复杂。真气，或称元气，是生理学概念。还有营气、卫气和宗气等均属于此。至于"风、寒、暑、湿、燥、火"等六气，则是病理学概念，两者区别很大。中医生理学所称之气，其含义与气功所练之气相近。而病理学所称之气，与气功所练之气相差甚远。中医生理学所称之气，包括的内容有：受于先天的元气、呼吸的空气（清气）和后天所用的营养谷气。中医学里所说的真气，凡是活着的人中，体内皆有真气存在。人们全身的五脏六腑和四肢百骸中，无所不在，无时不有。即使人们不进行气功锻炼，它也存在。气功之气有别于真气之处，在于气功之气是通过锻炼而获取的"真气"。这是在气功锻炼中，由习练者的意志和其获取的真气融合成的产物，即内气。现代科学研究认为，它是物质、能量和信息三者复杂的有机综合。

中医学中所说的气，主要是指人体内部生命活动所化生出气。这种气种类繁多。据统计，仅在《内经》中提到的气就有60种之多。概括起来，有两个含义：一是指构成人体和维持人体生命活动的精微物质，如水谷之气、呼吸之气等。二是指脏腑组织的生理功能，如脏腑之气、经脉之气等。它们两者又是相互关联的。前者是后者的物质基础，后者为前者的功能表现。在此，将人体之气的分类、生成、功能和运行分述于下。

（1）气的分类与生成

人体的气有多种多样的表现形式。由于人体的气分布于不同的部位，并有不同的来源与功能特点，因而它们有不同的名称。其不同名称分别是：

1）元气

元气亦称原气、真气。《灵枢·刺节真邪》中说："真气者，所受于天，与谷气并而充身者也。"说明元气禀受于先天，出生后又需水谷精微的滋养和补充。它通过三焦输布全身，由脏腑而至经络。它外达肌肤，无处不到，是生命活动的原动力。它对人体的生长和发育，以及对脏腑功能的发挥，有充养和资助作用。元气充沛，体健神旺而益寿。反之，体弱神衰乃至多病早衰。气功的锻炼，旨在充养元气。所以说，进行气功锻炼是健身之本。

2）宗气

《灵枢·邪客》中说："宗气积于胸中，出于喉咙，以贯心脉，而行呼吸焉。"这些说法，说明了它所处的部位及其主要功能。医学家认为，它是由肺吸入的清气与脾所化生的水谷之气结合而成，对呼吸活动和心脏搏动起着推动和调节作用。因此，后人又将它称之为动气。如呼吸的进行、语言的发生、声音的变化、气血的运行和肢体的活动等，都与宗气有关。

3）营气

《素问·痹论》中说："营者，水谷之精气也，和调于五脏，洒陈于六腑，乃能入于脉也。故循脉上下，贯五脏，络六腑也。"营气，主要是由脾胃中的水谷精微所化生。在营养全身各组织的功用上，它与血液的功用基本相同。并且，两者又同行于血脉之中，可分而又不可离，关系极为密切。所以，在临床上常"营血"并提。同时，它还有化生血液的作用。

4）卫气

《灵枢·本脏》中说："卫气者，所以温分肉，充皮肤，肥腠理，司开合者也。"医学家认为它是行于脉外之气，主要是由水谷之气所化生，是人体阳气的一部分，故又有"卫阳"之称。卫气具有慓悍滑利的特性，活动能力强而行动快速，故不受脉管的约束而运行于脉外。外而皮肤肌肉，内而胸腹脏腑，遍及全身。其主要功能是：护卫肌表，抗御外邪入侵；控制汗孔的开合，调节体温；温煦脏腑，润泽皮毛等。临床上习惯于把"营卫"并称，认为此二气为后天之气。

总之，中医学是从整体观念来论述气的功能活动。气源于肾精，是为先天之元气，受后天之气，即是脾所运化的水谷之气和肺所吸入的清气的共同充养。元气是生命活动的根本，其余诸气为元气的分支。气生成的多与少，与先天之精气是否充足、饮食营养是否得当，与肺、脾、肾三脏的功能是否正常，均有密切关系。

（2）气的功能

由于气的分布部位不同，其功能各有其特点。依据其生理现象来说，概括起来，气的功能主要有以下几个方面：

1）推动作用

气的活动力很强。人体的生长、发育和新陈代谢，都依赖于气的推动作用。

2）温煦作用

人的体温和能量的转换，都缘于气的温煦作用。

3）防御作用

气有卫护肌表、防御外邪入侵的作用。对外邪来说，气的防御作用属于正气。在发生疾病过程中，正气不断发挥抗病功能。其作用表现为正邪相搏，清除病邪，使健康得以恢复。

4）固摄作用

主要表现为"气能摄血"，使血液循行于脉道而不致溢出脉外。与此同时，还能调控汗液、尿液及其他体液的正常分泌，不致因分泌过多而使津液大量散失。这些，均属于气的固摄作用。

5）气化作用

精、血和津液的化生，水谷精微和津液输布后又转化为汗液、尿液，都属于气的运动变化。一般情况下，都将这种现象称为气化。

6）营养作用

当人体血虚（贫血）精亏时，补气可生血、益气，可御精。古人用独参汤（野山参）急救血脱、脉微症。现代医学认为，补气可以提高细胞灌氧量，可以延长细胞的寿命，从而达到益寿延年的效果。

（3）气的运行

"升降出入"是气运行的基本形式。这种形式，表现广泛，可以说是"无器不有"。人体的各脏器都在进行着"升降出入"活动，这一活动被称为能量运动。升者升其清阳，降者降其浊阴。出者吐故，入者纳新。这是机体进行新陈代谢、维持生命活动的基本过程。进行气功锻炼的过程，正是促进气的升降出入，以此来协调并发挥各个脏腑的功能。如肺的吐故纳新，心火下降，肾水上升。脾主升，胃主降，都是气正常运行的具体表现。

如果气的运行受阻滞，或者升降失调，出入不利，运行逆乱，便会影响脏腑间上下表里的协调统一而产生一些病变。如发生肺失宣降、肾不纳气、肝气郁结、胃气上逆和脾气下陷等病症。

2. 血

《灵枢·决气》中说："中焦受气取汁，变化而赤，是谓血。"血，来源于脾胃运化的水谷精气，通过营气与肺的作用而变为血。它由心所主，藏于肝，统于脾，循行于脉中，对人体各脏腑组织具有濡养作用，是人体不可缺少的营养物质。

生成血液的营养物质，主要来源于脾胃中的水谷精微，其化生的过程，如《灵枢·营卫生会》中所说："中焦亦并胃中，出上焦之后，此所受气者，泌糟粕，蒸津液，化其精微，上注于肺脉，乃化而为血。"与此同时，还必须有营气的参与。如"营气者，泌其津液，注之于脉，化以为血"，说明在其变化过程中，通过营气的作用，主注于肺脉，经过心的气化，才能变为赤色的血液。此外，尚有精血之间可以互相转化。如《张氏医通》中所说："气不耗，归精于肾而为精；精不泄，归精于肝而化清血。"《景岳全书》中说："人之初生，必从精始，精之与血，若乎非类……而血即精之属也。"总之，血的生成是以水谷精微、营气和精髓为物质基础，通过脾、胃、肺、心（脉）、肾等脏器的功能活动来完成。

血的主要功能是营养全身。凡皮毛、筋骨、经络、脏腑等一切组织器官，均由血液供给营养，才能进行各种生理活动。如《素问·五脏生成》中所说："肝受血而能视，足受血而能步，掌受血而能握，指受血而能摄。"

血液的正常循行，是各内脏共同作用的结果。如心主血脉，即心气的推动是血液循行的基本动力。肺朝百脉，说明循行于周身的血脉，均要汇聚于肺。通过肺气的作用，血液才能布散到全身。血液在脉管内正常运行而不溢出脉外，是由于脾气有统摄血液的作用。肝主藏血，是指血液的储藏和调节皆通过肝部，这也是肝的功能之一。所以，血液的运行，是在心、肺、脾、肝等内脏相互配合之下进行的，其中任何一个脏器的作用失调，都会引起血行的失常。

3. 津液

津液是人体内一切正常水液的总称。它包括胃液、肠液、唾液、泪液、涕液、汗液、尿液等分泌液和排泄液，它们有护养、润滑和排泄等作用。

（1）津液的生成和输布

津液的形成、输布和排泄，与肺、脾、胃、小肠、大肠、膀胱等脏腑的生理活动密切相关。如《内经》中所说："饮入于胃，游溢精气，上输于脾，脾气散精，上归于肺，通调水道，下输膀胱，水精四布，五经并行。"这是对津液的生成与输布过程作以简要说明，指出津液来源于胃，为受纳水液"游溢精气"而生成。通过脾的运化，将胃中的津液上输于肺并布散到其他各脏，故《内经》中有脾"为胃行其津液"之说。肺的宣发与肃降功能，使水道得以通调，而肾则对全身水液进行蒸腾气化，升清降浊，把多余的水液和废物化成尿液，下注于膀胱而排出体外。饮食物质通过小肠、大肠时，在小肠的泌别清浊和大肠的传化糟粕过程中，也会对津液进行再吸收。所以，《内经》中有所谓"小肠主液""大肠主津"之说。由此，说明了津液与小肠、大肠也有关系。通过以上各有关脏腑的作用，津液的输布可以外达皮毛、内注脏腑，可以滋灌到全身各个组织器官。这就是所谓"水精四布、五经并行"之道理。

（2）津液的功能

津液主要有滋润、濡养的作用。布散于体表的津液，能滋润皮毛、肌肤。进入体内的津液，能滋润脏腑。输注于孔窍的津液，如泪、涕、唾液等，能濡养眼、鼻、口等孔窍。流入关节的津液，能滑利关节。渗入骨髓的津液，则能填精补髓，滋润和充养骨髓与脑髓。所以，在进行气功锻炼中，有些功法提倡舌抵上腭，或应用"赤龙搅海"（即舌体在口腔内上下左右地转动），以促进津液的分泌，并将分泌出的津液称为"琼浆玉液"，加以吞咽。实践证明，这种"吞津法"对防治疾病，特别是防治消化系统的疾病，具有极其重要的作用。

（3）津液的区分

津液，有时也分别被称为"津"或"液"。这是从它们的性质、部位和功用上来进行区分的。清而稀薄的叫"津"，浊而稠厚的叫"液"。津，多布散于肌表与黏膜，以滋润肌肤、皮毛及眼、耳、口、鼻等孔窍。汗液与尿液均为津所化生。液，多内渗于脏腑，以濡养内脏、骨髓和脑髓，滑利关节，同时也有滋润肌肤的功能。津和液本属一体，都是内脏的正常水液。在环流周身的过程中，它们相互影响，互相转化。因此，在一般情况下，人们都是将津液并称。只有在急重病症发生时，以及在"伤津"和"脱液"的病理发生变化时，医家辨证施治才须有所区分。

气、血、津液是脏腑活动的物质基础，它们的生成与转化，既是脏腑功能联合活动的结果，又是脏腑功能的具体表现。只有脏腑功能正常，气、血、津液才能充盛。气、血、津液充盛，更能满足脏腑功能活动的消耗。两者相辅相成，相互作用，共同维持着人体的正常生理功能和需求。

第三节　经络学说

经络学说是研究人体经络的循行规律、生理功能、病理变化及其与脏腑之间相互关系的学说，是中医学理论体系的重要组成部分，也是气功学的理论基础。早在两千多年前的医学名著《黄帝内经》中，就已经系统地论述了经络的循行及其功能。现代科学研究证明，经络系统是人体极为敏感和活跃的多功能生命信息通道，有多种物质信息传导，对生命活动有着重要的调节作用。

气功与经络关系极为密切，它是人类发现经络的途径之一。人们进行气功锻炼和使用气功治疗疾病，是以经络学说为基本依据的。行气导引，是最古老最朴素的气功疗法。当人的思想宁静，意念停留在身体某一部位时，就会感到一股气在体内沿一定路线循行。久之，就会体验和觉察到经络的存在。因此，研习经络学说，在练功实践中洞察经穴的存在，是每个气功爱好者应具备的基本功夫。

一、经络学说的形成和发展

经络学说的形成，是古代医学家千百年来进行临床实践的结果，也是古代气功学家进入气功状态时对自身"内景"无数次"返视"的总结。古代医学家通过临床解剖所获取的经络知识，结合实践进行针、砭、灸，使我们的先人认识和掌握了"腧穴"的特异性能和经络传感现象的存在，古代气功学家则通过"返视"洞察，方才掌握了经络"线"结构的分布规律。前者打"点"，后者为"线"，"点"与"线"结构的发现促进了经络学说的形成和发展。

1. 古代医学家对经络学说进行长期临床实践的总结

经络学说是体表反应点和针刺感应路线等现象的归纳。针灸的基础是穴位，体表反应点（包括自发性疼痛、压痛、过敏、皮下结节或皮肤色泽改变等）是选择穴位的重要依据。如《灵枢·背腧》中记载："欲得而验之，按其处，应在中而痛解。"就是说内脏有病，按压体表某部位出现反应点后，痛会随即缓解。由此可知，内脏有疾患，也可以在四肢部位找出反应点。这种体表反应点和内脏器官在病理上的相互关联，是经络内外联络理论的一个重要根据。

通过长期的医疗实践，人们认识到，体表穴位不仅与内脏器官存在密切联系，而且有一定的规律性。然而，这种联系的媒介却是"识气"。针灸疗效的关键是"得气"。所谓"得气"，就是指针刺时患者产生酸、麻、胀、沉重等感觉并沿一定路线传导的现象。这种脉气传导的"通道"，就是经络的最初概念。古代医学家通过对针刺"得气"现象的长期观察，归纳了针刺感应路线的规律，进而总结出手足十二经脉和奇经八脉等脉的循行分布与其络属脏腑的关系，以及脏腑经络的症候群，创立了经络学说。现代大量针灸的临床和实践研究表明，针刺人体穴位时出现的"针感"或经络感传现象，与古代经络的走行分布基本一致，进而又推论出针刺出现的针感传导放射的规律，是古代创立经络学说的重要基础之一。

2. 经络学说是穴位主治性能的总结

古人对穴位主治功效的探究和发现是经历了一段漫长的过程才逐步认识到的。就其认识过程来说，大概经历了由不定位的"砭灸处"到穴位定点，进而形成了治疗性的体表"点"的概念。继之，又由"点"的认识发展到"线"。这就是穴位主治的分类联接。在"线"的基础上，又按穴位主治性能加以分类并将其系统化，从而创立并产生了经络学说理论。

当初，人们并不知道人体上有所谓穴位，仅是由于偶然的触碰、砸伤、灼伤或抚摩而使疾病减轻，便使人们对体表的某些部位的特殊性能和功用开始有一定认识。取穴方式一般是"以痛为腧"。这里所说的"痛"，可包括自发痛和压痛。即没有规定的部位，当然也就没有穴位名称，其刺激部位只是笼统地称"砭灸处"。

当人们在医疗实践中积累了一定经验后，认识到体表的某些特定部位对某些疾病有反应并在治疗中有肯定的疗效，于是就根据主治效能和体表特征而加以取名定位。如"迎香"治疗鼻疾，"合谷"在两掌骨之间等。

随着对针灸穴位针感传导现象的观察，人们对穴位有其内部联系通路有了进一步的认识。这种联系通路是呈线状分布的。而在线状的联系通路上，有"脉气"的运行。因此，《素问》一书中称穴位为"脉气所发"和"气穴"。后来，又有了"腧穴"（气血转输部位）和"孔穴"等名称。由于同一条"线"上的穴位在主治功能上有共同之处，启示人们以"线"为基础将穴位进行系统分类，从而又深化了人们对穴位的认识。各处穴位并不是孤立的、局部的、单一的，而是互相联系的、整体的、多样的。并且，各处穴位的功能和作用也不一样。由此看来，经络学说所具体论述的，无疑就是包括穴位互相联系的整体观念和系统分类。

3. 经络学说是通过对人体的解剖和生理现象的观察与总结而产生的

我国进行生理解剖起源较早。从殷墟出土的甲骨文来看，早在公元前 1400 年左右，我国就已经有了耳、目、鼻、首等多种人体器官的名称之说。这说明当时已能区分人体器官的不同，并知其作用互殊。进而又据其部位和功能，确立了各部位的名称。《内经》中所记载的对人体脏腑器官进行的解剖观察，有的已接近于近代解剖学所做的测定和论述。《灵枢·经水》中记载："若夫八尺之士，皮肉在此，外可度量切循而得之，其死可解剖而视之。其脏之坚脆，脏之大小，谷之多少，脉之长短，血之清浊，气之多少，皆有大数。"这说明解剖是按照一定的要求有计划地进行的。《灵枢·肠胃》中还记载了解剖实例。咽门至胃，长一尺六寸。胃纡曲屈，伸之，长二尺六寸。肠胃所入至所出，长六丈零四寸四分。指出人体食道的长度与大小肠的长度，其比例约为1：35，与现代解剖测量的结果相近似。《素问·刺禁论》中还明确指出："脏有要害，不可不察。刺中心一日死，刺头中脑户，入脑立死。刺脊间中髓，为伛。刺阴股中大脉，血出不止。刺膺中陷中脉，为喘逆仰息。"这说明古人在当时已对血脉、筋肉、骨骼和内脏等人体器官，通过直观方法进行了测量探究，并对此已有了一定程度的了解。这些相关的解剖知识，是经络学说形成的另一来源。

4. 古代气功学家长期练功体验的积累

《奇经八脉考》中指出："内景隧道，惟返观者能照察。"这也就是说，经络运行的规律，是经过气功训练有素者借助于变化的超级感觉能力而认识的。奇经八脉的出现，本身就是气功学家的一大贡献。经络的发现来源于气功实践的体验，主要依据有以下几点：

一是气功训练有素者可以通过真气的调集，使感觉系统灵敏化来认识自我的经络走向。

二是仔细剖析体内经络，发现经络虽然在走向上有所不同，但是，其起讫部位均在躯体"中心"的头、胸、腹三个部位，即气功文献中所讲述的丹田这一部位。这种辐射状的经脉走向，正是气功练功者进入气功状态时的情景。当练功者习练气功达到一定水平后，真气充盈于经脉，继而形成"聚则成形，散则成风"，这就是在一定程度上受意念控制的"气"。从气功的实践角度来看，真气"聚"与"散"就在顷刻之间，甚至在一呼一吸之间即可完成。"聚"则真气由四肢末梢涓涓而入，"散"则真气往四肢末梢徐徐而去。对于训练有素的气功爱好者来说，真气随呼吸会在人体内产生。此时，人体全身的真气就像潮汐般涌起。这就是所谓"一吸则天地之气归我（向心型走向），一呼则我之气还天地（离心型走向）"。因此，气功学家们最为关心的是经络通道，而不是经气在经络的运行方向。

三是气功训练有素者关心的是真气的聚、散、往、返，不是经气"无端如环"的运行。经气运行规律的发现，恐怕更多地要归功于古代针灸家。

四是值得提起和重视的，应是《阴阳十一脉灸经》与气功《导引图》，以及另一篇气功文献《却谷食气》。这些医学气功书籍，都是同书于一整幅帛上的。由此足可认定，古人是将经络的研究与气功实践的探讨互相结合而进行的。

可以这样认为，经络学说中"线"结构的早期发现，应大部分归功于古代气功学家。而经络学说中"点"结构的早期发现，则又是针灸专家的贡献。随着实践的积累，人们对人体器官系统点、线结构的认识逐渐深化，最后将这方面的成就熔为一炉而升华为博大精深的中华经络学说。

二、经络学说的意义和作用

在中国经典的人体生命科学理论中，经络占据着极重要的地位。它的作用是"内属于脏腑，外络于肢节"（《内经》），是人体内环境各个系统（五脏六腑）之间、内环境与体表各部位（肢节、皮肤）之间，以及内环境与外环境之间交联的信息通道，是人体气血运行使身体各个系统之间代谢水平呈梯度分布以维持正常的动态功能的通道。因此，中国传统医学理论认为："经脉者，所以决生死、处百病、调虚实、不可不通（《灵枢·经脉》）。"经络对人体生命的意义和作用大致有三个方面：

1. 行气血，调阴阳

《灵枢·本脏》中指出："经脉者所以行气血，营阴阳，濡筋骨，利关节者也。"所谓"气血"，实际上是指"气"与"血"。这是人体生命活动中两种密不可分物质的两个方面。血是生命物质的精华，是基础。气是生命力的发端，是信息。气和血的关系，如同载带着密码驰骋万里的电磁波。如果没有电磁波做载体，这密码就寸步难行。如果没有这密码，电磁波本身的发射就不会得到任何信息。《素问·调经论》中说："五脏之道，皆出于经隧，以行血气。"由此可知，经络就是通行气血的通道。

2. 反映病候的前沿，抗御病邪的通道

中医理论认为："有诸内必形诸外。"人体内在的疾患，除了通过面色、气味、舌象、脉象等方式表现出来，也通过经络的传输达于体表。如前所述，经络是沟通"五脏之道"，是行"气血之隧"。脏腑有病自然会通过经络和穴位这些点线结构而在体表透出信息。一般地说，经络气血阻滞不通，会造成有关部位的胀痛。如果经络气血运行不足，则会出现有关部位麻木不仁、功能减退。而经络症候却又反映着相应脏腑的病患。如手太阴经与肺、足阳明经与胃，皆是如此。由此，我们可以通过对经络的前沿，即腧穴的变化来判断疾病的病因和严重的程度。

既然经络是反映脏腑病候的通道，反过来，对穴位、经络施以某种刺激，也必定会"气至病所"，达到治疗的目的。在一般情况下，经络通过"卫气"起防御作用，"卫气和，则分离解利，皮肤调柔，腠理致密矣"。当邪气盛，侵入经络，而后溢大络，就会发生大疾。

3. 联系内外环境，沟通大小宇宙

人体生命是个"神""形""气"一体的整体，是个极其复杂的"小宇宙"。而经络则是沟通人体内外各器官层次间的通道。

经络以其分布于肢体内外而分阴阳。根据"内为阴""外为阳"的观念，凡分布于人体内侧的即为阴，外侧的则为阳。结合脏腑来说，脏属阴经，腑属阳经。五脏六腑与体表通过经络形成了密切联系。

经络的作用不仅在于沟通了体内脏腑之间的联系，而且也是沟通内外环境的通道。人生活在天地之间，与自然界息息相关。人体这个小宇宙中的气血活动，也像自然现象一样，有其一定的规律性，且与自然界这个大宇宙相关。正如《素问·八正神明论》中所说的那样："天温日明，则人血淖液，而卫气浮，故血易泻，气易行。天寒日阴，则人血凝泣，而卫气沉……是以因天时而调血气也。"

经络学说在阐述人体气血运行与自然界的关系时，还将经络的数目与时令配合起来解释。如《灵枢·五乱》中说："经脉十二者，以应十二月；十二月者，分为四时；四时者，春、秋、冬、夏，其气各异。"因而不同时日，经脉气血流注的情况也自然不一样。"子午流注"和"灵龟八法"就是以此为理论依据，在不同的时日选择适当的穴位，配合适当的手法进行针灸治疗，以提高治疗效果的。

不少介绍气功锻炼方法的书典中，也都指出要注意季节和时日的选择。长沙马王堆汉墓中出土的汉帛中记载了采气在春夏秋冬不同季节应注意相宜的气候和避忌的气候："春食一去浊阳，和以铣光，朝霞，昏清可。夏食一去阳风，和以朝霞，行暨，昏清可。秋食一去阴凉，霜雾，和以输阳，铣光，昏清可。冬食一去凌阴，和以沆瀣，铣光，输阳，输阴，昏清可。"子午功强调，子午时练功的效益异于常时之处。

概而言之，经络不仅是行气血、调阴阳的通道，而且还是联系内外环境的要津。不了解这一点，对针灸学家来说，将有事倍功半之虞。而对气功修炼者来说，则难以达到高层境界。

三、经络系统的部位分布和主要内容

经络作为运行气血的通道，是以十二经脉为主。其"内属脏腑，外络肢节"，将人体内外连贯起来，使之成为一个有机的整体。十二经别，是十二经脉在胸、腹及头部的重要支脉，沟通脏腑，加强表里经的联系。十五络脉，是十二经脉在四肢部位以及躯干前、后、侧三个部位的重要支脉，起沟通表里和渗灌气血的作用。奇经八脉，是具有特殊作用的经脉，对十二经络起着统率、联络和调节作用。此外，经络的外部、筋肉、体表也受经络支配，分为十二经筋、十二皮部。

1. 十二经脉的分布概况

十二经脉在经络系统中是其主要组成部分，起主导作用。了解十二经脉的分布循行至关重要。十二经脉在内隶属脏腑，在外络于肢节。因此，有内行部分与外行部分之分。又因为经脉是"行血气"的通路，故其循行有一定的方向。即所谓"脉行之逆顺"，后来被称为"流注"。各经脉之间还通过分支相互联系，即所谓"内外之应，皆有表里"。现就经脉外行、内行、流注、表里四个方面加以介绍。

（1）外行部分

十二经脉，"外络于肢节"。"肢"，即四肢之意。"节"，指骨节，又指腧穴而言。《灵枢·师传》中说："身形枝节者，脏腑之盖也。"其意是说经络在体表的部位，能反映脏腑的功能活动。《灵枢·九针十二原》中说："节之交，三百六十五会"，"所言节者，神气之所游行出入也，非皮肉筋骨也。"《灵枢·小针解》文中解释说："节之交，三百六十五会者，络脉之渗灌诸节者也。"意思是细小的络脉分布到各穴位，不同于一般的皮肉筋骨，且具有特殊的功能。它能灌气血，反映病痛，并能接受针灸的刺激以

补虚泻实。这样，"外络于肢节"，可以说是经络联系体表的、有所属穴位的一些通路，此称"有穴通路"。下图体现了经络的主要路线。

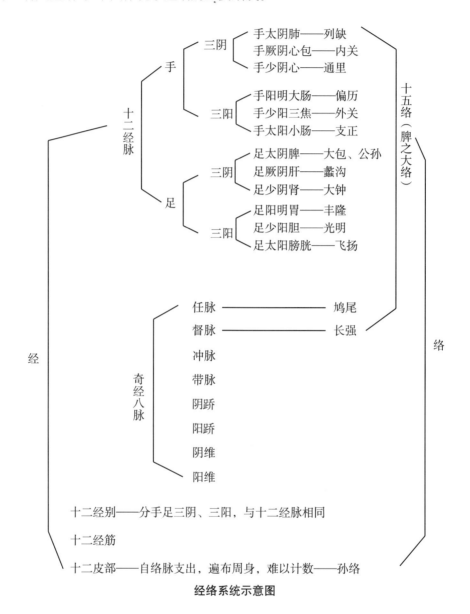

经络系统示意图

1）四肢部位

人体四肢的内侧为阴，外侧为阳。内侧分布着三阴经，外侧分布着三阳经。上肢内侧面前缘至大指桡侧端为手太阴，内侧面中间至中指桡侧端为手厥阴，内侧面后缘至小指桡侧端为手少阴。上述三阴，合称手三阴。次指桡侧端至上肢外侧面前缘为手阳明，无名指尺侧端至上肢外侧面中间为手少阳，小指尺侧端至上肢外侧面后缘为手太阳。上述三阳，合称手三阳。大趾内侧端至下肢内侧面中间转至前缘为足太阴，大趾外侧端至下肢内侧面前缘又转至中间为足厥阴，小趾下经足心至下肢内侧面后缘为足少阴。此处三阴，合称足三阴。下肢外侧面前缘至次趾外侧端为足阳明，外侧面中间至第四趾外侧端为足少阳，外侧面后缘至小趾外侧端为足太阳。此处三阳，合称足三阳。

十二经脉在四肢的分布规律是：太阴在前，厥阴在中，少阴在后；阳明在前，少阳在中，太阳在后；足厥阴和足太阴在下肢内侧内踝上八寸处有一交叉部位，即八寸以下，厥阴在前，太阴在中，此属特殊情况。

2）头和躯干部位

十二经脉在躯干与头部的分布也有一定规律。手三阴经均联系胸，手太阴经在胸外侧第3侧线上，手厥阴经分布在乳房旁，手少阴经分布于腋下。足三阴经则联系胸腹，足太阴经分布于胸腹第3侧线部，足厥阴经分布于阴部和胁部，足少阴经分布于胸腹第1侧线部。手三阳经均联系肩背部。手阳明经分布于肩前，手少阳经分布于肩上，手太阳经分布于肩胛。三经至颈交会，分布于颈部和头面部。足三阳经则分别联系躯干的前、侧、后。足阳明经分布于胸腹第2侧线部。按人身定阴阳，背为阳，腹为阴。足阳明经分布于胸腹部为特殊情况，居身之前。足少阳经分布于胁腰部，居身之侧。足太阳经分布于背腰部，居身之后。此三经又分布于颈前、颈侧和颈后的部位。此外，手足三阳经都联系到头面。其中，手足阳明经分布于前头和额部，手足少阳经分布于侧头部，手太阳经分布于颊部。足太阳经，分布于后头、头顶和前额部。

总之，十二经脉在躯干与头部的大致分布规律是：手三阴经联系胸，足三阴经联系腹及胸，手三阳经联系肩背，足三阳经分别联系身前、身侧及身后，而手足三阳经还都联系头，故有"头为诸阳之会"的说法，其中以阳经分布最广。

（2）内行部分

十二经脉，"内属于脏腑"，即指其内行部分。经脉深入体内后，分别与脏腑有属络关系。手三阴经，内属于肺、心包、心；足三阴经，内属于脾、肝、肾。这就是说，"阴脉营其脏"。足三阳经，内属于胃、胆、膀胱；手三阳经，内属于大肠、三焦、小肠。这就是说，"阳脉营其腑"。它们二者之间，相互联络，构成属于脏者络于腑、属于腑者络于脏的互相联合关系。就经脉与脏腑的联系而言，除上述"属""络"之外，还有其他途径。为此，应结合其循行所述，以及经别、络脉等记载予以全面了解，见下表。

十二经脉与脏腑的属络关系

阴经		属络		阳经		属络	
手三阴	太阴 厥阴 少阴	肺 心包 心	大肠 三焦 小肠	手三阳	阳明 少阳 太阳	大肠 三焦 小肠	肺 心包 心

阴经		属络		阳经		属络	
足三阴	太阴 厥阴 少阴	脾 肝 肾	胃 胆 膀胱	足三阳	阳明 少阳 太阳	胃 胆 膀胱	脾 肝 肾

（3）流注与交接

十二经脉通过交接，构成"如环之无端"的气血流注关系。经脉是主运行气血的，营气行于脉中，卫气则散布于脉外。经脉间的交接、流注，其特点是逐经传递的。具体内容如下表：

十二经脉流注交接表

从流注关系可以说明经脉的走向，还可以说明经脉之间的一些分支沟通了两经之间的联系。其相互衔接情况，可以概括为阴经和阳经在四肢部衔接，阳经与阳经在头面部衔接，阴经与阴经在胸腹部衔接。

（4）表里关系

十二经脉之间及其与脏腑之间的关系，除"内属于脏腑，外络于肢节"，内外相应，并且相互衔接外，还通过经别、络别相互沟通。正是由于阴经属于脏，阳经属于腑，脏腑相互配合为表里，所以经络也有表里之分。但是，它们之间又不可截然分开，还有其相一致的一面。这即是"表里相合"。经络通过络脉，不仅沟通了表里两经，还增强了他们的联系。古人还结合五行学说来表述这种相合的关系。经脉、脏腑与五行的配合如下表。

经脉脏腑五行配合表

阴经（里）	手太阴	足少阴	足厥阴	手少阴	足太阴	手厥阴
脏腑	肺	肾	肝	心	脾	心包
五行	金	水	木	火	土	火

阳经（表）	手阳明	足太阳	足少阳	手太阳	足阳明	手少阳
脏腑	大肠	膀胱	胆	小肠	胃	三焦

2. 奇经八脉的分布概况

奇经八脉，是与十二经脉不同而"别道奇行"的经脉。共有八条，分别为任、督、冲、带、阴跷、阳跷、阴维、阳维八脉。《难经·二十七难》中说："凡此八脉者，皆不构于经，故曰奇经八脉。"奇经八脉和十二经脉的主要区别是：奇经八脉不直接隶属于脏腑，而十二经脉与脏腑有属络关系。奇经八脉中，只有任、督二脉有本经所属腧穴。"奇"，既有"异"的意思，又有"不偶"之义，表明奇经八脉阴阳表里无配偶关系。然而，十二经脉则有阴阳表里配合。

奇经八脉的分布部位，与十二经脉纵横交错。其中，督脉行于人体后正中线，任脉行于人体前正中线，各有本经所属腧穴。冲脉行于腹部，与足少阴经交会。带脉横行于腰部，状如束带，与足少阳经交会。阳跷脉行于下肢外侧及肩、头部，与足太阳经交会。阴跷脉行于下肢内侧及眼，与足少阴经交会。阳维脉行于下肢外侧、肩和头颈，交会于足太阳等经。阴维脉行于下肢内侧、腹部和颈部，交会于足少阴等经。

其他如十五络脉、十二经别、十二经筋、十二皮部，均有自己的循行部位和作用功能，不过对气功锻炼者而言，意义不是很大。在这里就不一一介绍了。

第三章

天人合一：练习新医学气功的最高境界

新医学气功不同于普通的健身气功，它既是医学气功，又有其"新"的特点。新医学气功是本书作者在家传内丹功的基础上，总结历代各门派气功，根据现代人的生活特点创编的，更适合生活在快节奏中的现代人修炼。要想学练好新医学气功，首先需了解其基础理论，还要懂得其原理和功理效用。有理论作指导，再学练就有了方向，才有可能达到天人合一的最高境界，且不易出偏差。

第一节　新医学气功符合宇宙间阴阳之大道

长寿，是现今生活富裕了的人们常提起的一个重要话题。欢度人生，如何才能长寿？我们的回答是：长寿在于运动，长寿在于心静，长寿在于平衡。

一、长寿在于运动

生命在于运动，运动即能长寿。这是人们十分熟悉的养生格言，是人们共同认可的长寿之道。多少世纪以来，这一提法和观念一直被视为颠扑不破之真理。生物学界说："用则进，废则退。"功夫界讲："人身血液似长江，一处不到一处伤。"传统医学言明："流水不腐，户枢不蠹。"上述所说的都是一个道理，亦即表明运动的作用和重要。

医学气功观点指出："六腑者，传化物而不藏，故实而不能满。"所以然者，水谷入，则胃实而肠虚。食下，则肠实而胃虚。故曰："实而不满，满而不实。"也就是说，脾气主升，胃气主降，肠气以通降。胃以降为和，肠以通为用，以通为补。就人体气血而言，气行血行，气滞血瘀，通则不痛，痛则不通，气有推动血的作用。故有一通百通、一通百顺之理。

修炼新医学气功动功，主张气功生活化。即要求："腰宜常伸，胸宜常挺，腹宜常收，肢宜常摇。"应经常开展一些体育活动。诸如：步行、跑步、竞走、游泳、划船、登山、骑自行车和赛马等。开展体育锻炼活动，对增强心血管、肺及胃肠的功能大有裨益。如做体操、打太极拳、练太极剑和太极扇等。新医学气功的动功，其功力和作用，是疏通经络，调和气血。这些说的是运动的益处，也是论述生命在于运动的科学依据和有力例证。

二、长寿在于心静

长寿在于心静。生命在于运动与生命在于心静，关于这两点，要辩证地去看待。静与动，是相对的，也是统一的。静，不是指静止，而是指心静。具体地来讲，就是要求人们做到：一是口静，少说话，不耗气；二是身静，身心洁静，生活检点，讲究卫生。这方面，在医学养生篇章里论述甚多，所述至理名言有："劳则耗气。""久卧伤气。""久视伤肝血，久立伤筋骨，久忧思伤脾气，怒则伤肝气。"所以，人们在日常生活中，一定要做到劳逸结合，心态坦然。医学家认为：应谨察阴阳所在而调之，以平为期。

提出长寿源于心静，有人可能会这样反问：体坛名将的运动量大，他们的寿命是长是短呢？这里面，有没有运动的"过犹不及"的辩证规律在起作用呢？中医学里提出这一主张：恬淡虚无，真气从之，精神内守，病安从来。近些年来，医学家一直提倡"静默疗法"。提倡这一做法和主张的理由，则是静默可以祛病延年。

新医学气功的实践证明：人在静默以后，心跳和呼吸减速，耗氧量下降，肌肉由紧张变得松弛，血脂也随着下降。静功锻炼，通常的做法即是静坐，这样便可健脑益寿。其道理是因为人在静坐时，胸挺腰直，颈松头正，进而会使得两条颈动脉拉直，促进全身血液畅通无阻地流动，从而使大脑有足够的营养供应，是故脑健寿长。很多医学家在日常静功修炼中深深体会到："隐逸世外心静者，闹市即深山，参悟玄机，意专则疑难化平易。"由此也可说明，静能生智，静能长寿，静能制动。

其实，生命在于静默，不单单是针对人类而言，还包括其他动植物在内。比如，人们曾经发现一只埋在基石下的乌龟，其生命经过两百年之久，仍然活着，安然无恙。人们给龟以养料，龟便渐渐复苏，开始爬行起来。又比如，在日本某一冻土地带，曾发掘出一株古莲。经考证，这株古莲已有一千多年的成活史。此后，经人工精心培育，这株古莲又伸展开娇嫩的花瓣，显现出婀娜多姿的生机。

总之，包括人类在内的宇宙间存在的万物，皆会由生长、成熟、变老到消亡，这是一种不可抗拒的运行规律。延缓这一过程，可取可行的办法就是减慢其速度和效率。为此，较好的办法也就是进行静修。依医学家之所见，这与现代物理学中的热学和力学原理是相互一致的。据此可知，新医学气功中的静功锻炼，是一种理想的练功方式，是有益于练功者身心健康与长寿的一种活动。

三、长寿在于平衡

长寿源于平衡。在我国出版的众多医学书籍里，都有这样的提法："阴平阳秘，精神乃治。""阴阳离决，精气乃绝。"这就说明，人体只有达到阴阳平衡，方可无病长寿。阴阳之说，在人体的生理及病理方面，是以"八纲辨证"区分，阴阳属于总纲。然而，阴与阳又各有所指。阴代表血、脏、内、下、精等，阳代表气、腑、外、上、神等。古代医学家诊断疾病，"善诊者，察色按脉，先别阴阳"。治疗时，则应用"谨察阴阳所在而调之，以平为期"。何谓"疾"和"病"？"疾"是小毛病，称"小疾"，用现代的说法是亚健康。究其根由，全属人体阴阳气血不平衡。所以，气血不畅，乃为百病发生之始。万病皆因缺气也。缺气，导致内部环境紊乱，以及内外环境不均衡，进而导致疾病发生。总而言之，生病是因平衡被破坏，病愈则是因为人体又重新获得了平衡。

四、关于六种平衡的内容概述

长寿在于平衡的学说和理论，是指自控平衡而言。然而，它的平衡还离不开宇宙的自然平衡。可以这样说，长寿在于运动，长寿在于心静，长寿在于平衡。其深刻的哲理和内涵，我们可以概括并看作既是对宇宙的运行规律方面的认识，又是对人体机制方面的认识，更是对天、地、人三者进行科学的探讨和研究所获取的成果的高度概括和肯定。现对人类的生命长寿平衡理论及具体内容概括如下。

1. 环境平衡

人们生存在自然界里，要顺应自然，不可违逆。一切生命的健康长寿，皆必须与周围的环境保持平衡。如若人与自然界失衡，就会生病。甚者，则不能生存。

2. 营养平衡

人受五气，纳五味，食纳五谷百气。只有营养均衡，方可使生命在这种平衡的状态下度过或延长。至老矣，可享天年度百岁而去。

3. 阴阳平衡

阴阳为万物之纲纪。中医学认为，阴阳是一个相对而又统一的名词。万物负阴而抱阳，一阴一阳则谓之道。"道"，即是宇宙万物的运行规律。若阴平阳秘，精神乃治。"阳在外，阴之使也；阴在内，阳之守也"。若人体气血阴阳平衡，人则健康长寿。反之，若人体气血阴阳失衡，人就会生病，甚至早衰死亡。据此，新医学气功倡导修炼者要深谙此理。修炼者若不懂此理，不明阴阳，则会练之无旨，练之无功。

4. 动静平衡

一个人要保持身体健康，工作时要做到劳逸结合，动静相当，有弛有张。修炼气功要动静相兼，内动外静，外静内动，以此来达到阴阳平复、气血顺和、经络畅通、永远健康。

5. 心理平衡

是非矛盾能摆平，人的心理才平衡。心理平衡，首先要有个好情绪。情绪是人的生命的指挥捧。如若情绪不佳乃导致精神崩溃，进而还会导致身体崩溃。生气和忧郁，皆是导致人体生病的重要祸根。要想做到心态平衡，应多学知识，多修炼心身，做到"三静（净）"。即：心静、脑空无杂念、身洁口净。俗话说，仁者无敌。心静者，当仁者，则可将疑难化平易。

6. 身心平衡

动脑与行动要均衡协调。做人要说到做到，想了说了未做到，会终身遗憾，这也是身心未平衡的结果。一个人的生理与心理之间，如果不平衡，就可能会引起阴阳失调，从而诱发各种疾病。

关于人的生命长寿平衡理论和学说，除上述六种平衡以外，还有生态平衡、运动平衡和生理平衡等。

综上所述，新医学气功反映了生命动静对立统一的基本规律，符合宇宙间阴阳之大道。人的生命无时无刻都在进行动静交替，并与大自然相呼相应。自然界的规律不可逆转，不可抗拒，顺之则昌，逆之则亡。积极参与新医学气功的研究和修炼，则是遵循自然界规律，是顺从它及适应它的良好做法。若修炼者持之以恒，练功不断，则可领会人类生命的真谛，则可达到天地人一体同春之境界，享天年，度百岁，益寿延年。

第二节　新医学气功对"气"和"功"的释义

一、气是生命全息能量体

气，一字多义，有气候之气、人体之气等。

气候之气，有天气、地气、四气、六气和运气等。天有天气，地有地气。云出地气，诗曰：万丈浮云渊底来，九州积气峰前合。雨出天气，天地氤氲，万物化生。这种朴素的唯物主义观被引进医学领域，在中医学中逐渐形成气的概念。

中国古代哲学家认为，气是构成世界的最基本的物质。宇宙间的一切事物，都是由于气的运动变化而产生的。

气更是构成人体和维持人体生命的最基本物质。《素问》中指出："人以天地之气生，四时之法成。""天地合气，命之曰人。"天饲人以五气，地饲人以五味。即人人都在用气，人人都在服气，万物本根源气生，天地万物化五行。

依据上述学说和观点，气的定义为上焦开发宣五谷味，熏肤、充身、泽毛，如雾露之溉，是谓之气。

又如："五气入鼻，藏于心肺，上使五色修明，声音能彰。五味入口，藏于肠胃，味有所生，以养五气。气和而生，津液相成，神乃自生。"这里所言，人体的生成和维持生命，要不断地补充自然界的清气、氧气和谷气。如果明白"气散则形亡"和"气聚则形成"的道理，努力修炼医学气功，就会长寿。诗曰："大千世界无真空，任何物质立场中。宇宙万物一气聚，人人有气内外通。"

人体之气，分为三类。一为先天精气，二为后天谷气，三为自然界的清气。所谓卫气、营气、宗气和元气，其属脏腑之气、经络之气、脉中与脉外之气和三焦气化等。人体之气的生成，是以肺、肾、脾、胃等脏器的作用来完成的。

人体之气总的功能有推动作用、温煦作用、防御作用、气化作用、固摄作用和营养作用。

气是生命全息能量体，它不是具体的物质形式。但是，它是物质的本源。即是维持人体生命活动的原始物质能量。它含有水、电、气、声、光、矿物质和磁等，包罗万象，威力无穷。

修炼新医学气功，就是修炼的这种气。通过肉体运动锻炼，用心来调控，吸收采集这种带能量的气，补充生命能量，从而起到扶正祛邪的作用，使正气内存、百邪不侵、长养正气而百病不生，使人们的身体达到康复和保持健康。

气具有物质性、信息性和能量性。修炼者得气后，就会产生各种各样的反应，如：麻、热、凉、胀、重、轻，以及大、小、空等感觉。上述状况，都是这种气在人体内经运化、气化作用而产生的正常现象。同时，能正常修炼新医学气功的患者或亚健康人群，一旦得到这种充足气感，并使它不断聚集排列组合，日久天长，由量变到质变，就会产生许多奇特的效应，出现一些不可思议的效果。这样，也就起到了排除体内的毒素及有害物质来保护机体组织的作用。

修炼新医学气功，可激发潜能与储能，祛除不良信息，从而保护体内 DNA（脱氧核糖核酸）的基因密码，提高免疫系统的功能。这样，会起到防病治病和补充能量之效用，会使人精力充沛、思维敏捷，十分有利于人们开发智力。同时，还补充了人体细胞的灌氧量，消除了自由基，使人延缓衰老，达到长寿的目的。

修炼新医学气功后，在短期内就可找到感觉，有人有麻、热、凉、胀、重等感觉。这种现象叫得气。得气者，得道也，就是指得到这种充足气的修炼者，通过获得这种气，方才能真正地觉悟到天、地和万物的本质及其规律。

二、功是功能，功是功德

何谓功？功是在一种运动的状态下产生的。气产生于宇宙创始之初，功随之而成。气功的"功"字是功能。没有气，也就谈不到功能。比如说"力气"这个词，就是说，人没有气，就没有力，就像皮球一样，没有气，就拍不起来；车带也是，没有气，车就走不了。所以说有了气，才有了功能。

功也是功德。对修炼新医学气功者来说，功既是功能，也是功德。要积大德，要积美德，讲求社会公德。要学习儒教，知道怎样做人。要学习道教，得以指导，掌握保持人体健康的方法。还要学习中、西医学，讲究医德。这些都有益于灵魂升华、爱心增加、道德和精神文明水准的提高。修炼新医学气功，就是要将获得的功能，用来造福于民，造福人类，这即是我们所说的功德。

第三节　新医学气功的原理

新医学气功是在中医学、气功学和自然科学的哲理基础指导下，经现代科学验证，并经过认真实践与总结而创编出的一套有临床实用价值的功法。它体现的是"天人合一"的效应与途径，所融通的是"形与神俱，不可分离"的精义和内涵。

恩格斯在《自然辩证法》一文中指出："不管自然科学家们采取什么样的态度，他们总是在哲学的支配下。"新医学气功的诞生，正是在哲学的支配下，在中医学基础理论的指导下，掌握了人体的"形与神俱，不可分离"的基本特征。它提出精、气、神互生互化。新医学气功是在周天功运转习练圆的基础上创立并发展的。练功者经过持久习练，可达到天、地、人一体同春的效果。为了使广大的气功爱好者、医务工作者以及众多患者能够很好地掌握新医学气功的要领，领会其博大精深的内涵，在此，就"天人合一"的效应与途径，以及"形与神俱，不可分离"的观点，从气功与中医学的角度作一阐释。

一、天人合一的途径与效应

"天人合一"是气功修炼者修炼的最高层次、最高境界。"天"是指大宇宙、自然界。"人"是指修炼者。天是大宇宙，人是小宇宙。依照传统的认识论来看，气是构成世界的物质基础。宇宙间的一切事物，都是由气的运动变化而产生的。人类的生命，亦是以气为物质基础的。所以，人与宇宙信灵同源、能量同体、物质同宗、节奏相应。但人在大自然中的分量，宛如沧海一粟。大海不会因为某一滴海水而改变它汹涌澎湃的性格，大自然亦不会因为人们的需求而改变其规律。可见"天人合一"，必须是人通过修炼，使自己的思想行为合乎自然法则，合乎道。《道德经》二十五章中这样论述："人法地，地法天，天法道，道法自然。"即是指此。

有史以来，人类就一直在设法谋求自身的自由解放，为社会解放、思想解放和生命解放而奋斗。"天人合一"是人类争取生命自由解放的一个重要举措。具体来讲，就是消除灾害、疾病和烦恼，优化功能，开发智慧，全面提高人体的生命质量。

《道德经》中作出明确阐释："道可道也，非恒道也；名可名也，非恒名也。无名，万物之始也；有名，万物之母也。故恒无欲也，以观其妙；恒有欲也，以观其所徼。两者同出，异名同谓。玄之又玄，众妙之门。"此书进而又明确指出，"道"是在世界万物中最根本性的规律。"天人合一"，就是要通过"无欲""静定"以观其妙。探索、了解、熟悉这些根本规律，把握"玄之又玄"的"众妙之门"，进而揭示大自然的奥秘，使人类争取生命自由解放的运动沿着大自然的轨迹前进。

关于"天人合一"的途径和效应，《道德经》中也有明确阐述："道生一，一生二，二生三，三生万物。""万物负阴而抱阳。"这说明阴阳法则是自然规律之根本。其基本内容是：①阴阳对立斗争。通过阴阳的排斥与斗争，推动事物的发展与变化。②阴阳依存互根。"孤阳不生，独阴不长"。阴阳在一定条件下互相转化，也是以它们相互依存和互根的关系为基础的。③阴阳消长转化。"阴消阳长，阳消阴长"。在事物的运动变化中，如果说"阴阳消长"是一个量变过程的话，那么"阴阳转化"便是一个质变的过程。

阴阳是气功之根本。"善补阳者，阴中求阳，阳得阴助，泉源不竭；善补阴者，阳中求阴，阴得阳助，化生无穷"。修炼者只有了解、熟悉、掌握和运用这些法则，才能使人与大自然的关系达到完善与和谐统一的层次。这是天人合一的首要条件。《道德经》中阐述："道生之德育之，物形之而器成之，是以万物尊道而贵德。"这说明道与德是紧密联系的，修道必须修德。因此，修德养性就成为修炼要旨。人是社会的成员，社会是由群体组成的。修炼者如何处理好个人与集体、个人与社会的关系，这是修德养性的主要内容，是修炼者必不可少的以德为本的条件。上述两个和谐统一的修炼，必与具体功法紧密结合。这是天人合一的基础。

新医学气功以周天功为例：首先是沟通任督两脉，使任督两脉的气血环流畅通无阻。进而疏通十二经脉与奇经八脉的其他六脉，以形成大小周天的外、中、内三层循环。此后，再逐步过渡到不按经脉路线，而按越经越络的循行之法。诸如骨中行气、横向行气、缠身行气、任督中联体、中脉升降、肌体平面行气和体外循环等循行法。同时，辅以丹田旋转和病灶循环等，使十二经脉、奇经八脉、十二经别、十二经筋、三百六十五络、十五别络、子络、孙络和网络全部通启，使人体细胞对真气从单向传导向全方位传导过渡，使气血纵向、横向、顺向、逆向运行，皆畅通无阻，使人体真气充足，经络通畅，功能优化，治病防疾，使青年人精力更加充沛，老人益寿延年，"尽其天年，度百岁乃去。"

二、形与神俱，不可分离

"形与神俱，不可分离"。形神学说是中医理论之一。它是在唯物主义自然观的基础上形成的。"形"即形体。"神"有广义和狭义之分。广义的神，是指人体生命活动外在表现的总称。它包括生理性或病理性外露的征象。狭义的神，是指人的精神意识和思维活动。

在中医学理论中，"神"的概念很广泛，其含义有三：一是指自然界的物质变化功能。如《荀子·天论》中说："万物各得其和以生，各行其养以成，不见其事，而见其功夫是谓之神。"说明由天地的变化而生成万物，这种表现是神的表现。有天地之形，然后方有神的变化。二是指人体生命的一切活动。中医学认为，人体本身就是一个阴阳对立统一体。阴阳之气的运动和变化，推动了生命的运动和变化。而生命活动的本身，也称为"神"。神去则气化停止，生命也就完结。可知，神是人体生命的根本。因此，只有"积精会神"，才能"精神内守"，"病安从来"。三是指人的精神意识。精神活动的高级形式是思维。故曰："心者，君主之官，神明出焉。"《素问·灵兰秘典论》和《灵枢·五色》中皆指出："积神与心，以知往今。"心是主思维器官，《灵枢·本神》中阐述："所以任物者谓之心，心有所忆谓之意，意之所存谓之志，因志而存变谓之思，因思而远慕谓之虑，因虑而处物谓之智。"任，指担任，即接受的意思。任物是心通过感官接触外界万物而产生感觉的作用，并由此产生意、志、思、虑、智等认识和思维活动。其过程一级高于一级。但从"任物"到"处物"，一刻也不能离物。

中医学中的形神关系，实际上是物质与精神的关系。形体是第一性的，精神是第二性的。形是体是本，神是生命的活动及功用。有形体才有生命，有生命才会产生精神活动和具有生理功能。而人的形体又需要依靠摄取自然界一定的物质才能生存。所以说："气血者，人之神也。""神者，水谷之精气也。"神的物质基础是气血，气血又是构成形体的基本物质。而人体脏腑组织的功能活动，以及气血的运行，又必须受神的主宰。这种形与神二者相互依存而又不可分割的关系，称为"形与神俱"。形乃神之宅，神乃形之主。无神则形不可活，无形则神无依附。二者相辅相成，不可分离。形神统一是生命存在的主要保证。

形神统一观是养生防病、延年益寿，以及诊断治疗的重要理论根据。故曰："精气不散，神守不分。""能形与神俱，而尽终其天年。""独立守神，肌肉若一，故能寿敝天地，无有终时。"

第四节 "三调"是学练新医学气功的基本方法

一、调身

所谓调身，即调整身体的姿势，以利于进行气功锻炼。练功时，要摆好练功姿势，采取的身体体位与形态，应在身体各部位显现出自然态势，并使意念相对集中，做到全身放松入静。之后，再调整呼吸，使之深、细、匀、长。这是练好气功的重要条件之一。

练功的姿势，大致分坐、卧、站、行四种。采取何种姿势，应根据锻炼者的性别、年龄和体质状况以及证候属性进行合理选择。要因人而异，辨证施功。姿势摆的正确与否，是进行练功的第一步。没有正确的姿势与位置，就无法进行练功。同时，练功时，身体本身的取位，也与疾病的治疗有直接关系。慢性病患者与体弱者，以取卧位为宜。待体质强壮后，再采取坐、站、行等姿势。以强身健体为主要目的的练功者，可采用站、行姿势，以增强体质，进而来提高工作效率。另外，练功者患什么样的疾病，对其姿势的取位也有直接关系。患高血压和神经衰弱的患者，应采取站姿练功。患有内脏下垂的患者，则应采取卧式。最好曲腿，在臀部下垫一枕物，使其稍高于肩。这样有利于恢复健康。

1. 卧式

卧式分仰卧和侧卧两种。

（1）仰卧式

自然平卧。仰面朝天平卧，下肢自然伸直。脚跟靠拢或稍分开，足尖自然分开放松。上肢自然伸直，置于体侧。十指松展，掌心向内或向下，或叠掌于腹部。枕的高低要适宜，以身体舒适和有利于放松为限度。要保持呼吸流畅，躯干正直。双目微闭，或微露一线之光。口轻闭，常以鼻吸鼻呼为主。口亦可按呼吸之需，定其开合。

体弱患者，睡前宜练卧功。虽易入睡，却有可能影响练功质量。因此，在体力较好时，应改为采用坐式或站式。

（2）侧卧式

侧身卧于床上，左、右侧卧均可，一般采用右侧卧。头微前俯。头之高低由枕头调节，以舒适和放松为宜。口唇轻闭，躯干微屈。腰宜稍弯，略呈弓形，显现出含胸拔背之势。右侧卧时，右上肢自然弯曲。五指舒伸，掌心向上，置于枕上靠头脸部。左上肢自然伸直，五指松开，掌心向下，放于同侧髋部。右下肢自然伸直，或略微弯曲。左下肢膝关节弯曲约 120° ，轻放于右下肢膝部。

2. 坐式

坐式分平坐、自然盘坐、单盘坐和双盘坐四种。

（1）平坐

以臀部全部或半部或尾骶骨部端坐于硬方凳或椅子上。上身自然端正，头要正直，下颌微收，含胸松肩，放松肘臂。十指松舒略屈，掌心向下，放于大腿膝部，或两手掌交叠放于下腹部。两足平行分开，两膝与肩同宽。两小腿与大腿弯曲的角度为 100°～120°，口眼轻闭。

平坐为坐式中最普遍、最常用的姿势，适合各种年龄与各种体质的练功者。年老体弱者习练气功，可将坐式与卧式交替进行。两足以舒适、平展、松弛为宜。

（2）自然盘坐

上半身与平坐式相同。唯两小腿交叉，足掌向后向外，臀部着垫。两手互相轻握，置于腹前或分放于大腿上。

（3）单盘坐

上体与手的位置同自然盘坐。唯将左足置于右腿上，或右足置于左腿上。

（4）双盘坐

上体与手的位置同自然盘坐。唯将左足置于右腿上，同时将右足置于左腿上。两足心向上朝天。此式较复杂而又有难度，临床应用较少，练习有素者常用之。盘坐有助于思想入静，但下肢稍紧张。上身及头部的紧张状态易于解除。练功者可根据自身条件和体质选择。

3. 站式

（1）自然站式

自然站立，两脚分开与肩同宽。两脚分开的位置，或平行一致，或稍内呈八字形，或稍外呈八字形。全脚掌着地，重心落在两脚心。松腰胯，两手自然垂于腰侧。或重叠抱于丹田部，或呈圆形抱球状。离丹田部位，有 25～35cm。松腕虚腋，上体端正。含胸拔背，下颌微收。虚领顶颈，口眼轻闭。舌轻抵上腭，全身放松。

（2）站桩式

站桩式方法同上。下肢可呈半马步或马步式站桩。手式可分别置于腹部抱丹田，或置于腹前 30cm 处呈抱球状，或向上抬至胸前呈抱球状。亦可呈前拱式。即两手虎口交叉，两掌垂叠。或两手合掌，成立掌式。这些手式可以根据功法的要求，以及习练者的年龄、性别、体质和健康状况选择使用。

4. 步行式

步行式略同于慢步行走姿势。头身端正，目光平视。肩、胸、腹及全身都尽量放松。配合自然呼吸，上肢前后交替摆动。与此同时，根据功法的不同要求，行走时亦可用足尖、足跟或足外侧着地。要求步幅稍小，速度均匀为好。步行式，宜于老年人进行病后恢复期的腰腿锻炼。每次行走的距离，视情况合理定数。一般情况下，定时10～30分钟最为适宜。

以上诸式，卧式易放松，常用于久病体弱者。坐式常用于初学者和患者的康复医疗，适于室内练习。站式能强壮体格，疏通气血。可视做功者的年龄、体质、健康状况和病情而定。做功时，必须循序渐进，不可操之过急。不论采取何种姿势，都需讲求松、静、自然，以自我感觉良好舒适为宜。

二、调息

呼吸的锻炼称为调息。呼吸的支配，可介于随意与不随意之间。故常有调息之说。调息，就是在大脑皮层"意"的支配下，调整"气息"。"息"，即是呼吸。一呼一吸为一息。调息主要是改善呼吸状况。一般是将呼吸调整为深、长、匀、细，使之达到绵绵不断、若存若亡和似有似无的程度。呼吸调整得好，不但对机体起着调和气血与按摩内脏之作用，而且亦有助于放松、思维入静和气的运行，便于经络气血流通。故气功锻炼者很重视呼吸的调整练习。然而，呼吸的调整要顺其自然，不可强求。若呼吸执著，不仅难以放松入静，达不到练功防治疾病的效果，反而易造成头昏、心悸和胸闷等不良反应，甚至出现偏差。

呼吸可以用"意"调节，使呼吸有快、慢、深、浅的不同。这样做对人体的生理活动有着广泛的影响，既能达到对机体功能的整体调节，又能起到防治疾病的作用。

古代将呼吸运动称为吐纳。做呼吸运动是进行气功锻炼的三个重要环节之一。

1. 自然呼吸法

自然呼吸法一般为初学练功时采用。此即为平时的一般呼吸，但要柔和一些，不需用力，不要过度。在初步松静的基础上调整呼吸，使之柔和、匀畅和自然。开始时，可配合运用"松""静"的意念。如吸气时意念想"静"，呼气时意念想"松"，以助呼吸的调整。有此基础后，逐步将意念从呼吸上移开，让其自然进行。

由于男女在生理上有差异，其所用的呼吸方法也不同。男子一般多用腹式呼吸，而女子则多用胸式呼吸。此外，也有用胸腹混合呼吸的。此三种自然呼吸的胸腹形态是：胸式呼吸时，胸部随呼吸而起伏。腹式呼吸时，腹部随呼吸而起伏。胸腹并用呼吸时，胸腹部同时随呼吸而起伏。以上三种自然呼吸方式，以胸腹并用式为最多。

2. 腹式呼吸法

腹式呼吸法是气功锻炼中调整呼吸的基础方法，一般是在自然呼吸的基础上进行，从自然呼吸开始，顺其自然逐步形成。这样，可以使内脏活动的功能增加。腹式呼吸法有顺式呼吸与逆式呼吸两种。大多数人用顺式呼吸法。即吸气时，自然气沉丹田，则腹部逐渐凸起。呼气时，轻轻用意念使腹肌收缩，使腹部凹进。前人认为这一呼吸法，有"吸气入丹田，呼气入四肢"之用。逆式呼吸与顺式呼吸在方法上相反。根据临床应用，有的病症，如胃下垂，需采用逆式呼吸法。它对腹部内脏的压力大，更能加强肠胃的功能活动。但是，溃疡病和心脏病患者，以及老年体弱者应慎用。

调整呼吸，使之达到深、长、匀、细而又缓慢的程度，需要不断的实践，不能勉强追求。必须打好松静自然的基础，循序渐进，逐步过渡。

3. 呼与吸的练习与应用

呼吸周期中，有匀律式的呼与吸，其出入息时间约同。亦有在呼与吸中，稍有"停"的表现。诸如：吸—停或呼—停，吸—停—呼，或吸—呼—停等。由于呼与吸能分别影响交感神经和副交感神经，对内脏起的作用完全不同。故临床应用时，呼的时间较长的练习，对患有高血压、肺气肿及头部症状明显和胸腹胀满的患者较为适用。吸的时间较长的练习，则对某些胃肠功能差和阴虚怕冷的人较为适宜。故《景岳全书》一文中指出："阳微者不能呼，阴微者不能吸。"至于提肛呼吸、鼻吸口呼及用口呼吸之法，可针对功法或病情不同而定。还有心息相依，即是运用绵绵若存、若有若无的意念与呼吸相结合这一锻炼方法，可用来以意领气，以排杂念，使人达到入静。这一方法也被众多习练者采用。

三、调心

所谓调心，就是调整意念活动，或称进行意念锻炼。调节大脑皮层的意念活动，使思想相对集中，排除杂念入静，收到习练气功的理想效果，故称为调心。调心是静功锻炼的重要环节。如意念不能相对地集中，则姿势与呼吸的调整都很难产生气功锻炼的效果。

人们在日常生活和工作中，受社会和家庭等各种因素的影响，极易在大脑中出现各种思维活动。这种思维活动即俗话所说的"杂念"。心猿意马，难以入静。故自古至今，各家各派都创研出用各种意念调节的方法来帮助入静。如意守法（守自然景象或某一事物，再到自身的部位，或某一穴位）、数息法、借音法和默念法等。其目的是为调整自身，使思维入静，以排除练功中的杂念干扰。调心常用的方法简介如下。

1. 意松静法

有意识地集中自己的思维，使其在"松静"二字中。不断使身体放松，使思维安宁，以解除各种紧张状态。可默念"松、静、好"和"松了""静了"等词句以助入静。

2. 意守法

使大脑的意念集中在身体的某个部位或穴位上。如意守丹田、足三里和涌泉穴等。

亦可意守外景事物。如意守空虚、自然景色、花木和盆景，引五行之色以入内脏（一色或多种色）。中医学认为，脾属土为黄色。若有意存这一"黄色"入体内，可以健脾胃。若存"白色"，则可健肺。在练意守法时，初学者不可过分用意强守，要似守非守，逐渐进入入静状态。强守，可能会适得其反。意守法是习练气功常用之法，一般要在掌握放松法的基础上进行，切不可执著死守，以灵活便通为妥。

3. 意气循经法

此法是用大脑意念使气息在体内或体表循环运行，让其由一个穴位运行至另一个穴位。有大、小周天运行法，以打通任督二脉、十二经脉和奇经八脉，使其运行全身。或者，根据治病需要，意行某一经络。如意行足厥阴肝经，以利治眼疾明目。意行涌泉，用其来降血压。六字诀用在呼气时吐音循经，以利五脏三焦之运行，进而达到强身治病之目的。

4. 意想法

意想法，主要是在练功时有目的地存想生活中的美好经历，以诱导入静。意想法是主要的调心方式，其意想内容极为丰富。如回忆幽静而使人心旷神怡的风景胜地；或者默念对身心有益的语句，诸如"入静放松，病去体安"；或者背诵一两首名诗及佳句等。此外，借助于听轻音乐也有利于入静。

5. 意守呼吸法

此法是用意念结合呼吸进行内气培育的锻炼方法。随着呼与吸的运用而行使意念，使气息运行。方法颇多，在此仅介绍下面两种，以供学习应用。

（1）丹田开合呼吸法

第1种：意守中丹田。意想"气"自丹田吸入，并感觉气自丹田向内收合，稍停闭气后，即自然将"气"呼出，并有停闭感。自觉气从丹田向外扩张，气息充盈丹田。接着，又自然地进行吸气、停闭、呼气，反复地一开一合进行呼吸锻炼。

第2种：方法同上。只是进一步在呼气时，将气息由意念自丹田向四肢及身体各部位扩散充盈，随即再停闭呼气，再吸气练习。重复做之，并意想丹田一开一合，气冲身体各部位，最后使气息收藏于中丹田。

（2）丹田涌泉升降呼吸法

此法略同于丹田呼吸法。只是在呼气时把气息以意引导到足部的涌泉。进行方式有两种。

第1种：吸气以意将"气"引至中丹田，稍停闭，静守后随即呼气。呼气时，以意将"气"自中丹田经气海、关元、会阴，沿髋部和大腿，顺足三阳经而下引至足部涌泉处。稍停闭，呼气静守。再自然吸气，自中丹田再呼。呼至涌泉处后，稍停闭，呼气静守。反复练习7～14次。

第2种：方法基本同上。仅是呼气至涌泉后稍停闭，呼气静守。再吸气时，将气息用意沿足三阴经而缓缓地提到中丹田处。如此一呼一吸、一升一降运用气息进行练习，久之，自有温暖之气充盈体内。练功时，呼吸动作要缓慢匀和，不可强闭死守及强引气息。如感到吸气时气息上升不稳或掌握不当时，可将注意力集中在呼气方面，亦可另行改用其他呼吸法。练习时，要注意气的运行，勿向头部扩散，应使头部仍保持清静和虚空无物的感觉。

6. 意喉吞气呼吸法

此法是指练功者张开嘴喉用口吸鼻呼来进行内气培育的锻炼方法。其意图是让气息随吸与呼于体内运行。具体方法：张开嘴喉，意守中丹田，意想"气"从口喉入中丹田。稍停闭，静守，并使"意"感觉气息向下丹田、脾胃处扩散。吞气入丹田，稍停息，即用鼻呼气。方尽，又停息一会。接着，又张口吸气。重复做 7~14 次，以意使气归于丹田。此法对防治慢性支气管炎、咽喉炎、胃脘胀痛、腹痛和慢性肠胃炎等疾病有较好疗效。

第五节　学练新医学气功基本原则

一、树立正确的指导思想，明确练功的目的

我们学习研究气功，是为了研究生命科学，为了人类的保健事业，这其中包括自己强身治病。因此，我们必须树立信心，下定决心，保持恒心。只有如此，才能把气功学好练好。树立信心，要坚信气功是一门科学，要运用科学的态度来学习和研究。古人曰："心诚则灵。"不少重病患者通过学练新医学气功，不仅治好了病，而且成了功夫很深的气功师。其根本原因，就是因为他们对气功极为相信和注重，树立了信心，并能坚持进行长久锻炼。

下定决心，要做到不怕一切困难，知难而进，遇到挫折不灰心。对练功中的得气反应及所谓"八触"，如酸、麻、重、热、胀、凉、痛和肌肉跳动，以及出现自发动作等，都不要惧怕。

有恒心，就是要求气功锻炼者要持之以恒，生活要有规律，要把练功作为日常生活中一个不可缺少的环节。定时练功，使生活有序化。切忌一曝十寒，练练停停，那将一事无成。所以，有没有恒心，是对一个学练气功者有没有毅力的考验。

除树立信心、下定决心和保持恒心以外，还要有高尚的情操和乐观的精神。气功与人的精神因素密切相关。练气功，既能练身体又能练心。所谓"修心养性"、"清心寡欲"、"清静无为"，就是要心静以达到恬淡虚无，精神内守，进入高度入静境界。所

以，平时要有宽广的胸怀和乐观的心态。凡事要想得开，要心情舒畅，做到气定神闲，轻松平静。只有这样，才能把气功练好。总之，练气功是一项身心并练、性命双修的传统养生保健方法。

二、正确认识气和意的作用及其相互关系

1. 气和意相互联系、相互依存、相互促进

气，指人体中的内气和真气。意，指人的思维活动，包含意念、意识、精神状态和思维情绪。气功锻炼，既是练气又是练意。练气离不开练意，练意又离不开练气。练气功如若没有意的作用，那么"内气"就不可能很好地聚集、储存和运行，练功者也就练不出功来。

2. 气是基础，意是主导

气是人体生命活动的一种基本物质，是脏腑、经络和组织器官进行生理活动的物质基础。所以，气功锻炼主要是练气。如若不能把自身"内气"调动起来，逐步加以积蓄充实，并能自动循经络系统运行，就谈不上以意引气来发挥人体自我调节的作用。另一方面，气功锻炼又必须练意，因为在练功过程中，要做到让身体放松入静、调息行气、精神内守、意气相随、动静结合和练养相兼等训练活动，都离不开意的作用。

3. 练气与练意，要用意又不要过于用意

对于气功锻炼有两种不同见解，即有为派和无为派之观点。无为派认为，练功不需要用意，反对用意。而有为派则主张发挥意的作用。我们认为，最好把两者结合起来。有为中寓无为，无为中寓有为。这样可以提高练功效果。

练静功时，各种杂念涌上来，难以放松入静。对此，我们可以采用止观法、数息法、默念法等，以一念代万念。这就是有为派主张意念运用的几种方法。

我们主张在学练气功中，尤其是将气功练到一定程度时，意念越淡越好。最好逐渐达到"若有若无""恬淡虚无"，进入空无境界。这即是所谓"练神还虚"。然而，在进入"空无"境界时，"虚空"仅是相对的。此时，不要让练功意念离身（不要忘记自己是在练功）。这即是所谓不即不离。这样做是为了避免产生昏沉和失控等不良现象。

练气既要"守窍"，又要行气，这样才能促进"内气"的聚集、储存及通关运行。只有把意念练到所谓"松""静""定""空"的境界，才可以做到以意行气，发挥自我调节作用。

三、顺其自然，按客观规律循序渐进

在气功训练过程中，气功的气所产生的效应是随着练功到一定阶段、一定程度，自然而然地产生的，不是练功者凭其主观愿望所能追求得到的。每个人在练功过程中

有所进步，以及认为练功对身体有好处，都是逐步地获取的，并且往往是在不知不觉中取得的。因此，学练气功不能急于求成，必须顺其自然。只有循序渐进，才能获得成效。

日常练气功，究竟如何去练？首先，必须反对在练功过程中有主观任意性。应按气运行规律进行锻炼，吸取前人好经验、好方法。只有细心体会，仔细琢磨，才能学而有成。由于有个体差异，各人的体质或病情不同，学练气功者应依据自身情况来选择适合自己的练功方法进行锻炼。如有的人适合以静坐为主，有的人则适宜练站桩，有的人却适宜练动功。在具体锻炼方法上，宜顺其自然。诸如放松、入静、调息、行气、意守、导引及练功姿势等，不要勉强，宜自然舒适。更不要刻意追求，应采取"勿忘"和"勿助"的态度，将意气相随下去，自然会有好效果。

在练功过程中，有的人出偏差，其主要原因则是因为他们用意太浓，有意太过。这样，就容易形成气机紊乱，以致出现憋气、胸闷、气胀、头昏、心慌和心跳等症状。另外，练功中出现"意离"，即自我意识控制不住，也会造成失控现象。如若在练功时受惊，也会出现上述偏差。纠正偏差的办法，关键在于自己。切记要心静神定，莫要恐惧。任其自来自去，置之不理，顺其自然地练下去，偏差就会自然消失。

初学练功者若能遵循上述几项原则进行锻炼，那么学练新医学气功就能沿着正确的方向发展。不然的话，则容易出现偏差或走弯路。

第六节　练功指津

认识和掌握练功的基本要领，乃是能否较快学会与掌握气功技能的关键问题。基本要领如下。

一、放松、入静，相互促进

放松、入静是进行气功训练的首要条件和关键一步。关于这方面，习练者是很难做到的。气功习练者通过放松和入静的训练，使其大脑皮层处于保护性抑制状态，使其身体肌肉松弛。这样做有利于气血循经络系统运行，有利于大脑皮层功能的调整和促进细胞的新陈代谢，有利于内气的积蓄储存。故放松程度越高，功效就越好。

怎样才能放松呢？首先，要摆好练功的姿势。"形不正则气不顺，气不顺则意不宁，意不宁则气散乱。"接着，让身体各部位放松。在整个练功过程中，越练越放松，越放松就越觉得舒服。这样做也就更加有助于入静。

怎样才能入静呢？在练功过程中，要心情舒畅、思想安静、排除杂念。要运用良性意念，以一念代万念来进入高度安静的"空无"境界。要忘掉一切，包括自身。练功高度入静时，大脑既虚空又清醒。一般可以采用先放松后入静之法，也可以采用放松与入静相结合的方法进行训练。

放松法有三线放松法、局部放松法、拍打放松法等数种。在练功过程中，只要用意念导引放松、入静，久而久之就会取得成效。

二、调息行气，腹式呼吸

这是气功练气的关键，是"内气"聚集、储存和发功的要领。调息即调整呼吸，将自然呼吸逐步变成为腹式呼吸。这种腹式呼吸的频率，随着练功中入静程度的加深，会逐渐变慢。一般而言，气功练得好的，呼吸可以由每分钟 18 次减少至每分钟 4～5 次。这样，就会逐步形成"丹田"部位的一开一合的"丹田呼吸"。如若再进一步锻炼，呼吸频率会进一步减慢，形成"胎息"，即"内呼吸"。气功练到一定程度，进入高度入静时，会自然形成"鼻息微微，若有若无"的状态。通过腹式呼吸和意守"丹田"训练，人体的"内气"就会在"丹田"部位汇集并积聚起来。由"气聚丹田"到丹田之气旺盛，就会出现有"内气"循经络系统运行的感觉。首先是通任、督二脉，即"内气"自丹田发功向下，经会阴、尾闾再往上，经命门、夹脊、大椎、玉枕和百会等穴，再往下经膻中到丹田（通小周天），然后，通十二经脉及奇经八脉（通大周天）。这即是所说的"行气通关"。

"行气"的训练有贯气法、丹田运转法、中宫直透法、周天运转法、捏指通经法等。训练中应注意以下三点：一是腹式呼吸要注意宜淡不宜浓；二是行气通关要自然形成，不要人为地去追求通大、小周天，否则易出偏差；三是高度入静时，呼吸频率要逐渐减低，做到若有若无，使之进入"胎息"状态。意念若有若无时，不要让练功意念离身，应顺其自然练下去，以免导致昏沉及产生"身心分离"之弊病。

三、精神内守，恬淡虚无

这样做是在发挥意的作用，有利于放松入静，促进真气积蓄储存。这也是习练气功的一项基本原则。精神内守一般是指在练功时意守丹田，或意守两肾及命门部位。丹田所在的位置一般指小腹或脐中。练功中，通过意守使身心逐渐达到高度放松和入静，使之处于似守非守和似意非意状态。因此，在练功时既要精神内守，又要逐渐达到恬淡虚无的境界。

四、意气相随，以意引气

在练功过程中，要意气相随，让意念轻缓地伴着深、慢、细、匀的腹式呼吸。要领如下。

1.意想身体某一部位放松，呼吸也随之配合。吸气时想静，呼气时想松，以引导该部位放松，使大脑入静。

2.意想某一经络和穴位，呼吸也随之配合；或者是意想呼气至丹田，使气引至该经络穴位，以引导行气和调气。

3.意念随呼吸运行。听呼吸或默念呼吸次数，以引导入静。

4.呼吸随意念运行。呼吸时意念"嘘、呵、呼、呬、吹、嘻"六字，以引导行气和调气。呼吸随意念运行时应察视呼吸至身体某一经络的路线，以引导内气循经络路线运行。

五、动静结合，练养相兼

气功有静功和动功两大类。静功如静坐和站桩等。动功如太极拳、八段锦和五禽戏等。这些都是气功不同的锻炼方法。如能把动、静功结合起来习练，即所说的将形、意、气三方结合，这样做则更易使身心处于安静、轻松和舒适状态，也更有利于"内气"的聚集、储存与运行。这样就会提高气功锻炼的效果。关于练养相兼，即为练中有养，养中有练，又练又养。只有做到循序渐进，才能逐步提高。练到一定时候，应让意念轻微地放在"丹田"部位，达到所要求的"似守非守"。练功时不能意念过重，或意守太甚。这些都是应当引起注意的。

本书作者认为，只要掌握了上述练功的基本要领，在平时坐、卧、站、行等活动中都可以进行气功锻炼。只要认真地坚持锻炼，就能逐步掌握其规律，做到学而有成。

第七节　气功偏差及走火入魔之防治

什么是气功偏差呢？一些气功爱好者由于不懂医学知识，不明人体生理功能，更不明功理知识，特别是对很多功法没有熟练掌握，在修炼时又急于求成，以致出现偏差。概括地说，偏差乃是在练功的过程中，意外地出现了精神和功能失调现象，致使患者受到各种不同程度的痛苦。但应强调说明，偏差是短暂的，是可逆的，并且是可以防治的。练习新医学气功，不仅可以防治疾病，而且还可以防治偏差。

一、偏差产生的原因

1. 练功中不辨证，不管阴阳虚实、脏腑盛衰而生搬硬套，固定地练一种不适应自己的功法。没有三层以上功底的老师带功、指导，缺乏医学理论知识。

2. 在练功中，盲目追求传说中的功能现象以及各种奇妙幻景，而致出现偏差，造成精神失常。练功不规范，把错觉当作练功的目的，也会造成不同程度的偏差。

3. 自身无辨别能力，受到"动是好现象"的谬说之影响，将自己陷入深渊而不能自拔。

4. 练功中，故意用劲引导内气运行，致使经络运行紊乱，违反自然规律而出偏差。

5. 练功中，把前人总结出的科学的练功次序置之于不顾。违背循序渐进的规律，不断地加以暗示诱导，致使偏差加速发展。

6. 练功过程中，意念与身体没有放松，造成身体各部位过度紧张，引起气血不畅，致使气血滞留在某部位，使这些部位有重压难受之感。严重者则会出现岔气等偏差。

7. 练功者违背练功的严格要求和注意事项。练功前的准备不符合练功的要求。练功者过于呆板，违反了松、静及自然协调的原则和规律。

8. 朝秦暮楚，早练一种功法，晚练一种功法，结果出现相互抵触而出现偏差。

9. 由于缺乏科学知识或迷信思想浓厚，对练功中出现的各种幻觉产生恐怖心理而导致偏差。

从以上偏差产生的原因来看，偏差不是气功修炼本身的问题，而是因为练功者没有掌握好和运用好其技法和要求而造成的，或者是因为指导者没有指导好而引起的，或者是没有指导者。因此，不能因出了偏差就片面地否定气功。应找出原因，更应在找出原因的基础上合理调治。

二、偏差与不良反应

由于心理和体质的原因，练功者会在练功中出现一些不良反应。对此，应将偏差与不良反应予以鉴别，不能一概认为都是偏差。我们从实践经验中获知，出现偏差仅是极少数，而出现不良反应则是大多数。主要表现有以下几点。

1. 腰酸背痛，肩胛酸痛

这是由于练功时没有掌握好要领，姿势不准确，肢体放松不够，或者是与尚未适应相关。这时应检查自己的练功姿势，并加以调整。默念"松"字，使意识和身体保持放松。同时采用自然呼吸。总之，凡发现不适就应调整放松。可做搓腰伸肢和松肩击腰等活动，切不可硬性强练。

2. 眼眶痛胀

这是由于内视、外视过于用力所引起的眼肌疲劳现象。遇此现象可做睁目闭目活动，对内外视不要着意用力，不适就会慢慢消失。

3. 头痛脑胀

这是因为练功心切，急于求成，从而形成意守过强，吸气过长，精神紧张所致。遇此情况首先要解除紧张情绪，将头放低，并念"嘿"字，以意引气下至涌泉。之后，练功头要前倾，下颌内含，意守之意念不可执着，应似守非守。

4. 心烦意乱，不能入静

这是由于练功前没有处理好俗务，仓促练功，意念和肢体没有放松。这与硬性排除杂念、过分着急相关。遇此情况应暂停练功，稍微活动一下，而后再按练功要领进行练功。

5. 胸闷胸痛

这是由于屏气过长，或吸气过长，或腹式呼吸过于着力所引起。遇此情况将头前低，加长呼气。在呼气的同时，念"嘿"字，可以使郁积之气下降。或者用食指、中指从天突穴沿胸骨向下导引，即可解除。

6. 突受惊吓

练功在入静后，由于突然受到外界干扰，受惊或是受幻景之吓，而致心悸不安和心律失常等。遇此情况应停止练功，喝点热水，或用热水洗脸、泡手。以后练功时，一定要关照家人，让其尽量不要惊动习练者。古人的经验是在练功时最好有同伴护守，练功场所不宜太静。若能适应闹中取静，就不怕受惊吓了。

三、偏差的预防

1. 针对自己的体质、病情特点选择练功方法。千万不要生搬硬套，见功就练，以免功法不对路而造成偏差。

2. 练功中要顺其自然，灵活训练，不能机械呆板，强求与别人一致。

3. 不要故意追求练功中的触动现象，不要听信传说，要用科学的辨别力去认识问题。

4. 要遵循练功中的基本原则和要领，对意气的运行要顺其自然，切忌勉强或强行导引。

5. 练功中注意放松全身肌肉和关节，切忌过度紧张。

6. 每次练功前做好准备，不能过饥或过饱。

7. 指导老师应随时了解检查学员在练功中出现的各种问题，及时给予正确的解答。

遇有偏差苗头时，应立即予以纠正。

四、纠正偏差的措施

练新医学气功不仅不会出偏差，而且还可以调整偏差。在此，依据具体的偏差特点和不同表现，分别用不同的方法予以纠正。

1. 气冲头顶出现头部麻木、沉重、脑胀

这是常见的偏差，主要是由于意守过重而引起。纠正方法：可采用部位放松法，并配呼吸，由上到下放松，一直放松到足跟、涌泉；头部穴位按摩法，可按摩印堂、百会、风池和太阳等穴位。此外，还可以请气功师进行外气导引，或点穴推导。

2. 摇头失控

这是练功入静过程中所出现的自动摇头、微微扭转、左右对称而不能控制的现象。可用两手中指塞入两耳耳孔中心的所闻穴，微微转动和震动，使耳窍里面发生钟鼓音。然后，两指突然向耳外一拔，使耳内发生轰的一声"雷音"。此时，摇头一般即止，头脑感到清爽。

3. 内气上冲下窜

在练功中出现气往上冲，上冲冲到胸或口；气往下串，下串串至下腹丹田，使人紧张难受。遇此情况，千万不要紧张。这不是什么偏差。这是因为督、任、冲三脉均起于胞中，下出会阴，走向均是向上循行，故在直上直下的呼吸时容易引起冲窜。初学者不知运气法，故在这些情况出现时显得紧张无措。这种现象是短暂的。这时，可由盘腿改为端坐或站立练功。可用意念将丹田之气降至会阴，引入督脉，行周天之法。另外，还可震十指和下肢，使气分向四肢导出。

4. 胸闷憋气

这是由于练功者调息不得要领，盲目追求异常的调息目标而造成的。如逆呼吸和慢呼吸引起的胸闷憋气、头晕眼花，甚至呼吸困难。此时应立即改用自然呼吸。同时还可采用自行降气或外气导引之法进行纠正。

5. 心慌意乱

个别练功者在练坐功或卧功时，由于意念掌握不好，虽能入静，但因经不起外界的干扰刺激而受惊，出现了心慌意乱等现象。此时，一是要改变练功姿势，二是要改变意念方法，再由内守改为外守，诸如守外界之喷泉、松柏树、瀑布和海洋等景物。应注意，要似守非守，不能强制意念死守。还可自我交替按压内关和劳宫，以缓解心慌现象。

6. 胸背寒热

练功中所出现的过度寒战或热感等现象如足部发热，热得厉害，可念"哈"字。

同时向外呼气。这样即可使热感减退或消散。当感觉胸背部寒战时，应闭口发"嘶"字，同时用鼻向外呼气。这样能鼓动阳气，遍透胸背，使七窍充满阳和之气，寒气则消。还可按压心俞和膈俞，或将背棘肌拉起再弹回。如此做3~5次，阴阳寒热即可调整，就会使患者感到轻松舒服。

7. 腹部丹田鼓胀

练功时自觉气聚积于腹部丹田，整天肚子鼓胀难受，吸气时可内陷如坑，呼气时鼓出如气球。可用下列之法纠正。其一，停练意守丹田，改练意气相随，用鼻呼吸。吸气时气至丹田，腹部外鼓，意念随气入内；呼气时，由口呼出，同时腹部收缩，意念也随着收缩而呼出。其二，自己用右手中指压丹田处，指尖朝下，同时呼气，用意下推，使气下行。数分钟后就会感到气感下行，肚子鼓胀缓解。再多做几分钟，丹田鼓胀即可消失。其三，可用两手捏住肚脐的两侧之腹外斜肌，向外微微一拉，就势使肠子加快蠕动，使之发出"咕噜咕噜"的响声，腹部鼓胀即可消失。

8. 昏沉思睡

有些练功者在练功中不知不觉的会昏昏沉睡。纠正方法是不要在剧烈劳动之后练坐卧功，把练功中的闭目程度减小，使视觉受到外界刺激，消除睡意，把坐卧功改为站桩功。

9. 前俯后仰

在练功中有少数练功者前俯后仰。轻者不必纠正，重者不能控制时应予以纠正。把练功中的坐式、站式改为卧功或动功，即可止住。还可将两侧肩部大筋提起，捻动使筋滚转，使之咕噜作响，也可纠正。

10. 手舞、动作失控

少数人在练功中，会出现不自主的手部动作。其动作好似在跳舞，练功者却不能自行控制。此时应改变练功姿势。在其屈肘时，捏住曲池穴上的筋向上一提。随即再捏住合谷的细筋，向虎口处滚转、拉动。此法应按左右手先后顺序进行。应先取右手，先把气口定住。后取左手，也使气口定住。之后再去导引左手，使气血两和。操作时切莫颠倒顺序。

11. 漏气

有些男性练功者在练功时意守会阴，自觉有气从阴茎漏出。这种情况任其发展下去，还可引起遗精。纠正的方法是用手摩擦腹部的丹田和腰背的肾俞，擦到以有微热感为度。经过一段时间的按摩症状会逐渐减轻，直至消失。

12. 兴阳

少数男性练功者在练功中意守丹田或会阴，会出现性欲冲动，兴阳不倒。甚至在夜间不练功时，也有此种现象。自我纠正的方法是在练功时，若出现阳举冲动，改意守涌泉，或改变外部环境，一般可以纠正。也可以请气功师，用拇指和中指分别捏住患者的合谷和劳宫，并发放外气，即可平复。

13. 两胁肋胀痛

有些人练静功时出现两胁肋胀、紧甚至痛的症状，或者伴有胸闷、腹胀。这是因为：①胸廓生理功能有畸形；②横膈膜厚与薄有差异；③吃得过饱或过饥；④杂念多，意念紊乱。"气为兵卒意为帅"。意念乱，会破坏人体内生理功能的平衡。所以练静功要吃七分饱，无杂念，这样横膈膜、三焦功能正常，气才能运到下丹田。解决方法：必须有高功师父指导、鉴定，再因体质、病症实施教练适合的功法。

14. 其他

对于大动不止，或患有精神分裂症者，应结合中医、西医和气功疗法协助治疗。

五、练功中的所谓走火入魔

有些朋友可能担心练气功会走火入魔。走火入魔是两种特殊功能的表现，不可怕。一般人不容易练出来。一旦你练出来了，稍加诱导就正常了。

入魔是指进入状态以后，有的人出现了一些特殊反应，应将其作为特殊的人才所掌握的少有的技能而加以多方面的运用。然而在开始时，不能过量地使用，要做到会而不用、会而少用、会而慎用。随着功力的增强和功能的巩固，才能大力进行研究和运用。

走火入魔并不可怕，要正确认识和正确对待。正确的修炼，正常的保护，还可以用于科研，甚至还可用为人们治疗一些寒湿性的关节炎和关节冷痛等病症，效果很好。或者将其用于特殊的科研，也将有极大的贡献。

六、注意事项

1. 八种人不可修静功（禅坐与冥想）

（1）儿童。

（2）青少年。

（3）智力障碍者。

（4）无知者。

（5）精神紊乱者。

（6）自练者，没有老师。

（7）不明功理的人。

（8）有贪欲之人。

2. 练静功（冥想）注意事项

（1）疲惫时或想睡觉时不可练。

（2）动作要标准：直腰挺胸，头正，脊柱直，但直而不僵。

（3）目光向上，肩后拉，展肩，悬腋（三调，入静）。

（4）放松（肉放松，但松而不懈）。

（5）获得舒适、安定、清静的感觉，不妄想，无贪欲。"恬淡虚无，真气从之，精神内守，病安从来"。

3. 八种人不可盘腿坐

（1）下肢静脉曲张与脉管炎患者。

（2）高血压、高脂血症患者。

（3）缺氧所致的头晕、头痛者。

（4）下肢伤残（戴骨夹板、假肢）者。

（5）类风湿患者（腰椎病）、坐骨神经痛患者。

（6）肝脾肿大、肠肿瘤患者。

（7）肾病（水肿）、肾虚腰痛患者。

（8）严重心功能不全者。

4. 八种人不可辟谷

（1）气虚、气陷者。

（2）贫血者。

（3）小孩。

（4）老人。

（5）慢性病患者。

（6）处于大病后期（恢复期）者。

（7）人手（干体力活的人）。

（8）消化系统功能不全者。

七、调理偏差病例

20世纪80～90年代是中国气功热潮时期，很多人练功是无师自练。他们不明白人体解剖知识，更不懂医学知识，也不了解自己的体质，再加上缺乏功理知识，所以自练出偏差的人很多。

当时我在利辛县中医院开展气功科、肝病科和肿瘤科，几乎每个月都有多例练偏差的患者来找我治疗。我也记不清调治好了多少人，但从来没收过一分钱。我坚信，千两黄金不卖道，万法归真人自然。我们是医生，是医学气功师，要以德养功，以功积德。下面简述三个病例。

1. 舌下大气泡：宗气紊乱，气逆不下

1996 年 7 月 9 日，我大学的一个老同学，姓魏，带来了一个朋友，四十多岁，安徽省蒙城县人。她不能说话，嘴里满满的，不知什么东西。我同学说，她舌根下有个大气泡，是练其他功法，练舌抵上颚时用力不当造成的。气泡像个小气球一样，如果自己不静下来按住它，连吃饭、呼吸都困难。已经有十几天了，找了好多气功师也没有调好。

我看完后告诉她是练功方法不对。医学气功是逆式呼吸，让气往下走，不能意守上边，这样易造成宗气紊乱。我指导她站好，意想脚，再意想关元。我一手放在她舌根气泡上，另一手沿宗气方向把气往下调。我调动内丹，几口气后，气泡慢慢下去了。

治好后，她很感谢，问要多少钱。我说我一分钱都不要。嘱咐她以后不要再练气功了，因为体质不适应，也不明白功理。以后多做有氧运动就行了。

2. 肝区胀痛、发热：膻中气横逆

1998 年 12 月 10 日，杨某，我的一位治愈患者，家住广州市体育东路，他带来一位姓贺的先生，称他为贺总，找我调理练气功偏差。

贺总说："我很喜欢气功，学了好几家的气功，有一次练功后，我开始感觉肝区胀、痛、一阵阵发热、难受，后来整个右侧肋骨胀痛。去医院检查肝区、全身，哪里都没有毛病。我感觉非常难受，生不如死，到处求气功师给我调理。求了十几个了，但没有人能帮我调理好。我朋友介绍，说您能帮我调好。所以我今天来，诚心诚意请求您帮我，您只要能调好，需要什么条件我都答应，需要多少钱我都付出。"我回答说："我一分钱都不要，尽力给你调理。"

经过一个多小时的交谈，我明白了他是如何练的，为何气偏到了右侧。我诊断是膻中（气海）的气横逆，气郁肝区，是督任脉出了问题。我让他站好后，先静下来，按我的口令调息。我给他带功打通了督任脉。然后，我用右手放在他右肋下肝区，左手放在他命门穴，我用右手吸气，左手发功，把多余的气放命门穴。三口气以后，我放下手说："好了！"他当时就感觉腰部发热，肝区胀痛好了，也不热了，气色也马上红润起来。

他非常高兴，感激万分，再次问我到底要多少钱。我还是说一分钱都不要。他恋恋不舍，走的时候一再问如何感谢。我说："你不要感谢我，感谢你的朋友就好了。希望你以后不要再练那些功了，练练武术就可以了。"

3. 半身不遂：督任脉失调，气血紊乱

2004 年 5 月，刘某，28 岁，住安徽省阜阳市开发区，她妈妈带她来杨氏堂医院找我看病。她说了情况，一个劲埋怨她妈妈。她说："1997 年那阵子，我妈非要带我去练什么气功。练了一个星期后，左半个身子就开始疼、抽筋，而且越来越疼。后来

发展到左半身都有点萎缩了，手脚发凉，两边手腕、腿都不一般粗了。每天身上不是疼就是紧，不是紧就是胀，不是胀就是麻。现在都过了七八年了，也找不到人调理，现在各个功法都停了，找不到气功师了。我想我这辈子算完了。"她们不知道我就是气功师。

听她讲完后，我笑着说："可能是你今天该好了。但你的身体调养需要一段时间。"我给她开了药方，用内功点了穴。还给她讲了功理，教她练小周天功。两个星期以后再来时，她说吃药加练小周天功效果特别好。又过了一个月，我又给她点点穴，她就基本好了，身上不疼了。

病好后她结了婚，第一胎生了女孩，还让我帮助给孩子起名字。我问她为啥名字还要我起。她说："我对您太信任了，您是我再生父母！"我笑了。

第四章

基础功法

第一节　动功功法

动功的锻炼，是以意气引导肢体运动，使肢体的动作与呼吸、意念相结合。由此，使内外协调一致，以锻炼内脏、筋骨与肌肤，使身体的功能趋向于自我完善。锻炼时，应注意动静兼修。练动功前后，各做一次静功修炼，使炼与养相结合，达到动静协调，形神合一，意调气行。如此而为，就可经络畅通，气血乃和。动则生阳，静则生阴。动静相宜，阴阳平复。

一、新医学气功动功特点

1. 圆的运动

以人体气的升降出入、血液循环运行和修炼周天功运行为基础，真正做到练功者常说的天、地、人一体同春。太阳绕银河运动是圆，太阳的自转是圆，月亮绕地球运动是圆，月亮、地球和太阳等天体都在不停地转圆。医学气功的动作是圆，人人都在求圆。圆圆满满，永永远远。

这套功法，通过充分发挥"意识"在练功中的主导作用，将连贯圆活的肢体运动与多种呼吸方式相配合，使其起到疏通经络、调理气血、外强肢体和内壮脏腑的作用，从而达到防病治病和健身延年之效用。只有这样，方可达到修炼最终出功之目的。

2. 易学易练

这套功法动作简单。练功时间短，约需 15 分钟。易学易练，不加意念，只讲意境。男女老少，健康者与体弱者，文化程度高或低，都可学练。坐、卧、立、行，皆可修炼。只要您愿意学，都能学得会。

3. 出功快、治病效果好

不论原来有无功底，只要早、中、晚各练 1 次，1～2 个星期后，你会发现全身都是气，感到经络全通，体内像有热水流动，身体自感热乎乎、轻飘飘的，有非常舒服的感觉。

坚持练医学气功，很多久治不愈的疑难杂症，诸如高血压、糖尿病、心肌病、血小板减少、再生障碍性贫血、神经衰弱、癔症、失眠、多发性神经炎、各类神经病、风湿性疾病、骨关节炎、胃炎、胃下垂、胃溃疡、胆囊炎、肝炎、胆结石、肝硬化腹水、妇科炎症、肿瘤、异常子宫出血、子宫脱垂、遗精、阳痿、前列腺肥大及前列腺炎等诸种疾患，都能得到缓解。

二、功法九节

【第一节】灵气开宫

左手掌心向上，放置于腹前，距离腹部 15cm 左右；右手掌心向下，放置于左手掌上方，右手掌距离左手掌约 10cm。左手掌不动，右手掌劳宫穴绕左手掌劳宫穴逆时针转圈，共转 36 次。然后，右手在下，左手在上，左手顺时针转圈 36 次。

功效：排除身体的病气，聚集大自然的氧气，为练习者达到小周天、大周天功奠定扎实的根基。

【第二节】转动乾坤

双手掌心向下，十指向前，在腹前双手水平放置，顺时针转 36 次，再逆时针转 36 次。

功效：打开微循环通道，改善微循环功能，提高细胞组织灌氧量，有防治心脑血管"三高"症及抗衰老等功效。

【第三节】湖心划船

双手掌心向下，十指向前，左手掌置于左小腹前，右手掌置于右小腹前，分别由内向外画圆 36 次。

功效：防治卵巢炎、输卵管堵塞、卵巢囊肿、子宫肌瘤、子宫炎症等妇科疾病及男科疾病。

【第四节】日月同辉

双手掌相对，十指向前，两手掌相距约 10cm，左右手掌分别先后立面画圆 36 次。

功效：开胸气，解郁除烦，同时有聚氧下丹田之功效。

【第五节】挥舞彩虹

双手掌向前，十指向上，置于颈前左右，分别由内向外画圆 36 次。

功效：防治颈椎病、肩周炎，有抗风湿、止痛的作用。

以上运动是动功的锻炼方法，虽是轻度的肢体筋骨运动，却是意念领气的引导方法。

首先是从手三阳和手三阴经习练。如灵气开宫，主要是打开劳宫穴与指端的十宣穴。劳宫穴在手掌中心，是手厥阴心包经的一个重要穴位。因为心脏的主要生理功能是"主血脉""主神志""藏神"。所以气功学家皆知，作为修炼者首先要"开劳宫、转周天"来收发精气。

从西医学的角度来讲，修炼前五节功法可以改善微循环，增加血流量，能使"体循环"（大循环）中的物质交换与"肺循环"（小循环）中的气体变换的功效倍增。能提高细胞的摄氧量，使细胞所带电荷增多。能增强细胞的变形能力与抗衰老的功能。

能清除体内自由基及毒物，能防治静脉曲张、动脉硬化、动脉狭窄和动脉扭曲。能通经络，行气血，调阴阳。

【第六节】聚首灌氧

双手掌成一平面，手心对着面部，顺时针方向绕面部画圆36次，逆时针方向绕面部画圆36次。

功效：增加脑血流量，提高脑细胞及脑组织的灌氧量，防治远视眼、近视眼、鼻炎、咽喉炎、耳聋、耳鸣、头晕、头痛、失眠、多梦、脑梗死及脑萎缩等疾病。练聚首灌氧，不仅能疏通气血，调理阴阳，还可系统地调节各脏腑功能，激发人体内的潜在能量，引聚宇宙的能量于体内，提高脑及各组织细胞的灌氧量。

关于第六节功法"聚首灌氧"，中医学认为，人之头面有五官七窍，相应地五脏的肝开窍于目，肺开窍于鼻，脾开窍于口，心开窍于舌，肾开窍于耳。如《类经》中所言"头面为人之首，凡周身阴阳经络无所不聚"。十二经脉中，除手足三阳经的主干直接分布于头面部外，还有手少阴心经"从心系上夹咽，系目系"，足厥阴肝经"上入颃颡，连目系，上出额，与督脉会与颠"，并"从目系下颊里，环唇内"，也循行到面部。如《灵枢·邪气脏腑病形》中所说："十二经脉，三百六十五络，其血气皆上于面而走空窍。"其中，督脉上至风府，入属于脑，上颠；足太阳膀胱经，"上额，交颠……从颠入络脑"；手少阳三焦经，"系耳后，直上出耳上角"；足少阳胆经，"上抵头角，下耳后"；足阳明胃经，"循发际，至额颅"；阳跷脉入脑，下耳后；阳维脉过头，与督脉会于哑门、风府，复入风池亦通脑。

此外，十二经别和十二经筋中，分布于头部者亦多。如手少阳经别，"指天，别于颠"；足太阳之筋，"其直者，结于枕骨，上头下颜，结于鼻"；足少阳之筋，"上额角，交颠上"；手太阳之筋，"上颌，结于角"；手少阳之筋，"上乘额，结于角"；手阳明之筋，"上左角，络头，下右颌"；足阳明之别，"上络头项，合诸经之气"。这些分布于头的经别、经筋、络脉都直接或间接地与脑相联。《素问·脉要精微论》中说："头者，精明之府，头倾视深，精神将夺矣"，亦即髓脑的内部变化，通过经络气血反映于头部。《灵枢·大惑论》说："五脏六腑之精气，皆上注于目而为之精，上属于脑。"这就是说，诸脉皆上系于目会于脑。头脑是脏腑、经络之气血汇聚的部位，它们在生理上关系密切，在病理上也是密切相关。

【第七节】环抱宇宙

双手掌成一平面，面对腹部，十指相对，绕肚脐顺时针画圆36次。

功效：防治便秘、结肠炎、结肠溃疡、前列腺炎、膀胱炎及妇科疑难杂症。

【第八节】宗气归元

左手掌对胸，右手掌对腹，分别绕膻中、神阙顺时针方向画圆36次。

功效：防治乳腺炎、乳腺增生、肾积水、肾结石、胆结石及头晕、失眠、心悸、胸闷、腰酸背重、乏力等症状。

关于第七、八节功法"环抱宇宙""宗气归元"，其中"宇宙"是指下丹田。下丹田有神阙穴、关元穴。关元穴上的气海穴内，是练丹之玉炉。玉炉烧炼益寿丹。不论宇宙有多么庞大，皆意想被我环抱于腹内，吸取其精华。所以，有"宇宙生万物，玉炉化万物"之说。

宗气是人体四气之一。它的生成是靠肺、脾、胃来完成的。脾胃化入"谷气"，肺吸来清气而成为"宗气"。元气又称真气，由肾脏化生。它们之间"互生互化"。中医学认为"宗气积于胸中，出于喉咙，以贯心脉"，行气血，走息道以行呼吸，下蓄丹田，注气街（腹股沟部位），下行于足。这便是宗气的生理功能。"元气"是人体生命活动的原动力，是维持生命活动的最基本物质。宗气归元，说明宗气结合元气，通过互生、互化、互相推动来提高气的生理功能。

【第九节】培补元气

这节是道家内丹功的真气运行法，分为三个级别。初级功法：静站笑眯眯，吸气想白云，咽唾意肚脐，呼气守关元。中级和高级功法必须有三层以上功底的老师带教，否则易出偏差。

功效：防治肾虚腰痛、颈腰椎病、骨关节炎、阳痿、早泄、女性形寒肢冷、性冷淡、夜尿增多、不孕、不育等。

关于第九节功法"培补元气"有两点需要说明。第一，宇宙"造万物、化万物、灭万物"。物，即生物与植物，皆包涵着生、长、壮、老、已。"已者，灭也"，灭后回归于宇宙。第二，元气又称真气。真气是肾脏所化生。肾为封藏之本，主蛰，主纳气。"纳"是摄纳之意，主管也。因此，真气的主要生理功能是主人体的生长、发育与温煦，可激发各脏腑和经络等的生理活动。

培补元气功法不再是肢体的运动，乃是以意念引气的一种功法，外静而内动，其原理是能开通下丹田经络，增强肾的生理功能，培补元气，激发命门之相火，达到上虚下实，使人体内外表里、四肢百骸的经络畅通，以把宇宙能量与人体的高能量物质潜存于下丹田，达到激发人体的生命活力和延年益寿的目的。

收功：擦手，擦面，理头扶身，拍打肩臂，来回拍打3次，擦手、摸腰、拍打腰腿，上下3次，摸腰，两手把带脉拉起，两手重叠于肚脐，静养3分钟。

第二节　静功：初级荷花功

从肢体运动的形式来区分，气功功法可分为静功与动功两大类。静功与动功，两者之间有着不可分割的密切联系。日常，人们皆以静功为基础。只有在习练静功的基础上去习练动功，才能达到功底扎实的要求。这样做，还会有利于动功的锻炼，收效也会更佳。

静功是新医学气功中极普遍而又常用的一种功法。其特点是在外观上整个身体都处于安静状态，但是习练者在练静功时，体内的经络和脏腑却处于动态之中，故有外静内动之说，诸如习练静坐、静卧和站桩等功，皆为如此。做静功，习练者应根据不同的疾病、不同的健康状况去调整，要求应有特定的姿势，并且还要用特定的呼吸方法和意念加以调控，以利于入静。

一、对荷花功的认识

荷花功是新医学气功的主要静功功法。其功法简单，功理较深，内容丰富。荷花功里所观想的"荷花"，应为白莲。因为白莲是纯净、圣洁的象征。无论是过去或是现在，那些身心不佳的人，尤其是性格怪僻、心情郁闷，以及对什么事都想不开的人，他们在整个修炼调整过程中，经过白莲的熏染和辐射，都会发生实质性的变化。经过一段时间的锻炼之后，患者在生理和病理上都会产生质的飞跃和改变。可想而知，人们在练功过程中，通过观想白莲，会使其身体及心灵得到净化。

自古至今，人们一直赞美白莲"出淤泥而不染"，它给人们带来清新亮丽、赏心悦目的感觉。人们在练功时观想白莲，会产生良好的效果。只要意识到白莲的存在，便已起到了净化身心与理疗的作用。另外，练荷花功，不仅会使你有一个健康的身体，而且还有利于修身养性。只要练荷花功并进入功态，不论有什么杂念，都能被白莲所净化。

荷花功分为三部功法：初级荷花功、中级荷花功和高级荷花功。这里主要介绍初级荷花功功法。

二、初级荷花功功法

1. 预备式

平坐在凳子或椅子上，坐位只占凳子或椅子面的前 1/3 部分。坐直，使上身与大腿成 90°，并让大腿与小腿也成 90°，或略大于 90°。两膝分开，与肩同宽。两脚平踏于地，含胸（胸平直）沉肩。两手自然轻放在膝上（两手心朝上），或抱于丹田，或放在连于小腹的大腿内侧腹股沟上的气街处，口自然轻闭。

要求颈直头正，下颌内含；两目微合；叩齿 9 次；舌抵上腭；面带笑容；脚趾抓地，脚心悬空，会阴内敛 3 次。这六个有形动作，看似简单，实际上却有其丰富的内涵。

（1）颈直头正，下颌内含

颈直，身要更直。注意直而不能僵。下颌内含，颈椎上拨，头要正直。

（2）两目微合

两目微合，两目轻闭似垂帘。两目微微看到光亮，似有似无地看到鼻尖。允许两目静合。其机理是：肝开窍于目，闭目则养肝血。故有"肝得血而能视"之说。反之，久视伤肝血。所以，要闭目养肝血，以调节肝血流量。要默念静守 10 次以上，想"我要静"。

（3）叩齿 9 次

口自然轻闭，上下牙齿微微张开。然后，轻轻叩击。每 3～5 秒叩击一次，共叩 9 次。叩齿时体会一下，应有一种舒适和震颤的麻酥感。其机理和效果是：①活动下颌关节；②用颊车穴调动经络，使面部肌肉放松；③中医学认为齿为骨之余（肾之余），锻炼牙齿，可以养护肾之元气（真气）；④使牙齿坚实永固，可以防治各种牙疾。

（4）舌抵上腭

舌抵上腭之前，先用舌尖在口腔内用力搅动，然后把舌尖伸到牙齿外面。男士左转 3 圈，右转 3 圈，女士反之。这一动作被称为"赤龙搅海"（赤龙，指舌头）。然后把舌尖抵至上腭与牙齿处，此时意想山泉，会有大量的唾液涌出。久病体虚及患有心脏病和神经衰弱者，可把舌尖勾向舌根（舌下脉络处）；如想减肥，可把舌悬在口腔内；如体型瘦小想增肥，可把上下腭闭紧。每次吸气，向牙缝吸要唾液。其机理是：口腔内有三对大唾液腺，其作用是分泌唾液，以助消化。"舌为心之苗"，称"苗窍"。舌者，音声之机也。舌的搅动，主要是用来刺激唾液分泌。此即"唾为肾之液""肾为胃之关"也。唾液可清胃热、养肝阴、清心火，可养护肾之元气。唾液结合营气（脉管之气）化生为血，故称血清也。古人运用它清洗疔疮，称其为解毒良药。现代医学认为，唾液有很强的免疫功能。练功者每天修炼 3 个小时的吞津功，可以提高人体免疫功能。

（5）面带笑容

口自然轻闭，两嘴角微微上翘。面带笑意，展眉落腮，似笑非笑。把你平时遇到的最愉快、最高兴的事情回想一下，内心发出一种特殊的喜悦感。笑得要自然，要开心。心脏的生理功能是主血脉，主神志，其华在面，开窍于舌，在液为汗，在体合脉，在志为喜。"十二经脉，三百六十五络，其血气皆上于面而走空窍。"所以，心气旺盛，血脉充盈，面部就红润有泽。心气实则笑不休，"喜则气和志达，营卫（气血）通利"。心主神志，气血者，人之神也。所以，要把你平时遇到的最有意义、最愉快的事情回想起来，使之经过意想浮现在你的眼前，并由此激起内心喜悦。由此产生的欢笑，即发自内心的笑。这样的笑，可使你的五脏六腑产生强烈的运行与颤动，可激发内脏的"潜能"与"储能"，能唤醒沉睡的细胞，提高其效应，改变细胞的通透性，增加细胞灌氧量，提高细胞所带电荷量。

（6）脚趾抓地，脚心悬空，会阴内敛3次

脚趾是足三阳、足三阴经的起止部，内通脏腑。脚趾抓地，主要是促使微循环之通道更加畅通，有助于涌泉穴在练功时产生作用。脚心中间人字纹处的涌泉穴，是足少阴肾经最主要的穴位。在练功时，它可以纳入氧气，也可以排出体内的病气。会阴穴的部位，男性在阴囊与肛门之间，女性在大阴唇后侧与肛门之间，为督、任二脉之枢纽，亦称"地门"。"地门"要常关。会阴内敛，即在气沉丹田时，防止会阴穴散气，以免消耗能量。所以，要做3次会阴内敛动作。收敛会阴穴，可治疗产后失血症、昏迷、阳痿、早泄、遗精、肿瘤、肿痛和癫痫等病症。

2. 功法

意念性动作：展肩扩背，蓄胸含腹，松臂垂肘，松腰松胯，意想松字。这也就是说，全身大块肌肉要全部放松。心沉如水，周身气化，这样就会感到全身融融，万念皆空，不知有身，一片混沌，以此让百会通天，涌泉通地，心神归位。

（1）展肩扩背，蓄胸含腹，松臂垂肘，松腰松胯，意想松字

在放松时，意念中想到胸腹渐渐缩小，肩背影像慢慢扩大。悬腋，好似腋下有一个空气球。松臂，垂肘，坐腕，放松十指。松腰松胯，指全身大的肌肉都放松，也可以将这一动作意想成"身如垂柳、节节放松"，即身体像柳枝一样，枝枝叶叶都向下松垂。练功时，应做到"十松""一上"。这里所说的"十松"，是指放松百会穴、印堂穴、喉头、双肩、胸部、臀部、大腿、膝、小腿和涌泉穴，使整个身体有一种轻松、舒适和飘飘若仙的感觉。"一上"，是指嘴角略微向上，自然露出笑容，以增加轻松、舒适之快感。此后，再意想松字，使全身肌肉放松。意想松字时，切切注意要"松而不能懈"。

（2）心沉如水，周身气化，全身融融，万念皆空，不知有身，一片混沌

意想空字，心静如水。意想体内的气在推动血液运行，体外很远的地方，有一片白雾笼罩着练功者。练功者全身舒服，上下气融通，脑袋空空如也，已不知身在何处，全然进入到无我无物的境界。

注意要点：要空心止念。在练功时，常会出现想心静而心偏不静，想要"心空"而心偏不空的情形。古书云："瞥起是病，不续是药"。这就是说，杂念是病，治这种病的药是止住杂念。止念之法的口诀是："不怕念起，只怕觉迟，一觉即止"。不怕杂念纷纭，只怕跟着杂念去想。一旦感觉到起杂念了，就要立刻止住它，设法保持一片混沌状态。或用"意照"法，并配合默读口诀，以去杂念。初学练功者，通过意念想一下，好似有一条红丝线，一头拴在你的头发上，另一头拴在星星和月亮上。慢慢观想，意想百会通天。

（3）百会通天

百会穴在头顶中线与两耳间连线之交点上。气功界称其为"天门"。天门要常开。

每次吸气时都要想到，从百会穴灌进大自然的清气和带有能量的氧气。因此，要用心意想百会通天。

练百会穴之功，可主治头痛、眩晕、耳聋、耳鸣、惊悸、中风和脱肛等病症。然后，再意想一下风府和哑门穴，治疗效果会更佳。这样做可以开发智力，增加脑血流量，还可以调动潜能，激发神经细胞灌氧，让神经细胞更好地发挥作用。

（4）涌泉通地

涌泉穴，部位在足底（不包括足趾）前 1/3 与后 2/3 的交界处。蜷足时，此处呈凹陷状。练涌泉穴，可以主治中暑、癔症、癫痫和高血压等病症。意想在你的脚心下面，现出两道白光柱，直刺地球中心。在练功时，无论你的身体的哪一个部位不舒适，都称为病气。当你呼气想到气沉丹田的时候，同时想到你的"病气"顺着腿向下，再向下，通过涌泉穴排泄到地球中去了。意想地球中心有一个大冷宫，"病气"在那里瞬时间就淡化了，消失了。每次呼气时都要这样意想。

（5）摄神归位

开始练功时用意念想一下你的心脏在左侧胸腔内的膈膜之上，颜色是红色的，形状似一个未开倒挂的莲蕊，在不停地跳动。心脏的生理功能是：主血脉，主神志。气血者，人之神也，神之所居心也。开始练功时，用鼻子吸气与呼气。吸气与呼气，都要慢、细、匀，使自己的耳朵听不到自己的呼吸声。但也不要慢细过度，要均匀为宜。吸气时，要尽量把肺部吸满。之后，停顿 1~3 秒将唾液咽下，然后再呼气。咽下唾液很重要，咽下去的唾液可清胃热，养肝阴，清心火。唾为肾之液，能养护肾之元气。吸气时，意想到头、面、手及全身的汗孔和主要的穴位，都朝体内灌气。灌进大自然的清气，灌进带有能量的氧气和带功老师发出的真气。呼气时，气沉丹田。同时意想到丹田内有一朵荷花正在盛开。玉蕊在花中生，绿叶在一旁发。当你吸气时，观想到荷花瓣慢慢收缩。呼气时，荷花瓣又慢慢舒张。这时，更要加强意念。意念气沉丹田，并持续向丹田荷花内灌气。

3. 意想与观想

常言道"心息相依""绵绵若存"。此即随息和听息之说，指的都是心息相依，心跟息走，绵绵不断，若存若亡，似有似无。此时，带功老师开始发功，使练功者的头部有一种紧束感，两眼便慢慢不想睁开，好像坐在云端里一样，晃晃悠悠。练30~60分钟后，加个意念，神思安静。

4. 收功

（1）关闭汗孔与穴位

此时要想：我要收功了。做深呼吸三次，回复到自然状态。吸气时，想到全身的汗孔与穴位将全部关闭。呼气时，气沉丹田，意守命门穴。命门穴的位置是第 2 腰椎棘突下。此穴主治头痛、耳聋、耳鸣、遗精和五更泄泻。呼吸做完后，慢慢睁开眼睛。

接着，要做四摩擦一理气。

（2）四摩擦一理气

四摩擦一理气，即擦手、擦面、擦耳、擦腰、理头扶身。

擦手。两手掌心相互摩擦 36 次。

擦面。用摩擦热的双手擦面。以中指从嘴角向上沿着鼻梁的两侧擦面部和两眉到印堂，分向双眉的两边，再回到嘴角旁。连续擦 36 次。

擦耳。两手由上至下按摩耳轮。拇指和食指贴在耳轮后的听骨上。摩擦 36 次。

擦腰。站着或坐着，用手掌和手指上、下擦腰椎两侧。共擦 36 次。

理头扶身。用手指干梳头 36 次。用手掌左右拍打两大臂及背后的大椎穴数次，收功完毕。理头扶身，主要是使手臂、肩部、背部在拍打的过程中能更快恢复到日常的活动状态。总的来说，用此方法，可以加强各部位的局部血液循环，强壮肌肉筋骨，使人耳聪目明，健腰强力。

做静功后做到"四摩擦一理气"，具有十分重要的作用。这是由于在做静功的过程中，往往会出现一些诸如麻、胀、酸等的感觉。这些现象并不是一下子就会出现、一下子就能消失的，它们往往会持续到最后。所以，做静功后再用以上方法，可以使人体逐步收功，能起到消除人体麻、胀、酸等感觉的作用，使气血循行得更快，可缩短恢复到正常自然状态的时间。另外，头面部和耳部都是穴位密集的部位，头面部更有"诸阳之会"之称。手三阳经和足三阳经均在头面部交接。对它们进行摩擦，也就是对在那里的众多的穴位进行按摩，这样可以发挥穴位的防治作用。

第三节　荷花功站桩

一、预备式

面南而立，两脚并拢，身体中正，含胸拔背，虚领顶颈，脚趾抓地，足心悬空，两手捧腹。然后掌心向上，目视远方。叩齿 9 次，舌抵上腭，目光回收。两目微合，把远处的美好景色收到你的脑海里，面带笑容。

二、顶天立地荷花开

意想自己顶天立地。"天无边方为其高，地无际才言其广"。意想天地之广阔，宇宙之庞大，真乃"茫茫乾坤路，今朝海天空，朗朗明心境，释然博大生。"此时，把呼吸调均匀，吸气与呼气均加深一点。吸气时，意想把大自然的"清气""氧气"都吸入你的体内。呼气时，气沉丹田，意守命门，大约 5 分钟。再意想两手心劳宫穴、头顶百会穴和两肩肩峰穴各部位，都发出一个气光团。光团闪射着白光，在瞬间演变成一朵白莲。白莲在盛开，玉蕊在中生，绿叶在旁发。

此时此景，此功此势，真乃：

自身宇宙同体应，自然愉快真和谐。

呈现朦胧荷花瓣，混然元气荷花态。

阴阳平和物生息，乾坤合德春常在。

三、脚下旋起金莲座

"加强意念，气沉丹田，向丹田荷花内灌气。"每次吸气时，尽量把肺部吸满。吸气时，要提跟、提腱、提肛。想到脚心涌泉穴拔起地下带能量的氧气，联想到各穴位的荷花瓣舒张了，向荷花内灌气，灌进大自然的清气、宇宙里的氧气。肺部吸满后，停顿 1～3 秒，把唾液慢慢咽下去，然后慢慢呼气。呼气时，气沉丹田。此时，意想到丹田内的荷花正在盛开，向丹田荷花内灌气。大约 10 分钟后，意想、观想："脚下旋起金莲座，玉蕊中生化五洲；白莲盛开善宇内，绿叶初发润百川。"默念口诀，意想你的脚下旋起一个金光闪闪的莲花座。这个莲花座慢慢上升，升到云端。意想天空中，宇宙全是盛开的白莲，那洁白的花朵如繁星点点，点缀在碧绿的荷叶丛中。此功约练 30 分钟，依据具体情况而定，时间也可稍作延长或缩短。这时，意想到要收功了，把体外的莲花收回化为气。在吸气时，想三心之气（手心、足心、头心），全归丹田处荷花内。两手收回，重叠于肚脐（神阙穴）。男士左手在内，右手在外，女士反之。静养 3～5 分钟，意守命门穴。然后，慢慢睁开眼睛。擦手摩面，收功完毕。

为了使练功者能更好地理解和习练荷花功站桩，下面简要阐述一下荷花功站桩的口诀及其释义。

荷花功是以圣洁的白莲为内容的功法。在练站桩以前，要先熟悉一下"脚下旋起金莲座，玉蕊中生化五洲；白莲盛开善宇内，绿叶初发润百川"这几句话的涵义。修炼白莲花的功法，是在超然中进行的。"脚下旋起金莲座""绿叶初发润百川"。可把绿叶看作白莲的衬托，把"金莲座"看成是滋润万物的土地。天下的万事万物，以及整个人类的意向性发展，都需要生命力极强的东西来滋润护养，以充满生命的活力。这些都是通过绿色和水来完成的。"百川"代表着神州大地，在这里表示天下人和自然界的一切生命体。

"白莲盛开善宇内"。可以细细观想，白莲即为白色花瓣，在绿叶生成之后才开始育蕾。花瓣晶莹剔透，以她的纯洁、清丽和净明，展示并出现在自己和世人及万物的面前。白莲的盛开，是为了有善于整个宇宙中存在的万事万物。也只有在有善于宇宙的基础上，才能把白莲化生成至洁至圣之物。

"玉蕊中生化五洲"。白莲花晶莹剔透似玉，乃是一种形象。蕊即是花蕊、花心。中生，就是整个白莲的花心中生长出的花蕊。化五洲，化是化解，五洲代表五大洲四大洋，也代表整个人类。因此，玉蕊中生，能唤起人类的真善美，化解假恶丑。玉蕊又是花的核心，是白莲的主要部分。五的意思又是代表花蕊、花心的份数。白莲即为足下所生，花蕊即为身体正中所生。并且，五也代表身体的五脏，代表天地五行。所以说，五行、五脏是五之间的生生化化。不论我们从哪一个角度来审视白莲及它的存在状态，都与自身的身体修持状态有关，与自身的心理状态有关，更与自己心中的志向有关。修持基于什么动机和出发点，是为了自己还是为了全天下人。因此，"白莲合一"处处在这方面予以强调。

"绿叶初发润百川"。在百川的前提下，有善于宇宙。在五洲的前提内容中，方能显现白莲，练好荷花功。

第四节　祛病扶正拍打功

总纲领

万山磅礴，环卫主峰，龙衮九章，统挈一领。
脏腑发病，必审病因，病症繁杂，紧扣病机。
整体观念，辨证论治，随经诊病，沿络治疗。
子午流注，实施主穴，外生阳气，内生阴精。
血氧饱和，经畅络通，得心应手，效若桴鼓。
求人不如求自己，拍打自己治百病，
未病先兆自知明，自然疗法显神通。

一、自我拍打功主治

1. 是失眠多梦、抑郁症、焦虑症、孤独症、躁狂症的自救法。
2. 冠心病。
3. 顽固性头晕头痛、肩腰腿痛、类风湿关节炎、痛风。
4. 顽固性便秘。
5. 无名水肿与囊肿肌瘤。

中医诊病与治疗，首先是以四诊合参为主，然后以整体观念、辨证论治为特点，在紧扣病机时勿忘八纲辨证，脏腑辨证，卫气营血分层辨证，六经辨证及经络辨证，追随经络诊病与沿经脉治病。

何谓经络？经如大地之山河，络为原群之百川，经者径也，经之旁出为之络。这里所言经络就像地球上的河流、通路一样，主宰着运输之道。人体的经脉与络脉的主要功能是运行气血津液等。

如果经络受到病理影响，就像交通受到了阻碍，它们会出现种种反应，人体内的"报警器"会发出很多种不同的信号，这种信号称为病先兆、气象先兆与梦先兆。如气象先兆，可出现胸闷、心悸、头晕等缺氧症状，以及风湿病的先兆，特别是皮肤病、精神病、神志病反应最强。

经络与神经系统病症的轻重不一，引发痛疼、麻木、凉热感的信号也不一样。细胞缺氧、细胞残疾引发瘀血、梗塞、囊肿、毒瘤等，都属于三大类病因所致的经络不通的范畴。

二、拍打功的创立

全球武术拳击种类繁多，但归纳起来不过如下几种。

第一是有敌意的出拳、有怒气的拳击与有怨恨的拳脚打斗。这几种也可分为二类：一类是主持正义，为民除害，为国争光；一类是邪恶势力祸国殃民。

第二是善意的拳击掌法拍打。善意的拍打可分为三类：一类是交易性竞争拳脚掌法；一类是爱心的空拳掌法拍打；一类是有意无意无聊的拍打法。

总之，有敌意、有怨恨、有报复心、有贪欲、有邪淫的拳击掌击腿脚打法，打伤人要付出代价，打人是违法的。但是善意的，为献爱心或治病而去拍打亲朋好友，或用善意以交易方法去拍打对方，则会得到对方的感谢，或善财报酬。

关于善意拍打，古代医学家、金元四大家之一的朱丹溪明医，他创意了"掌击相思病"。唐代明医孙思邈利用特殊的方法治愈怪病和疑难绝症，其工具主要是用桃木制成的形状、大小、粗细、长短各不相同的棍棒，专治七情紊乱而发的神志病及风湿性肩腰腿痛症，效果显著。他的敲打法，至今还在沿用，如临床有医生用此法专治颈肩腰腿痛与失眠、抑郁症、焦虑症等。

我从 1973 年至今 40 多年来对掌击治病深入研究，培训几十名中医学生，用这种方法，治愈上万例躯体病与神志病。其方法是让患者自己打自己，因为自己打自己病打好了，患者高兴。如打不到位，病没有打好，无怨言。然后再次接受指导，最后都有效果。

病打好了，患者都会感谢我。对于特殊的神志病，必须要说明病因，让家人明白病理，告诉患者家属方法，让患者的家人去打患者。患者治愈后，全家人都会感谢我。最重要的是，家人拍打轻重适宜，不会打出人命。采用这样方法为患者治病，患者自己拍打自己的穴位，经络畅通了，自己感觉很舒服，不会出偏差（事故）。

近年来，精神不卫生的病（神志病）发病率逐年上升，此类患者久治不愈，精神病医院只能治标，或控制临床症状，让患者带上安眠药出院回家。因为不治本，患者每年发作2～3次，发作时再回来住院，还是只能控制临床症状，患者非常痛苦。这类疾病的病因主要是中医学所说的"千般疢难，不越三条"：内因、外因、不内外因，其中以内因为主。内因就是内伤七情，"喜怒忧思悲恐惊"，这七情偏盛偏衰，都会影响脏腑功能而造成紊乱，导致气血阴阳不平衡，出现气虚、气陷、气逆、气滞、气散、气乱，或血热、血虚、血瘀及出血斑点，也就是气滞血瘀，痰火夹杂，阻碍血脉，使经络不通。脏腑功能紊乱与失调后直接妨碍各组织细胞的灌氧量。

所以，患者主诉总是说：从头到脚、从里到外没有舒服的地方，也没有舒服的时间。吃什么样的食物都不香，睡在哪里都失眠多梦，看到好事都无兴趣，想到什么事都烦，看到任何人都不高兴，整天似眠非眠，似食非食，似热非热，似空非空。身上不痛不痒时，心里就开始难受，心悸，头晕，胸又闷，全身乏力。患者总结了一句话，"真是生不如死"。确实是患者受罪，家人受累。我近年来在临床上治疗此类患者的过程中发现，此类病的发病不完全是七情内伤，还有其他原因：①电源辐射；②不科学饮食；③有形的干扰源与无形的干扰源；④有点小毛病自己乱吃药，出现药物的毒副作用；⑤生活不检点；⑥七情内伤的成因是不适应周围环境，工作有压力，经济压力大，爱情与婚姻亚健康，孩子不听话，爱人不长进等；⑦正气虚弱，外邪留连不走（正虚邪恋），外感病邪，故称风寒湿热毒邪等。

据此，我创编了一套自然疗法有氧运动，即套餐式的拍打功，用重拳拍打法治外邪，祛除风寒湿热毒邪；用轻空掌拍打法，以和谐脏腑气血，疏导循环，畅通经络神经；用浮轻拍打，太极旋转式方法，来提高正气运作，培补元气，扶正祛邪，提高细胞灌氧量，提升免疫功能。

三、拍打功实施方法与效用功理

神奇拍打功是自然疗法中的有氧运动，分为站式拍打、行走拍打及卧坐拍打。三式套餐式拍打功是"求人不如求自己"的方法，是给乡村有缘之人的防病、抗病、治病、健美、长寿的法宝。受益者感觉到，它虽然不是佳肴，但却让人回味无穷，所以被称为神奇的拍打功。它的特点是祛病扶正又让人快乐长寿。

神奇拍打功，动作简单易学易练，治病效果好，内容丰富，功理较深。如果想当一名明医，弘扬此功法，必须要学习中医基础理论、人体解剖知识与新医学功理功法。

功理内容：首先要明确大自然时辰与人体生物钟的对应关系，如子时与午时，称子午，这时自然界能量通过人体穴位、汗孔直接作用于经络，从而调节心脏（午时）与胆囊（子时）的兴奋及抑制，使这二个脏器的功能增强，指挥各组织细胞灌氧与排毒，同时还可以调控哪些穴位开泄、哪部分穴位关闭。这就是大自然统领人体小宇宙生理功能的奥秘。最神奇的是，经脉和络脉它们各自都在负着各自的责任。阳经运转着阳气，用阳气防卫外邪；阴经运转阴气，用阴气指使内环境的功能运转。阴经与阳经的交接吻合，才能平衡脏腑气血阴阳的平衡。一但紊乱，机体就会出现失衡状态，人体内的报警器就会频频发出报警信号，此信号表现为身体某个部位不适，如寒、热、凉、痛、痒、麻、木等症状。轻则是瞬间感觉，重一点的是一时的感觉，严重的是长期难受。这些症状就是"病先兆"，中医称"未病"，现代医学认为是亚健康状态。此功法，就是循经络找病（诊病），沿经络治病，随经络扶正气。

1. 功法实施分为三种：重拍，轻打，浮拍

（1）重拍

要对准穴位大力气拍打，沿经络排除病气与体内毒气。

（2）轻打

要选择主要的穴位，配以附加穴位，震感经络与神经，让经络与神经和谐互助，以排除病气，抗病邪气。

（3）浮拍

用劳宫穴、中冲穴、十宣穴，调以外气，内存真气，旋转式的太极拍法，其目的是通过经络与神经系统的传导，调和脏腑各大系统，改善三大循环的功能，使各组织细胞提高灌氧量，使免疫系统升华，奋起抗邪抗病。

其次，这些拍打功，在实施时要根据病种不同与体质的差异实施手法的轻重，以及选穴的标准和时间（子午流注）等等。必须由带教老师指导。要注意以"躯体病要武打，神志病以文调"为原则，方可达到防病、治病、养生的奇效。

忠告：生命在于运动，大家都知道；流水不腐，户枢不蠹，大家要明了；自然资源要利用，自然疗法一定要倡导；求人不如求自己，持之以恒见奇效；生命致尚，其他事情不重要。

2. 拍打功注意事项

（1）最好由带教老师指导学习穴位定位、穴位功效与经络络属关系，明确每一招式功理功法知识。

（2）身体虚弱、半身不遂患者，神经麻痹患者，由教师指导帮助用内功点穴后再拍打，或让别人（家人）帮助拍打。

（3）手法：由慢到快，由轻到重，由浅入深，取穴由远到近。

（4）教师要先教会功理，并用欢快歌声教唱口诀，然后再练习功法，这样效果更佳。

（5）吃饱饭不要拍，太饥饿不要拍，三尸（屎、尿、屁）胀不能拍，远离电源与污浊环境。

四、拍打功功法

启式：静站脑空万事抛，仰望太空面带笑。展肩阔背悬腋窝，肩肘灵动腕转摇。二手相对开合宫，意想太极怀中抱。金津玉液龙尾搅，日月同辉阳光照。

神奇的拍打功主要有以下五套：

第一套

神奇拍打功，手法治病灵。

开通手三阳，阳经顺畅行。

风市对十宣，掌声震太空。

劳宫击环跳，人门接中冲。

拍打吉祥数，定数满收功。

功效：①将下肢痿痹的风寒湿毒全部赶走；②防治顽固性坐骨神经痛、肢痛、肢体麻木；③培补肾阳，消除骨质增生。

第二套

轻松拍响手，阳气汇洪流。

人门少冲开，天门氧灌首。

真气守阳关，气户通宇宙。

三关系太极，肩井腰俞留。

督任周天行，元阳命门守。

意想收功，气门全闭，神阙静养，海底转走。

功效：防治伤风、伤寒、头项强痛、肩臂麻木疼痛，主治心痛、冠心病、癫狂、痫证、孤独症、口疮、口臭。

第三套

三百六十五，主线有十五。

肚腹三里留，腰背委中求。

头项寻列缺，面口合谷收。

轻松拍拍手，开心弹腿走。

经通气血流，病气永不留。

心脑元神守，吉数三六九。

先天后天永永远远无忧愁。

功效：①防治感冒、过敏性鼻炎与复感，以及外感风寒热毒的后遗症；②防治肝气犯胃型消化不良及脾胃虚弱症；③养心安神，醒脑开慧；④对失眠、抑郁、孤独等症引发的头晕、耳鸣、胸闷、心悸、乏力、多梦等效果显著。

第四套：排毒消脂减肥功法

凡人不知人体秘，带脉空虚穴散气。

结肠内横毒素逆，腰重跟痛膝难提。

谷气旺盛元气虚，如坐水中大肚皮。

拉起带脉神阙聚，下焦如渎污水去。

开启带穴结肠功，消除宿毒三尸离。

要领三提神门对，丹田气带元阳聚。

步骤：

（1）启式：中指点神阙9息。

（2）拉起带脉2个9。

（3）空拉3个9三三连。

（4）拍打穴位5个8。

（5）收式：劳宫对穴胎息2个9。

第五套：舒筋活络养肝肾

肝肾功能要熟记，肝血养筋肾精髓。

伸屈受阻察肝肾，疏肝理气练鼓荡。

中冲气户多灌氧，通天彻地气血畅。

真气运行丹田藏，补肾养肝舒筋络。

步骤：

（1）启式。

（2）叉指翻腕。

（3）左右摆动2个9。

（4）前推后拉2个9。

（5）上下调控2个6。

（6）十宣点气户下丹守。

第五节　东方神龙功

意动功东方神龙功是根据人体"奇恒之腑"（脑、脉、髓、骨、胆、女子胞）特性而创立、完善的。奇恒之腑的特征是"形状似腑，功能似脏"。该功法可提高奇恒之腑的防病、抗病功能。

东方神龙功重点突出了强健脊柱。脊柱是人体中轴，也是人体顶梁柱，更是奇恒之腑的纽带。脊柱强健根源在于肾脏功能旺盛。肾的主要生理功能：主骨、生髓（骨髓、脊髓、脑髓）、通于脑。脑为髓海，它们的功能全靠肾。脊柱的生理功能：脊柱的强度、弹性、韧性的最大功能是减轻冲击力与消减负荷力。如果人体有一个完美、坚强、有柔韧性的脊柱，人就能年轻、长寿。这就是创编东方神龙功的宗旨与功理效应目的。

东方神龙功的创编以"继承有新艺，创新不离宗"为特色，其功理功法效应分为三个部分：生理效应、功理效应、功法实施效应。

东方神龙功是易、医、道文化的精髓部分，是弘扬科学氧生、防病、治病最时尚的功理功法。

此功法是送给有缘朋友的法宝，让生命的龙火延烧。愿修炼者再次点燃驱烦除忧的彩虹心灯，照亮心灵失意的阴影，让心灵的灯塔永放祥光！

一、生理效应

1. 总纲

> 中华龙功五行中，修炼龙功阴阳平。
> 人体四海五特区，龙游四海归龙功。
> 脊柱健筋百骸灵，气海气街气血行。
> 先天大道龙火真，督脉畅行免疫升。
> 龙体首尾永和谐，龙火延烧长寿童。

2. 生理效应释义

古医家根据人体解剖知识，称人体内有"四海"，分别是：①膻中为气海；②肝为血海；③胃为水谷之海；④脑为元神髓海。作者在修炼内丹功夫过程中，运用道医学理论，在反复实践中体会总结实效，又把神门（命门穴、神阙穴）部位称为龙宫，把下丹田（关元穴）处称为海底。这样人体内就有"五海"了。海底部腔内有三大器官（直肠、膀胱、子宫/前列腺），是人体排毒器官，这三个器官全是由肾之元气来完成它们的正常生理功能。人体四种气之一的"元气"是肾精血所化生的。"肾为先天之本"。"元气"又称"真气"，有真阴、真阳。真阳也称真火、相火、龙火。如果人体的龙火旺，生机就旺。如果龙火弱，生机就弱，易生病。如果龙火灭，人生命就会终止。所以，修炼内丹功夫的真人都明白，"丹功重火候"亦采药也。人体五海之所以重要是因为"海为龙之乡"。

其次，人体有五大特区：①背部的皮下深处是免疫细胞最丰富的地方；②肚脐（神阙穴）是先天之道，元气出入之门户；③脊柱是人身体之支柱，健康之枢纽，三十一对脊神经来指挥调解脊椎运动；④腋下，即气路，内含上腔动脉、静脉，是腋下神经及经脉最多的地方；⑤腹股沟（气街）内含下腔动脉、静脉、淋巴管、神经与经络等，它们都是运行气血的通道，故称气道、气路、气街。

所以说人体五海与五大特区是生理功能非常重要的部位，它们内藏生命的"原动力"，更是生命的助推器。它们也主管着生命活动的外在表现。如果它们中的某一个部位（单位）出了问题，可想而知后果如何。

二、功理效应总纲

中华武魂神龙功，乾坤空间任吾行。

呼来东风唤西雨，翻江倒海起彩虹。

逍遥腾飞阳气展，四肢百骸藏象通。

龙腾意动真气行，正气归元龙海静。

龙火真元御仙骨，灵珠妙丹长寿功。

【功理效应释义】

龙功的整体功理功法：有病治病，治病效果好；无病增强体质，并且出功快，开发智慧、潜能快。主要防治以下疾病：

1. 脊柱失衡：百病生，出现痛、麻、木，脑肾空虚，昏厥不清。

2. 气街失衡：循环梗阻，出现囊肿、瘤、癌等。

3. 气海紊乱：烦躁郁闷，气机失常，狂、怒、癫病等。

4. 血海紊乱：大怒使人薄厥，气死人、郁怒、气鼓胀。

5. 命门与神阙功能失调（肾功能下降）：肾囊肿、肾积水、肾结石、性功能下降、不孕、不育等。

三、功法实施效应

东方神龙功功理功法分为初、中、高三个级别。原则：亲传口授，功理悟透，功法有序，动作标准，奇效感受。

1. 初级功法总纲领

立身中正必有方，沉肩坠肘似雕像。

微笑心静神气藏，外修筋骨脉络畅。

从容淡定重内养，意守丹田存元阳。

外动内静升阳气，阳守阴长互补偿。

动静开合大智慧，刚柔相济平阴阳。

2. 功法

【第一节：气运龙首】

①摆动龙头。

②回头望月。

③龙头运圆。

功效：防治颈椎病及脑神经细胞缺氧病症。

【第二节：海底捞珠】

①前跟后顶。

②提膝外蹬。

③转踝顽珠。

功效：防治腓肠肌痉挛，静脉曲张及脉管炎，胫、腓骨膜炎，跟、踝、趾骨骨刺，下肢麻、木、痛等症状，促进免疫缺陷病、上消化道出血后的恢复。

【第三节：金龙盘柱】

①叉肋屈膝四方摆。

②转腰刷跨左三六。

③转腰刷跨右三六。

功效：防治肾虚腰痛、督阳空虚的腰椎疾病，如脊神经缺氧引发突出、增生、炎症等。

【第四节：呼风唤雨】

①展臂扩胸。

②屈肘开胸。

③叉手扩胸。

功效：增加肺活量，提高灌氧量，防治各组织细胞缺氧的症状，如气虚证、感冒、鼻咽炎、肩周炎等。

【第五节：二龙戏珠（体侧运动）】

①叉手翻腕。

②指点肩井。

③举臂对掌。

功效：气机不畅所致的气滞血瘀症状，如乳腺、甲状腺、胸腺病等三焦病症。

【第六节：青龙得位】

①三调静松（劳宫对气街）。

②意守丹田（36 息）。

③收式规范。

功效：防治肾虚（四大症），如阳痿早泄、性冷淡、不孕不育、尿频、梦交、梦遗滑精、失眠多梦、月经不调、子宫肌瘤、盆腔积液、前列腺病症等。

第六节　医学健身五行功养五脏

健身五行功有氧运动，即五种特殊的健身方法，按五行分类（金、木、水、火、土），结合五种自然运动模式，分别为医学健身神功、医学健身龙功、医学健身雁功、医学健身虎功、医学健身熊功。相应于五脏，即心、肝、脾、肺、肾。修炼五行功法的功效主要是调和五脏六腑的气血，增强脏腑功能，以达到"扶正祛邪"之功效。习练健身五行功，对神经系统、内分泌系统和心脑血管系统疾病有明显改善效果。

一、医学健身五行功的创立

健身五行功的形成：健身五行功是在笔者几十年来修炼道家内丹术的基础上，吸取了古代八段锦、易筋经、太极及华佗五禽戏等功法的精华，并运用易、医、道，结合借鉴中西医学及人体解剖学方面的知识，借鉴并运用自然科学方面的知识研创而成。该功法以中医基础理论为指导，以阴阳为纲领，运用五行的生、克、乘、侮的辨证推理，掌握子午流注运程规律与自然界规律，明确天、地、人一体同春的道理，是一种健身健美术、开发智慧术、防病术、抗病术、抗衰老的长寿术。

二、功法功理特点

1.动作简单，易学易练，不论男女老幼、文化深浅，一学就会，不加意念与意境，不出偏差。每一个功法，只需要十分钟就可以练完。

2.是一种聚氧运动，不耗氧。初练1～2小时就能找到感觉，全身气血畅通，肢体发热、轻松。

3.修炼健身五行功法，不需要特殊的场地，在任何环境和状态下，皆可以随心练，随意练，自然练。

三、功法功理及其效应

五行功功法分为：医学健身神功、医学健身龙功、医学健身雁功、医学健身虎功、医学健身熊功。

1. 医学健身神功

（1）歌词

> 十宣劳宫通心经，火浪抽丝如春风。
> 氧灌百会通涌泉，督任相交周天通。
> 五脏六腑永和谐，动静相兼阴阳生。
> 传统文化传天下，科学养生治百病。

（2）功理效应

健身神功的"神"字含义："心藏神"，神之居心也。心脏的生理功能：主血脉、主神志，即是心主神明，称"心藏神"。"神"有广义与狭义之分。广义的神是人体生命活动的外在表现，如人体形象、面色、眼神、语言、应答和肢体运动的姿态等，都是"神"的范围，其形征称"神气"；狭义之神，指心所主的神志，也指人的精神意志和思维活动。《素问·灵兰秘典论》曰："心者，君主之官也，神明出焉。"《灵枢·邪客》曰："心者，五脏六腑之大主也，精神之所舍也。"

修炼健身神功，主要作用就是打开心脏所属的经络与心包经的各个穴位，与自然界的清气沟通，多聚大自然中的清气及带能量的氧气，利用心包络经的最大穴位，即劳宫穴，指挥十宣穴，快速聚收氧气，灌聚于心脏，使心脏各部位的细胞增氧，提高心脏的生理功能。心又是君主之宫，君主神清智明，其他脏腑的功能也就随着提高了。所以，"血气者，人之神"。气血充盈，精神旺盛。总之，"得神者昌"，心脏无病，寿命长，人体生命能延长。

自古以来，医学家对各种动物的心脏进行过研究，其心脏跳动都有定数。人的一生中，心脏跳动的次数是八十亿次左右，平均每分钟七十次左右，可以推测，人的平均寿命应该是二百岁左右。如果不让心脏细胞缺氧，经常养护，修炼健身神功，明确人体生理功能的知识，打开微循环的三个通道，长期气血通顺，可以调节小循环（肺循环），增强大循环（体循环）的功能，提高细胞的灌氧量。

健身神功，可增强人体的免疫功能。一身诸阳心领之，一身诸阴肾藏之。心统领各脏腑功能，心气旺则气血畅通，一通百通，一顺百顺，阴阳相交，水火相济。"正气内存，邪不可干"，可延年益寿。

反之，心脏气血虚弱，自身又有病变，加上不明身心保健的方法，轻则会出现心悸、头晕、胸闷、乏力、失眠等心肌缺血的症状，严重者会引起心脑血管病变。总之，

"失神者亡"。

健身神功的重点是养心神、开智慧。心为五脏六腑之大主，主明则下安。如果心脏无病，生理功能强健，人体生命才会延续。所以创立"医学神功"，以养心神，防治心脑血管疾病、神经系统紊乱及内分泌失调等病症。

（3）分类

此功法分为"心道诀"总纲领与养心功两套式。

1）"心道诀"总纲领

之一：

心道神明，百脉朝会，心沉无欲，往来意静。

血海于春，气海长夏，蓄积于秋，精蛰于冬。

天地之道，万物纲纪，性修德纯，法天贵悟。

逍遥仙境，飘然天台，光明弦蓄，心道无痕！

之二：

心似莲蕊，定位左胸，心如血泵，循环通畅。

心主血脉，君主之官，开窍于舌，其华在面。

心气旺盛，喜笑生慧，心气若虚，悲伤惊梦。

心气乃和，经通络畅，心气偏衰，偏瘫斜㖞。

之三：

心阴滋生，精血不竭，心血充足，肝脾和谐。

心阳兴振，温煦肾阳，脾阳升华，肝体用阳。

心肾相交，宁心梦乡，水火不济，泻南补北。

心肺和谐，四气兴旺，大国心态，永葆青春。

心道无界，美景无限，道法自然，荣永圆远！

心者君主之官，神明出焉，心为五脏六腑之大主也，主明者下安，主不明则十二官危，戒之戒之。

2）养心功两套式

主要针对中老年人心肌缺血所致的心律失常和亚健康人群。

①静心养神功功法

第一节（启式）：闭目养神重三调。

第二节：风摆荷叶意莲蕊。

第三节：三五浮沉卧太空。

第四节：脚踏风火阴阳轮。

第五节：摄神归位气门关。

②养心藏神健身功功法

第一节（启式）：面东而立重三调。

第二节：手似荷叶身如柳。

第三节：轻摇腰骶动肘腕。

第四节：三圆九元嚼唾咽。

第五节（收式）：引火归原心肾交。

2. 医学健身龙功

（1）歌词

我是东方一条龙，浩瀚宇宙任我行。

呼来东风唤西雨，翻江倒海起彩虹。

宽衣静站露笑容，抖动筋骨肌放松。

气滞血瘀肾积水，结石囊肿消散平。

四肢百骸气血盈，医学龙功显神明。

（2）五节功法

第一节：巨龙腾飞。

第二节：吞云吐雾。

第三节：呼风唤雨。

第四节：翻江倒海。

第五节：静卧龙宫。

（3）功理效应

"龙"是中华民族文化之象征。健身龙功，是易、道文化，更是弘扬传统文化与弘扬科学养生技能的好功法。

功效：治疗内分泌失调引起的病变有神奇的效应，如消脂瘦身、利尿消肿、排毒排石、消瘀血和肾囊肿，防治乳腺增生、子宫肌瘤、卵巢囊肿和肾积水等。

3. 医学健身雁功

（1）歌词

天地之间二平面，万里晴空双飞雁。

放松飞翔多自然，好似梦中把翅练。

天门常开地门关，劳宫灌氧连十宣。

无明水肿无名病，烦热病气全排完。

神经细胞常充氧，静卧无梦好睡眠。

（2）五节功法

第一节：雁首龙头。

第二节：轻开天门。

第三节：展翅飞翔。

第四节：人门收聚。

第五节：拥抱自然。

（3）功理效应

功法简单，动作简便，功理不深，一学就会，练30~60分钟就有明显的感觉，全身气感强，上下肢发热，有麻麻酥酥的感觉。入静守神快，祛病气效果更快。

对中青年人因生活压力、工作压力和经济压力过大而产生的心理障碍及其并发症，生理性浮肿，顽固性失眠，以及神经症等疾病有良效。修炼2~4个星期后可感觉没有病气，使人快乐、健康、健美。

4. 医学健身虎功

（1）歌词

> 思蓝天、意黄士，乾坤空间一尊虎。
> 静站三提定马步，阴阳之气二爪吐。
> 五行五脏太极光，气沉丹田八卦图。
> 精血互化阴宅藏，阳气充盈灌筋骨。
> 正气存内邪自除，康乐长寿逍遥福。

（2）五节功法

第一节：虎踞龙盘。

第二节：托天观宇。

第三节：仙人望月。

第四节：环抱八卦。

第五节：燃火炼丹。

（3）功理效应

扶正气、补阳气，除风、湿、热、毒之邪，强筋骨，通络开窍，补精生髓。可防治风湿性关节炎、类风湿关节炎、关节僵肿、骨关节炎、强直性脊柱炎、骨坏死、恶性贫血、系统性红斑狼疮等恶病。

5. 医学健身熊功

（1）歌词

> 仰卧观天静空眠，苦海人生似舟船。
> 吸气均匀舌搅拌，展臂肘腹手划圆。
> 呼气意想下丹田，意聚命门可培元。
> 要想收功深吸气，汗孔穴位关闭完。
> 中风后遗外伤残，伤筋动骨康复全。

（2）默念功法

人生本是苦海舟，

常在鱼龙险处游。

视岸首，肯回头，

莫待风波坏了舟。

（3）五节功法

第一节：仰面观天。

第二节：赤龙搅海。

第三节：吐故纳新。

第四节：意守丹田。

第五节：避风安然。

（4）功理效应

医学熊功卧式功法，总功法有三个级别。上面所述仅是初级熊功功法。

熊功卧式功法可分为三级，分别针对因不同疾病而引发的卧床不起或有强迫体位、半强迫体位的伤残、久病患者，是特意为他们而设立的修炼功法。

第一级熊功卧功法：针对轻型心脑血管患者，虽然有因高血压、冠心病、脑梗死、脑萎缩等引起的肢体麻木等症，但是还可以行走。

第二级熊功卧功法：针对久病卧床、中风或有中风后遗症的患者，虽然卧床不起，但是其神志清楚，脑思维能力没有完全退化。

第三级熊功卧式功法：针对伤残、有外伤后遗症的患者，如上下肢丧失知觉或无有肢节的患者。但是，其神清智聪，思维敏捷。

几十年来，笔者在临床实践中发现，生活中最苦涩、最痛苦之人，莫过于久病卧床不起的患者、中风患者、有中风后遗症的患者，以及有外伤、肢伤、肢残或肢缺之患者。我真诚地祝愿他们，并想让这些患者都能听到新医学气功和功理的歌词与音乐，早日学到修炼健身的方法，掌握康复的法宝，让他们健康、健美，一生快乐。

【结语】

修炼者，断舍离，空无自正养静气。

三调息，吸清气，真气运行存正气。

传承法，平和气，人生德善有福气！

第五章

非仪器特色诊断

2019 年 10 月 31 日至 11 月 2 日，世界医学气功学会第六届会员代表大会在北京召开。新医学气功十八人代表团出席了大会，并在大会学术交流环节上台表演了其独到的非仪器特色诊断。因为时间原因，只能给两位自愿上台接受测试的与会者进行测试，其中包括一名阿根廷代表团成员。测试结果得到了这两位志愿者的完全肯定。

第一节　奇难怪症无样板，特色诊病整体观

一、非仪器诊断查隐病、潜病、无名病

当今社会，人们生病或哪里不舒服时，都要去医院看病。一般情况下看病的流程是医生在问完患者哪里不舒服后，就会开出各种化验单、检查单，拍 X 光片、验血、验尿、做 CT，亦或心电图、脑电图、核磁等。而这些检查都是操作员用仪器做的。患者在医院转一大圈，或者预约几天后排队做完所有的检查，拿着一大堆检查结果回来，再去看医生时，会有两种情况：一种是一切指标正常，没有病，或无法定性、定病，医生会说再观察观察，定期复查；另一种情况是真有病，医生对照检查报告，告诉患者哪里哪里有病，怎么怎么不好，然后开药。

其实，当人们的身体处于亚健康状态时，有时在医院是查不出有什么病的，甚至一切指标都正常，因为整体病症还未暴发，证据不全，不能确诊。而有些疑难病、无名病、罕见病，仪器也查不出来异常。

新医学气功非仪器特色诊断可弥补现代仪器诊断的不足之处，也就是对不能定性、定位、定名的一类病症的诊断。古人云："无名的病难治，有名的疮难治。"所谓"无名的病"，指患者感觉有病，发作时非常难受，痛苦万分，可是到很多大医院检查却一切正常。通过望诊、脉诊等传统中医诊断方法与新医学气功六微感功能相结合，以及新医学气功特有的梦诊等方法，进行特色诊断，可以查出隐病、潜病及无名之病。

二、特色诊断是一种综合诊断方法

我对学生们说过，"诊断不明，延误病情，如害人夺命"。我们要研究学习中、西医学不同的诊病方法，才能总结出自己独特的综合诊断方法。首先要学习中医的四诊

合参，望闻问切，和西医的视触叩听，这些是理论基础，也是基本方法。

我们说，中西医学对人体研究的切入点不一样，角度不一样，思维观念不一样，方法论不一样，所以反映的世界观与价值观不同，研究结论不同，建立的健康保障方法也就有区别。

西医学从人体物质切入，病因、病理是通过仪器诊断、解剖肉体得论的。

中医学是一个有关"人"的医学，其特点是整体观念、辨证论治。中医学从能量与信息的角度切入，以外揣内，研究人体生命活动变化规律，并建立其健康保障，不失去自我。正如国医大师陆广莘教授所言，中医是"循生生之道，助生生之气、用生生之具，谋生生之效"的医学体系。

新医学气功的特色诊断，完善了中西医理论不足之处，和谐了中西医学的观点，对人体的研究从"物质、能量（功能）、信息"等入手，把有形的物质、能量、功能与无形的精、气、神等结合起来，整体看待，比如我们可以把人看成一台"活机器"，一台仪器、一台电子计算机、一台自动发电机，总之是一个整体。

西医学把人体分为十大系统，中医学按藏象、经络、气血津液讲人体。新医学气功重点观察气感、气质、气色、人体气的功能。诊查人体内氧气是否正常。如病气与氧气，正气与邪气，区分层次与真伪。此为传感信息与观气。

中医学以心脏为大主；西医学以大脑中枢神经为核心；新医学气功通过身、心、灵、脑、神等生理功能的外在表现测试病气传感，以体会为基础，通过洞察内视内脏各组织细胞变化与变异来确诊。

总之，人体脏腑气血津液以阴阳为纲领，以五行为指导，它们在生理上互相支持，病理上互相影响。人体也是以身、心、灵、脑功能的外在表现为主体，它们各自功能有分别，但又统一。所以学习中医基础理论内容时，在藏象前，阴阳、五行是学习的重点，排在首位。人体内外结构是与自然界万事万物相通的，更是相对而统一的。

所以，医者要做到以下三点：第一，要有正气，己正才能正人；第二，要和谐中西医学文化，和谐古今文化，和谐临床各科治疗方法；第三，要互相学习，互学、互补、互用，达到全科医师水平。因为人体是一个整体，就像一台复杂的机器。每个人体型都不一样，心理素质与文化素养不同，同样发病，但症状不尽相同。我常对学生们说一句话："病无样板，审症要全面。"治病无彩排，实施方法要灵活，但不失原则。

三、新医学气功师诊病优势

1.培训新医学气功师，精选的人才须德才兼备，且必备特异体质。

2.以学习中、西医诊断方法为根基，修炼百天筑基内丹功夫，然后进入中层以上的功法，开发"六微感"功。"六微感"功能包括微感觉、微触觉、微嗅觉、微听觉、微味觉、微视觉。开发的功能可达到其至超越中西医诊断方法与功能，尤其对罕见病诊断准确率高。

3.作为一名新医学气功师，要具有特色诊断功能，必备三项功夫：一为气场感应诊断功，通过望诊察看患者头形、身形、面形、面色、神色，看其是得神还是失神，通过气场感应获取信息，以做到观其外知其内；二为遥视功，通过气场测试诊断，获取及接收患者的一些病因和信息；三为透视功，通过透视和发功，观察和确诊人体的特异之处，继而施功，来获取理想的功效。运用这种特色方法诊断，对各种疑难杂症和疑难绝症的诊断可谓精准。

总之，特色诊病以非仪器诊断为特点，基于中医基础理论"整体观念，辨证论治"，以望诊为重点，切脉为主管，审察三因，分析病机，归类病症，而后定症、定病，进而确定理、法、方、药，具有很高的灵活性。

第二节　新医学气功特色中医诊病

一、总纲领：中医诊病歌

医手牵脉人康寿，理法方药民安然。
四诊合参紧相连，八纲辨证最领先。
头型形态观五官，得神失神亡灵参。
舌体分布定藏象，舌态苔色也关键。
气色正色适光线，润泽色夭生死关。
声息强弱知气质，金鸣虚实破碎联。
错语谵语听郑声，明确危重脏衰竭。
问诊详情十大问，婚否生育问遗传。
职业年龄与性别，妇四儿五疹痘验。
切脉生死测灵验，男女老幼各分辨。
四时之季也分辨，生理病理有特点。
病脉虽多总二八，浮沉迟数为指南。
滑涩虚实分洪大，弦长实大牢脉连。
从脉舍症从症舍，七天败脉去黄泉。
大病得神危机转，短期康复全安然。

病因病机记心间，理法方药灵活变。

新医学气功运用传统医学的诊断方法，并大胆创新，弥补了现代医学诊断方面的不足之处。传统医学中的望、闻、问、切四种诊断方法，古代称其为"神""圣""工""巧"。"望而知之谓之神，闻而知之谓之圣，问而知之谓之工，切脉而知之谓之巧。"医生运用视觉观察患者全身和局部的神色形态的变化，这是望诊；凭听觉和嗅觉以辨别患者的声音和气味的变化，属于闻诊；仔细询问患者或陪诊者，了解疾病发生和发展的过程、现在症状及其与疾病有关的情况，叫作问诊；切按患者脉搏和按抚患者的脘腹、手足及其他部位，是为切诊。

《素问·阴阳应象大论》曰："善诊者，察色按脉，先别阴阳。审清浊而知部分，视喘息、听音声而知所苦。观权衡规矩而知病所主。按尺寸、观浮沉滑涩而知病所生。以治无过，以诊不失矣。"

按照上述理论和观点，笔者在临床实践中大胆创新，坚持用特色方法诊断。诸如对好多医生来说很头痛的而又难以做出明确诊断的"格阳症"与"格阴症"，其病象表现为真寒假热或真热假寒。此类病症，属于现代医学中所讲的由无名菌与无名病毒所引发的特异病症和高热病变。再比如虚实假象之"大实有羸状，至虚有盛候"，还有"假标症"与"假本症"，"假胜症"（回光返照，残灯复明）与"假死症"（所谓"老驴大憋气"，属膻中气闭，痰气交阻）。之所以能将这些病症予以确诊，是因为笔者具有扎实而科学的特色诊断功能。

二、中医诊病重三因，不内外因内外因

A

内因七情多紊乱，生气上火炎毒侵。

怒伤肝，悲伤肺，烦毒肾，恨伤心。

脾胃升降怕埋怨，七冲门怕乱营阵。

心理虚弱怕惊恐，精神垃圾贪欲心。

人体污渠要通顺，生活毒素早逝因。

B

外因发病重六淫，正虚贼邪易入侵。

天之邪气害五脏，地之邪气伤骨筋。

环境毒气要远离，煞气氡气最伤人。

植物毒气恶水质，病气烟雾要远邻。

水谷寒热伤脾肠，无形干扰死伤因。

C

不内外因突奇因，虫兽咬伤中毒因。

外伤车祸金疮因，气场变幻干扰因。

量子干扰发病因，神志疾病难治因。

意外离奇难查因，事出突然难定因。

人之生病十大内因：主要是"七情"紊乱，一是伤身，二是失表。

①大喜易失言：伤心，损神气。

②大怒易失礼：伤肝，丢魂［详见"揭示'气色人'的奥秘"（《养生益寿与自然疗法荟萃》）〕。

③大悲易失魂：伤肺，损胃。

④大惊易失态：伤肾，损志。

⑤大惧易失节：耗氧气，损元神。

⑥大思易失爱：伤脾，损意志，易愚蠢。

⑦大乐易失察：伤身，耗精血，短命。

⑧大欲易失命：爱财不要命，不明性短命。

⑨大醉易失德：乱性，乱言，乱行为；伤感情，丢亲情。

⑩大哀易失颜。

总之，有正气生存，无正气生病。气为百病之始，千病生于无知，万病生于缺氧。

三、望神：得神、失神与假神要明确

望诊在诊断上占有重要的地位，所谓"望而知之谓之神"。望诊是观察人体的神、色、形、态，以推断体内的变化。健康人的神、色、形、态等都有其正常的表现，一有反常，便是病态。有些病只反映为神或色等单方面的异常；有些病却反映为神、色、形、态等多方面的异常。中医学的长期实践证明：人体外部和五脏六腑有着密切的关系，特别是面部、舌部和脏腑的关系更为密切，因此通过对外部的观察，可以了解整体的病变，诚如《灵枢·本脏》所说："视其外应，以知其内脏，则知所病矣。"

望诊也是新医学气功特色诊断最常用的方法：用眼睛观察患者的"人体说明书"。其内容有：人体型态与形象，素质与气质，得神与灵藏，真气与正气，失魂与假神，浊气与病气，伪气与尸气等。望诊的医生必备条件：自己要健康，体内有超常的正气，体外有清气，诊断要和气，方可有心明、脑清、眼亮的功能。故《灵枢·脉度》曰："肝气通于目，肝和则目能辨五色矣。"

望神：神是人体生命活动的总称，有广义、狭义之分。广义的神，指整个人体生

命活动的外在表现；狭义的神，指人体的精神活动。望神包括这两个方面的内容。神的表现虽然是多方面的，但望神的重点在于目光、神志、面色和形态等方面。

望神时要明确得神、失神与假神。

1. 得神

得神即有神，是精充气足神旺的表现。若在病中，正气未伤，属于轻病。

得神的表现：神志清楚，语言清晰，目光明亮，精彩内含；面色荣润含蓄，表情丰富自然，反应灵敏，动作灵活，体态自如；呼吸平稳，肌肉不削。

神志清楚，语言清晰，面色荣润，表情自然，是心的精气充足的表现；目光明亮，精彩内含，反应灵敏，动作灵活，体态自如，是肝肾精气充足的表现；呼吸平稳，肌肉不削，是脾肺精气充足的表现。总之，这是得神的表现，即使有病，也是脏腑功能不衰，预后良好。

2. 失神

失神即无神，是精损气亏神衰的表现。病到如此程度，已属病情严重阶段。

失神的表现：神志昏迷，或言语失伦，或循衣摸床，撮空理线；目暗睛迷，瞳神呆滞；面色晦暗，表情淡漠呆板；反应迟钝，动作失灵，强迫体位，呼吸异常，大肉已脱。

神昏谵语或言语失伦，面色晦暗，表情淡漠或呆板，是心的精气衰败的表现；目暗睛迷，反应迟钝，动作失灵，强迫体位，是肝肾精气俱衰的表现；呼吸异常，大肉已脱，是肺脾精气衰竭的表现。若见循衣摸床，撮空理线，神昏谵语，是邪陷心包，阴阳离绝的危候。总之，失神是脏腑功能衰败的表现，预后不良。

3. 假神

假神是垂危患者出现精神暂时好转的假象，是临终前的预兆，并非佳兆。

假神的表现：久病重病之人，本已失神，但突然精神转佳，目光转亮，言语不休，想见亲人；或病至语声低微断续，忽而清亮起来；或原来面色晦暗，突然颧赤如妆；或原来毫无食欲，忽然食欲增强。这是由于精气衰竭已极，阴不敛阳，以致虚阳外越，暴露出一时"好转"的假象。古人比喻为"残灯复明""回光返照"，这是阴阳即将离绝的危候。

总之，这里指出了据患者面目表情、言语气息、形态动静等方面来望神的法则，可以举一反三。

四、望小儿食指络脉

望小儿食指络脉对三岁以内小儿的诊断有重要的意义。因食指内侧的络脉，也是由手太阴之脉分支而来的（手太阴之脉，自胸走手，上鱼际，出大指端，其支者，从腕后直出次指内廉，出其端），所以诊小儿食指络脉与诊鱼际络脉和寸关尺脉是同出一辙的。由于小儿脉部短小，切脉时又常哭闹躁动，以致影响切脉的准确性，而小儿皮肤薄嫩，脉络易于暴露，食指络脉更为显著，因此望小儿食指络脉比切脉更为方便。

1. 三关部位

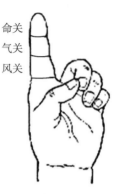

命关
气关
风关

食指络脉的显现与分布，可分为风、气、命三关。食指的第一节部位为风关，即掌指关节横纹远端至第二节横纹之间。第二节为气关，即第二节横纹至第三节横纹之间。第三节为命关，即第三节横纹至食指末端（见右图）。

2. 诊络脉手法

抱小儿向光，医师用左手握小儿食指，以右手大拇指从命关向气关、风关直推，用力适中，推数次，络脉越推越明显，便于观察。

小儿食指三关图

3. 三关辨轻重

凡肌表感受外邪，往往由浅入深，首先入络，进一步则入客于经，再深入才入客于脏腑。络脉的形色和出现的部位，恰好随着这种邪气侵入的深浅而变化。络脉显于风关时，是邪气入络，邪浅而病轻。络脉从风关透至气关，其色较深，是邪气入经，主邪深入而病重。若络脉显于命关，是邪气深入脏腑，可能危及生命，因此称为命关。若络脉直达指端，叫作透关射甲，病更凶险，预后不佳。对内伤杂病的诊法，也同样是以络脉见于风关为轻，气关为重，命关更重。

4. 形色主病

正常形色：正常的络脉色泽浅红，红黄相兼，隐隐于风关之内，大多不浮露，甚至不明显，多是斜形、单枝、粗细适中。但粗细也与气候寒热有关，热则变粗增长，寒则变细缩短。长短也与年龄有关，一岁以内多长，随年龄增长而缩短。

浮沉：络脉浮露者，主病在表，多见于外感表证。络脉沉滞者，病位在里，多见于外感和内伤之里证。但临床观察统计表明，健康儿童也有偏浮偏沉者。

深浅：色深浓的病重，色浅的病轻；色淡为虚，色滞为实。有阴阳暴脱者，由于阳气不达四末，以致浅淡到不见其形。邪陷心包之闭证，常致气血郁闭，络脉色深而滞。

色泽：色紫红的，主内热；色鲜红的，主外感表证；色青主风，也主各种痛证；色淡为虚；紫黑色主血络闭郁，为病危之象。

形状：络脉日渐增长的，为病进，日渐加重；日渐缩短的，为病退，日渐减轻。但也有津伤液竭、气阴两衰者，由于气血不充，而使络脉缩短在风关以下。阴虚阳浮者，多见络脉延长。

络脉增粗者，多属热证、实证；变细者，多属寒证、虚证。单枝、斜形，多属病轻；弯曲、环形、多枝，为病重，多属实证。

5. 诊小儿络脉歌诀

> 儿病诊脉络，光线切勿弱。
>
> 轻握小儿手，食指尖上推。
>
> 虎口有三关，紫热红伤寒。
>
> 青惊白是疳，黄色是脾端。
>
> 三关侧轻重，浮沉分表里。
>
> 淡滞定虚实，黑即人中恶。
>
> 详察细分辨，审证求因明。

五、舌诊

舌象的变化能客观地反映正气盛衰、病邪深浅、邪气性质、病情进退，可以判断疾病的转归和预后，可以指导遣方用药。

1. 正常舌象歌

> 正常舌质淡红色，薄白本是正常苔。
>
> 舌象容色分季时，冬春季节常湿润。
>
> 夏季暑湿盛当时，舌苔微厚淡黄色。
>
> 秋季燥气当令时，部分苔薄而干之。
>
> 白天苔薄晨暗滞，运动过后变红活。
>
> 年龄不同体质异，呈现不等舌象情。
>
> 老人气阴常不足，裂纹乳头舌萎缩。
>
> 小儿白屑或剥苔，胖人多舌略质淡。
>
> 瘦人舌瘦质偏红，具体情况予辨认。

可见，正常舌象是"淡红舌，薄白苔"。一年四季时间不同，舌象也会有所变化，称客色。如春风温，夏暑湿，秋凉燥，冬寒冷，白天与晨起，安逸与运动，老人与儿童，男人与女人，体质不同，饮食不一样，天气不一样等，舌质与舌苔都会有所变化。望舌诊病时，一定要细细区分常舌与病舌。

正常的舌形与舌态：不胖不瘦，不老不嫩，舌质淡红润泽，伸缩自由，活动自如等。反之，统称为"病舌"。病舌的出现反映人体内五脏六腑、气血阴阳紊乱，遭受了病菌病气、病毒的侵犯，正气耗损与衰败。

2. 气阴将绝的舌象

（1）舌上没有苔，好像去了膜的猪肾一样，或如镜面。此属危候，多见于热病伤阴或胃气将绝。

（2）舌粗糙有刺，像鲨鱼皮，且干枯燥裂。此属危候，多见于津液枯竭。

（3）舌头敛缩，如荔枝干肉，完全没有津液。此属危候，多见于热极津枯。

（4）舌本干晦，如猪肝色，或舌红如柿色。此属危候，多见于气血败坏。

（5）舌质短而如阴囊缩。此属危候，多见于肝气将绝。

（6）舌质色赭带黑。此属危候，多见于肾阴将绝。

（7）舌苔白色如雪花片。此属危候，多见于脾阳将绝。

以上七种舌象，属病至危重，阴阳气血精津告竭时舌质和舌苔出现的特殊形象表现。出现以上危候舌象，多属难治。

掌握舌诊知识，可提高医者治疗的准确性，故舌象不可不细察也，同时要四诊合参，才不致误。

六、特色诊断腰腿痛

1. 人体生理特区之一：腰背部

医学研究表明，背部与脊柱是人体生理特区。中医学认为，后背正中的脊柱是人体督脉必经之地，脊柱两旁的足太阳膀胱经与五脏六腑联系密切，经常激发疏通有益于气息运动，血脉流畅，可滋养全身器官。现代医学认为，人体的背部皮下蕴藏着大量的免疫细胞，脊柱又是人体的中心轴，中心轴各骨节腔内分布着很多的血管和骨神经、皮神经、肌神经，它们都有各自的功能，内连脏腑气血，通于脑部，外连四肢百骸（骨骼、肌肉、皮肤等），促进精、气、血、髓的生成，完成人体生命的活动功能。反之，人体特区的生理功能受到病因影响，免疫功能下降或脊柱受到特大压力与损伤，脊背各部就会出现不同的病先兆。

2. 腰背先兆的临床意义

背部内藏心肺，是候心肺的重要部位。首先，背部的形状、厚薄、宽窄，反映着肺的状况，如《灵枢·本脏》曰："好肩背厚者肺坚，肩背薄者肺脆，背膺厚者肺端正，胁偏疏者肺偏倾也。"临床上，背宽肩实者肺气多足；反之，肺窄肩薄者肺气多虚。此外，背部尤提示身体阳气的盛衰，《素问·金匮真言论》曰："背为阳。"腰部由足太阳膀胱经及督脉的经气所灌注，《素问·热论》指出，足太阳为"巨阳者，诸阳之属也……故为诸阳主气也"。督脉乃"阳脉之海"，"总督诸阳"，皆为阳气汇聚之经，足见背为阳气灌注之地。《灵枢·阴阳系日月》曰"腰以上者为阳"，故背部可以很好地反映体内阳气的盛衰。临床上，背恶寒为阳气虚的征兆。

现代还有学者发现，从背部进行沿脊倒推，可根据胸椎的异常而发现内脏疾患，如棘突出现压痛或凹陷，或色泽改变，或棘突之间距离变大、缩小，或异常隆起、异常索状素，或周围组织松弛等，皆可反映内脏疾患。其中，胸1~胸3异常预兆心脏疾患，胸2～胸5异常预兆肺、胸部疾患，胸1～胸4异常预兆上肢病变，胸5～胸8异常预兆胃、十二指肠疾患，胸8～胸10异常预兆肝、胆、胰疾患，胸10～胸12异常预兆胃肠疾患，胸12～腰2异常预兆肾脏、泌尿系统疾患，腰1～腰4异常预兆下肢疾患，骶椎异常预兆生殖器疾患。

3. 明确脊椎定位与神经分布

（1）脊柱定位

摸不到的是颈1，

能摸到的是颈2，

能转动的是颈7，

中间一节是颈4，

不能转的是胸1，

肩胛内侧最凸点水平连线的中点是胸4，

肩胛最下端水平连线的中点是胸7，

第12肋骨起点是胸12，

第12肋骨端水平连线的中点是腰2，

髂骨上端水平连线的中点是腰4，

骶椎上端第1棘突是腰5，

腰椎下方是骶椎，

骶椎下方是尾椎。

（2）腰椎诊病

一侧疼提示腰椎间盘突出，

两侧疼提示椎管狭窄，

三点疼提示膨隆疝，

中间疼提示腰肌劳损，

三年以上疼提示钙化增生，

疼痛范围5mm以上提示巨突，

脊椎向后鼓提示后突，

脊柱塌陷提示前突，

反复一侧疼提示腰椎滑脱，

两点一侧疼提示捻转，

交叉疼提示旋转，

三节以上脊椎一侧疼提示风湿，

腰4、腰5两侧疼提示肾虚，

腰5、骶1两侧疼提示风湿，

疼似刀砍提示风寒，

按哪哪疼提示水肿，

肌肉硬提示僵硬，

脊柱硬提示强直。

（3）骨神经分布歌

颈4肩上扛，

颈5肱骨上，

颈5、6、7分三份，同属上下冈，

颈6桡，颈8尺，

颈6、7、8臂骨相连，

颈7中指骨里藏，

腰2髂骨上，腰3股头旁，

腰4大转子，骶1骶4膝外相，

腰3腿前腰5后，腰4腰5膝内装，

腰4胫，腰5腓，腰5足背蹈趾上，

骶1、2腓跟小趾藏。

（4）皮下神经分布歌

颈1头顶颈2三，颈3就在颈项间，

颈4双肩5臂外，颈6大二指相连，

颈7中指当中立，颈8小和无指限，

胸1、2臂内分上下，3至12胸肋环，

腰1盆带2腿前，腰3主管膝周炎，

腰4、5小腿内和外，腰5蹈趾紧相连，

骶1跟腱通小趾，骶2专管腿后边，

骶3、4、5二阴转，尾骨神经门里圈，

掌握皮神经分布歌，诊断治疗赛神仙。

总之，一定要明确31对脊神经的分布，要有整体观念，对腰腿肩背病痛的诊断与治疗方可得心应手。

七、望官窍先兆，疾病早知道

1. 目先兆

眼睛为心灵之窗。眼睛是人体的视觉器官，更是人体重要的信息站。因为心脏与脑都是元神之府，眼睛上受大脑的视神经支配，下受五脏六腑的精气供养，由全身的经络内外沟通，所以说，眼睛虽是人体的一个小器官，却与五脏六腑及奇恒之腑有着千丝万缕的联系，特别是与肝、肾、心、脑关系最为密切。此为"望神"中的重要内容。

（1）目先兆的意义

心藏神，心为目之府，故神通于心，外应于目，目是传神的器官，也是神病的外观。先有正常的神，方有正常的视，神乱则惑。

目为肝窍，为肝之外候。足厥阴肝经"连目系"，"肝气通于目"，故肝病极易反映于目。如《望诊遵经》曰："目大者，肝大。目小者，肝小。目深者，肝坚。目露者，肝脆。目高者，肝高。目下者，肝下。目偏倾者，肝偏倾。目端正者，肝端正。"目睛属肝，说明了目候肝的特殊意义。

肝主升发疏泄，目位高颠之上，惟肝气充旺，阳气上升，目始能受煦而视，因此，《灵枢·诀气》曰："气脱者，目不明。"强调了目视与肝气升发的关系。临床上，虚脱患者，首先出现目视不明的症状。

目虽为肝窍，但木为水生，肝肾同源，肾主津液，上润目珠，故肾与目同样有着滋煦的关系。如肾藏精，精生髓，脑为髓海，髓亏则目不明，故《灵枢·海论》曰："髓海不足则脑转耳鸣……目无所见……"肾主水，瞳仁属肾，肾又通胆窍，肾胆同源，故肾胆正常，瞳神始明。临床上，如肾亏胆汁不足，则瞳仁失濡而每患视物昏渺之疾。目疾中，诸如视网膜、晶状体、玻璃体、视神经、色素膜、青光眼等都无不与肾、胆有关。如眼底色素病变，同样是肾病变的反映，故《素问·五脏生成》说："心之合脉也，其荣色也，其主肾也。"

瞳水属肾主阴，肾水不足易致瞳神不圆，胆火炽旺引起神水不清，瞳神散大提示青光眼视神经萎缩等，皆与肾、胆有关。因此，瞳神的异常可以反映肾的阴阳状况，是肾疾患的预报器。又目下暗斑是肾虚有瘀的标志，目下微肿又为肾虚水肿之征，尿毒症患者每有视力模糊等，皆说明目对肾的预报意义。

（2）目凶兆的意义

《灵枢·四时气》曰："视其目色，以知病之存亡。"临床上，目内陷、目黑和目暴盲皆为三大凶兆。目内陷、甚而露精为脏精竭，《素问·三部九候论》早有记载："目内陷者死。"目黑为肾竭，目暴盲为气脱，皆为预后不良。此外，目睛直视，如《伤寒论》大承气汤证，为阳明邪热灼伤津液，津不上承，目系失濡之凶兆，而瞳子高、双目上视又为风症、惊风、痉病的不良征兆。

此外，目尤能反映经气的竭绝，如戴眼为足太阳气绝的兆候。故《素问·三部九候论》说："瞳子高者，太阳不足，戴眼者太阳已绝，此决死生之要，不可不察也。"此外，两目直视为少阳终之兆，如《素问·诊要经终论》说："少阳终者，耳聋百节皆纵，目睘绝系，绝系一日半死……"

又"目为心之使"，故能外应心之危候，"心为五脏六腑之大主，主动则五脏六腑皆摇"。君主一动，百官皆摇。心主神，故目光最能反映心神的异常，因此视目光有神、无神，常为心神存亡的标志。临床上瞳仁神光自散、目不识人，常为神亡命欲竭之凶象，故《素问·玉机真脏论》曰："目眶陷、真脏见、目不见人，立死。"

目在预报五脏绝证方面也很有意义，如前贤认为，中风、鼻鼾目瞑者，肺绝。直视摇头、汗出者，心绝。目合、厥不知人、爪甲青者，肝绝。狂言目反、直视、遗尿，肾绝。目陷睑收或眼睑暴垂者，脾绝。若直视不转睛，则五脏俱绝矣。说明目在预报五脏凶证中确有突出价值。

2. 人中先兆

望人中先兆可知人体真气（元气）的盛衰。肾元之气，分为元阴与元阳，它们的主要任务是负责人体的生殖系统与泌尿系统的生理功能，如果两大系统出现问题，可直接反映到人中。人中的形色先兆，可预兆人体生命寿夭。

人中反映肾气、命火的盛衰状况，因此对生机的盛衰存亡有着重要的预测意义。据临床观察，人中宽直、色泽明润、沟道红活者，预兆肾气盛、命门火旺、阳气足。反之，人中窄短、色泽枯滞、沟道发暗者，预示肾气亏乏、命火偏衰、阳气不足。因此，人中可以反映寿夭，如人中明润、红活者寿；而人中枯憔发暗，又为衰老的征象。人中色黑，或有黑斑黑块者，往往预兆肾阳虚，提示患有肾上腺皮质功能不足或脑垂体功能不足等肾虚疾患。临床上人中色暗者，常有畏寒、肢冷、溺清、宫寒不孕、阳痿、性欲减退等肾阳虚、命火不足的证候。

人中色黑为命火大衰，肾气欲竭之凶兆，预后不良。古代文献也有"人中白者不治，人中黑者死"的记载。临床上肾衰患者人中发黑；生殖系统及泌尿系统癌症患者人中色滞有瘀斑；久病危证，人中汗出如油，又为大虚之兆。《中藏经》曰："面青，人中反者，三日死。"说明人中可预测生死。

人中的形态一般由先天而定，不易改变，大致有如下几种：

（1）人中短浅

人中短浅色淡者，提示小子宫，宫颈短或阴茎短小。据临床观察，此种人性欲较低，多有不育症，女性可有月经初潮迟、经量少，男性可有阳痿、遗精。

（2）人中狭长

人中狭长、沟深色暗者，往往提示子宫颈狭长，男性可见包皮过紧或过长，女性多出现痛经。

（3）倒梨形人中

人中上宽下窄，多提示子宫后位。

（4）双人中

双人中，多提示内有双子宫。

（5）人中隆起

人中隆起，多预示子宫内有肿瘤或肌瘤。

（6）人中起疹

人中起疹，多提示宫颈糜烂、附件炎，男性可有前列腺炎、精索炎等。

（7）人中有瘀斑

人中有瘀斑，多提示有子宫内膜结核或肌瘤、附睾结核、精索静脉曲张等。

（8）人中不正

人中向左倾斜者，提示子宫偏左；人中向右倾斜者，提示子宫偏右。人中偏左或右，有部分人属于心气虚，导致心脑血管供血不足，大脑神经细胞缺氧而致面神经功能失调。

3. 耳先兆

人体的五官中，最灵敏的就是视听器官。耳朵是人体重要的听觉信息窗口，耳占人体的总面积很少，但它是人体重要的信息接收站，古人称它为"采收官"，现代人称它为"收发器官""收信机"，它是人体内脏与宗脉之所聚的总枢纽，故《灵枢·口问》说："耳者，宗脉之所聚也。"脏腑经络的病理可反映于耳，通过耳可以较早地预报体内疾患，因此耳是人体体表外窍中的重要"荧光屏"，通过耳相可以窥测内脏的疾患。耳部是人体信息输出和输入最强、最集中的地方之一，人体各脏器、各部位于耳部皆有集中反应点，故耳具有重要的先兆意义。

耳与人体脏腑经络皆相关联，尤与肾、心关系最为密切。

耳与肾的关系：耳为肾所主，肾开窍于耳。《素问·阴阳应象大论》曰"肾主耳"，"在窍为耳"。《灵枢·脉度》说："肾气通于耳。"

耳为肾之官，耳轮枯焦发黑为肾败。肾主藏精，为五脏之根，故耳郭萎缩是五脏俱竭的征兆。此外，耳聋、舌卷、唇青，预兆厥阴气绝，亦属难治。《中藏经》论耳部凶证曰："黑色起于耳目鼻上，渐入于口者死；赤色见于耳目额者，五日死。"记述了耳黑、耳干和耳赤的凶兆意义。《素问·诊要经终论》亦曰："少阳终者，耳聋，百节皆纵……一日半死……"临床上耳郭过度肥满红亮者，又为中风先兆；下消耳焦为肾竭之象。日本柳谷素灵等观察到耳郭薄而干焦者，多提示糖尿病、肾脏病、心脏病等，预后不良；而出现缩小、震颤、灼热等，也象征不良后果。总之，耳缩、耳黑、耳凉及暴聋四大症为不良凶兆，非肾竭则为精脱。

另外，癌反映到耳穴可见皮下结节，其特点是压痛强烈及不移动。皮下结节的移动程度及压痛程度，往往作为良性肿瘤与恶性肿瘤的鉴别要点。

4. 鼻先兆

（1）鼻先兆的理论基础

中医学认为肺主气，司呼吸，肺气通于天，开窍于鼻。鼻在面部中央为脾之要候，鼻旁四周也为五脏外相之缩影，五脏之气息，皆集中于鼻，所以，鼻子又是人体镜中之镜，鼻上部为明堂，在望诊中占有重要意义。

如《灵枢·五色》称："明堂者，鼻也。"鼻与五脏的关系极为亲近，因鼻为肺窍。《难经》说："鼻者，肺之候。"足阳明胃经循于鼻，手阳明大肠经上挟鼻孔，手太阳小肠经的支脉上出抵鼻，并且根据中医学"内外合一""中以候中"的原理，鼻的下部正中，集中了五脏的精气，其根部主心肺，周围候六腑，下部应生殖。因此，明堂及其四周的色泽，可以反映精气的变化，预告疾病的潜在意义。

此外，鼻的形态与人体的气质有一定的关系，可为气质学与诊断学提供参考。

（2）鼻先兆的临床预报意义

鼻为面部五岳之中岳，为一面之柱。所谓"五岳"，即额为衡山，颏为恒山，鼻为嵩山，左颧为泰山，右颧为华山。此为面部的五个突出部位，皆具有一定的诊断意义。

明堂是面部望诊的准绳，故鼻又称为面王。《灵枢·五阅五使》指出："脉出于气口，色见于明堂。"证实了明堂先兆是有其物质基础的。如《金匮要略》曰："鼻头色青，腹中痛，苦冷者死……鼻头色微黑者，有水气；色黄者，胸上有寒；色白者，亡血也……色青为痛，色黑为劳，色赤为风，色鲜明者有留饮。"

明堂伏色还可以预测五脏精气的盛衰。如见明堂部位黄色隐现，则为脾气来复之征兆。然黄色必须光泽明润，如虽有黄色见于鼻，却干燥如土偶之形，又为脾真脏色见，预兆脾气绝，主死。清代周学海《形色外诊简摩·诊鼻法》曰："鼻头色黑而枯燥者，房劳；黑黄而亮者，有瘀血；赤为肺热。鼻孔干燥、目瞑、漱水不欲咽者，欲衄也；鼻孔黑如烟煤而燥者，阳毒也；鼻孔扇张者，肺绝也；但煤黑而不扇不喘者，燥热结于大肠也；黄黑枯槁，为脾火津涸；大便燥结，鼻塞浊涕者，风热也；鼻孔冷滑而黑者，阴毒也；鼻头汗出如珠，为心脾痛极。"此段说明了鼻对疾病的预报意义。

鼻纹对疾病亦有一定的诊断意义，据部分学者报道，鼻部出现蜘蛛痣的肝硬化患者，病程多可延长；而鼻部出现蟹爪纹者，疗效较差，且多死于食道静脉曲张破裂之大出血。鼻纹的出现有利于肝硬化的早期诊断，食道下段和胃相连，足阳明胃经起鼻额中，故鼻部的毛细血管扩张和食道静脉回流障碍似有一定的联系。

以上说明鼻（明堂）对疾病的预报有一定的价值。

（3）"山根"的独特先兆意义

"山根"，又称下极。位于鼻根部，两目内眦之间。根据"中以候中"的原理，山根部正好候心。山根位于两目内眦之间，由于手少阴经脉"还目系"，手太阳小肠经到达目内眦，心经又与小肠经相表里，其经气均能上达目内眦间。因此，山根色泽的变化最能反映心生机的存亡。临床上发现许多心脏病患者的山根部显现白色，心阳虚时尤甚。心血瘀阻时，轻则出现青灰，重则暗紫。尤其在小儿科，山根的色诊更显得十分重要，如小儿山根青灰示心阳不足，山根发青还可预兆惊风，山根发暗则提示气厥。

山根色青兼黄，提示食厥及小儿腹肌神经癫痫症。临床观察总结：小儿山根筋呈"一"（横行）字形的，提示消化系统疾病；山根筋呈"1"（纵行）字形的，提示呼吸系统疾患。

总之，对于心脏疾病及小儿科杂症，鼻诊中的山根色诊具有重要意义。临床上诊治小儿疾病时，还要结合问诊（家长）情况。

八、手诊：新创"特色手诊"

中西诊病四合参，望神观色手心联。

大鱼际，纹深乱，心律不齐易失眠。

粗纹代表视力差，细纹交叉弱筋腱。

鱼际蟹爪朱砂掌，面颊蛛痔肝硬变。

气血不畅手全干，心烦躁热手大汗。

心气虚，手心汗，心肺郁热汗热黏。

纯阳虚脱汉如流，纯阴虚亡汗如油。

指肚黄白气血虚，脂高指肚泛红色。

五指伸直缝间宽，消化功能不健全。

指甲坚棱肝血虚，甲根凸起大便难。

要想驱虫后补血，甲色细观泛白斑。

手心颜色红青灰，胃内热痛胆气寒。

拇指根部纹理乱，胃发大病早防范。

女性乳病诊右手，手腕横纹排摸缘。

不平滑，有疙瘩，乳腺增生毒热炎。

中指根部青筋现，气滞血瘀痛经乱。

生殖病症诊不难，男左女右记心间。

手肤黄染如橘色，甲肝原本阳黄疸。

色黄阴形如烟熏，肝胆恶症有期限。

食指鱼际青丝连，儿时惊吓胆气散。

甲如枯骨指尖凉，阳气虚衰肝肾寒。

失色脱脂如鹰爪，死亡定数算时间。

㿠白嫩红软绵绵，返关西去子女叹。

手诊脉诊最全面，儿诊指纹我新编。

手形色泽常观验，细观气感很简单。

肢节脏腑枝节联，扶助解梦真相关。

医治类病并不难，早晚拍打加揉按。

有氧运动畅循环，自我诊病加保健。

口气清新身心健，长命百岁很自然。

灵法妙方育弟子，广结善缘医德圆。

九、肺部听诊歌

肺部诊断，首先要明确肺的解剖与生理功能。父亲为了让我学好肺部听诊，把呼吸系统比喻成一棵树，气管像树干，支气管像树枝，肺泡像树叶，总结了几句歌词，让我熟记。

呼吸系统氧气灌，气管支气如树干。

细支肺泡枝叶全，肺泡气道鼻通天。

常人肺泡七亿多，吐故纳新肺循环。

生理缺陷有鸡胸，扁平龟背腿罗圈。

肺泡灌氧有减半，结核体质要审辨。

这几句纲领性的诗词，总结了人体呼吸系统的肺循环、生理性的呼吸功能与先天遗传性的肺功能，不仅可以加强记忆，同时把肺的解剖划分清楚了。再进行肺部诊断就容易多了。

十、切脉：六大脉纲领

1. 浮（阳）

［体状诗］浮脉唯从肉上行，如循榆荚似毛轻；三秋得令知无恙，久病逢之却可惊。

［相类诗］浮如木在水中浮，浮大中空乃是芤；拍拍而浮是洪脉，来时虽盛去悠悠。浮脉轻平似捻葱，虚来迟大豁然空；浮而柔细方为濡，散似杨花无定踪。

［主病诗］浮脉为阳表病居，迟风数热紧寒拘；浮而有力多风热，无力而浮是血虚。寸浮头痛眩生风，或有风痰聚在胸；关上土衰兼木旺，尺中溲便不流通。

2. 沉（阴）

［体状诗］水行润下脉来沉，筋骨之间软滑匀；女子寸兮男子尺，四时如此号为平。

［相类诗］沉帮筋骨自调匀，伏则推筋着骨寻；沉细如绵真弱脉，弦长实大是牢形。

［主病诗］沉潜水蓄阴经病，数热迟寒滑有痰；无力而沉虚与气，沉而有力积并

寒。寸沉痰郁水停胸，关主中寒痛不通；尺部浊遗并泻痢，肾虚腰及下元恫。

3. 迟（阴）

［体状诗］迟来一息至唯三，阳不胜阴气血寒；但把浮沉分表里，消阴须益火之原。

［相类诗］脉来三至号为迟，小驶于迟作缓持；迟细而难知是涩，浮而迟大以虚推。

［主病诗］迟司脏病或多痰，沉痼癥瘕仔细看；有力而迟为冷痛，迟而无力定虚寒。寸迟必是上焦寒；关主中寒痛不堪；尺是肾虚腰脚重，溲便不禁疝牵丸。

4. 数（阳）

［体状诗］数脉息间常六至，阴微阳盛必狂烦；浮沉表里分虚实，唯有儿童作吉看。

［相类诗］数比平人多一至，紧来如数似弹绳；数而时止名为促，数见关中动脉形。

［主病诗］数脉为阳热可知，只将君相火来医；实宜凉泻虚温补，肺病秋深却畏之。寸数咽喉口舌疮，吐红咳嗽肺生疡；当关胃火并肝火，尺属滋阴降火汤。

5. 虚（阴）

［体状诗］举之迟大按之松，脉状无涯类谷空；莫把芤虚为一例，芤来浮大似慈葱。

［主病诗］脉虚身热为伤暑，自汗怔忡惊悸多；发热阴虚须早治，养营益气莫蹉跎。血不荣心寸口虚，关中腹胀食难舒；骨蒸痿痹伤精血，却在神门两部居。

6. 实（阳）

［体状诗］浮沉皆得大而长，应指无虚愊愊强；热蕴三焦成壮火，通肠发汗始安康。

［相类诗］实脉浮沉有力强，紧如弹索转无常；须知牢脉帮筋骨，实大微弦更带长。

［主病诗］实脉为阳火郁成，发狂谵语吐频频；或为阳毒或伤食，大便不通或气疼。

十一、人之寿夭，相脐可知

肚脐人人都有，医学家命之“神阙”。神阙穴是妈妈给我们留下的一块遗憾的疤。肚脐各部位名称，由外圈到里圈，分别为：脐轮、脐壁、脐府、脐蒂。

1. 脐贯通任、督脉，通达十二经脉

脐位于人体正中，内通五脏，外达四旁。腹内脏器如有疾患，皆可外露于脐。故脐又称腹眼。此外，口、脐、肛为人体上、中、下三要窍，乃候脾胃之要地。脐，通齐，为人体上下的中部。脐为一身之中枢，故称"天枢"，名曰"枢枢"。脐为任脉之要穴，名曰神阙穴。神者，神气也。阙者，为宫殿之寓。神阙即言脐为神气出入之通道，就是元气之道，为先天之道，内通脏腑，外达四肢。前贯任脉，后应督脉，位中洲，根系于肾，似乎未说完命门穴，故为人体重要枢纽。

腹眼与脏腑经络关系密切，为人体生理总开关。通过脐诊，可明确诊断脏腑盛衰状况，故称腹眼也。腹眼，腹中央，也为冲脉之所系，元气归藏之根。脐又属任脉之神阙穴，神气之穴，真神往来之门户也，"是神气之穴，为保生之根"，先天之道。

2. 脐为神气守舍之处

中医学认为："夫脐之凹也，是神气穴，为保生之根。环中幽静，轮廓平整，徐徐按之有力，其气应手，内有神气之守也；若软柔，按之其气不应者，其守失常也；突出而凸，气势在外，其守不固；至于弱如泥者，其命不运，何得永保天年乎。"

3. 有关肾之元气之说

"脐下肾间动气者，人之生命也，十二经之根本也。"两肾之间所藏的生气，即元气（元气—脐下丹田—下气海—真气之所聚）。先天真炁（气）为人生元气，源于命门穴，故称命门。神阙、命门合而称神门。

张景岳曰："命门者，下丹田，精气出入之处"，及"先天真气藏于此。一点真灵之气，聚于脐下"。这说明脐与源之于肾、命门，藏之于丹田下气海中的元气的密切关系。

4. 脐型

正常脐型（生理性）：①男性多为圆形，下半部丰厚而朝上。②女性满月形为正常。

病理性：①脐上移，三角形：胃、胆、胰有疾（肝郁胃气）。②脐下移：肾元气不足（中气虚），胃与子宫下垂症。③偏右：肝炎，十二指肠炎症及溃疡。④偏左：胃、肠不佳。⑤浅小形：内分泌失调，少气，乏力。⑥脐突：水肿，哮喘等凶兆。⑦内陷：脾、肾大虚或暴吐、腹泻后失水。如小儿瘟疫染身、毒邪内逼之凶兆。

如脐温高：六腑郁热，阳毒。如脐温低：五脏虚衰，阴盛阳衰。

5. 脐色

①脐色白：肺、心气虚，血虚，阳虚。

②脐色赤：心火，脾热，小肠热。

③脐色黑：肾阳衰微，命门火败绝，病危。

④脐色黄：肺、胃、肝、胆温热证。

⑤青色：内有积寒，水饮内停，风寒内伏中洲。

⑥脐色紫：内有瘀滞，腹腔癥积，盆腔肿瘤。

6. 脐动气（悸动）特点

①月经不调，腹腔瘀血，宿便等。

②脏虚、脏躁、神经衰弱、郁症多见。

③水气凌心，水湿内停。

④冲气上逆，肾气虚寒，肾气动（奔豚）。

其次，新生儿脐带感染（后遗症：癫痫）：肠神经痉挛。

第三节　中医诊梦之谈

所谓诊梦，就是依据患者对梦的自述，通过四诊合参进行诊断和治疗。明确诊断分为两类：一是生理性梦兆；二是病理性梦幻。两类梦都要分析梦因、梦量和梦境。医生诊梦就是依据患者对梦的自述，在人体动态下，发现其心理强弱，有无病态，帮助诊病、治病。这些梦就是病理性的梦，亦称病先兆。梦是人在静止入睡后发生的信号，只有自己知道。生理性的梦，通过时间验证，吉凶心中有数。病理性的梦，梦次数多、梦量大，使人心情烦乱，不明梦因，只有请教调梦医学专家帮助解梦。调梦医学专家通过分析梦因及病机，追根求源，找到病根，然后精选治疗方法。

一、阴阳与梦

梦象的阴阳属性是体内阴阳关系的反应。

1. 脏气阴阳盛衰与梦

神秘莫测的梦境究竟是怎样产生的？不同的梦境是否各自说明些什么、预兆着什么？数千年来，人们一直试图用各种学说来解开这个谜。显然，梦是一个极其复杂的人生现象，它的形成原因也是极其复杂的。而两千多年前的《黄帝内经》则从人的身体状态及阴阳脏气的盛衰来说明一些梦的形成，如《灵枢·淫邪发梦》中记载："是以肺气虚则使人梦见白物，见人斩血藉藉，得其时则梦见兵战。肾气虚则使人梦见舟船溺人，得其时则梦伏水中，若有畏恐。肝气虚则梦见菌香生草，得其时则梦伏树下不敢起。心气虚则梦救火阳物，得其时则梦燔灼。脾气虚则梦饮食不足，得其时则梦筑垣盖屋。此皆五脏气虚，阳气有余，阴气不足。"这无疑揭示了部分梦境产生的根源与身体阴阳的变化和脏气的盛衰有着直接或间接的联系。

2. 梦境的健康提醒

今天，医学专家们经过长期的研究发现，除去心理因素的原因，某些反复出现的噩梦确实具有预兆疾病的作用。从病理学的角度看，许多身体疾病和精神疾病在潜伏期间症状并不明显。特别在白天人们的大脑活动频繁、脑细胞十分兴奋的情况下，更是难以觉察到体内潜在性病变的微弱异常刺激信号。因此，身体只有通过梦境来提示我们。睡眠状态下，许多脑细胞进入"休息"状态，工作机能降低。这时，白天影响细微的刺激信号就刺激皮层有关中枢，使相应的脑细胞出现应激反应而产生预见性梦境。

二、气盛之梦

因气盛而导致的梦，主要有阴气盛、阳气盛、阴阳俱盛、上盛、下盛、甚饥、甚饱、肝气盛、肺气盛、心气盛、脾气盛、肾气盛、短虫盛、长虫多等十四种类型。

《黄帝内经》最早是从临床生理的角度说梦寐之事的，后世主要医典在此基础上加以引申发挥。如《素问·脉要精微论》和《灵枢·淫邪发梦》都讲到各种气盛所致的梦。水为阴，故梦涉大水；火为阳，故梦大火燔灼。梦相杀是阴阳"交争之象"，又因为气上、气下、不足、有余，而产生梦飞、梦堕、梦取、梦予的现象。梦象的阴阳属性是体内阴阳关系的反映，借助于体内阴阳盛衰这个透镜，我们便能反观人体的病理变化。

梦见飞腾、飘荡、登高等，多患眩晕、耳鸣、头痛等"三高"症。

梦见哭泣、胸闷、气急、喘促等，多患慢性支气管炎、肺气肿，恐惧则提示肺气肿。

梦见喜笑畏怯，提示心气盛。梦见腰脊分离而不相连接，提示肾气盛。梦见众人聚集，提示腹中短虫多。梦见打架、损伤，提示腹中长虫多等。

五脏气盛与梦境：

1.肝气盛梦怒。肝藏魂，在志为怒，性喜条达，主疏泄，肝气盛，失其条达，故梦烦躁易怒、打架、烦事纠纷不清。

2.心气盛梦善笑。心藏神，在志为喜，在声为笑，心脉不畅，故梦欢笑不休。

3.肺气盛梦悲惧、哭泣、飞扬。肺主气，司呼吸，肺藏魄，其在声为哭，在志为悲，故肺气盛则魄无所依，而梦哭泣、惊恐、腾空飞翔。

4.脾气盛梦歌乐，身体重不举。脾藏意，在声为歌，脾气运化功能失常，则水湿停滞于肌腠，而梦身体沉重不能抬举。

5.肾气盛梦腰脊两解不属。腰为肾之府，故肾气盛则梦腰脊离而不相连。

三、气虚之梦

五脏气虚导致的梦，主要有肺气虚、肾气虚、肝气虚、心气虚、脾气虚五种，再按得其时与不得其时又分为十类。

天有四时和五行，也就是春生、夏长、秋收、冬藏。冬属水故寒，夏属火故暑，秋属金故燥，春属木故风，长夏属土故湿。大自然中有四时五行，人则有五脏，化五气。喜怒伤气，寒暑伤形。人若喜怒无节制，寒暑又过度，则必然生机不固，"五劳七伤"。情绪不稳定的人，喜怒无常，自然会影响到内脏功能。心情紧张或兴奋过度的人，常有乐极生悲的不幸结果。因心脏受影响，而心的功能是掌理血脉，所以此人看起来必定憔悴而无精打采。天生悲观的人，必然导致肺脏受影响，肺司呼吸和肤发，则此人外表会出现皮肤粗糙，毛发脱落而无光泽等。五脏不健康不但会显现在人的外貌上，同时也会反映在梦中。

五脏气虚与梦境：

1. 肺气虚的人常会梦见金属兵刃物和斩人杀鸡鸭之事。但若是在秋天做梦（秋属金），便会梦见两兵交战或与人斗殴。

2. 肾气虚的人常会梦见乘船溺水游泳之事。若在冬天做梦（冬属水），便会梦见自己战栗伏在水中或冰天雪地里畏惧恐慌。

3. 肝气虚的人常会梦见奇花异卉、香菇菌草。但若在春天做梦（春属木），便会梦见匿伏在茂林密叶、深山丛林中。

4. 心气虚的人常会梦见火烧纸焚或男人阳物。但若在夏天做梦（夏属火），便会梦见大火烧山、救火救灾之事。

5. 脾气虚的人常会梦见饥饿难当，或陪去世的人吃饭与交谈。但其在八九月做梦（长夏属土），便会梦见盖房筑屋、填土埋砖。

四、邪寓之梦

邪寓之梦，即邪气客寓于体内各种器官所导致的梦。主要有客于心、客于肺、客于肝、客于脾、客于肾、客于膀胱、客于胃、客于大肠、客于小肠、客于胆、客于阴器、客于项、客于胫、客于股肱、客于胞直等十五种类型。

如梦见山丘烟火弥漫为邪气侵犯心，致心气不足；梦见飞扬、腾越，为邪气犯肺，致肺气不足；梦见大火灼身，提示邪气犯肝；梦见连绵的丘陵和巨大的湖泽，为邪气犯脾，致脾气不足；梦见站在深水潭边或浸没在水中，为邪气犯肾，致肾气虚陷；梦见到处游荡，为邪气犯到膀胱；梦见身在田野中，为邪气侵犯大肠；梦见身在众人聚集的交通要道，为邪气侵犯小肠；梦见性交，为邪气侵犯阴器；梦见行走而不能前进，为邪气侵犯胫；梦见行跪拜之礼，为邪气侵犯大腿和上臂；梦见大小便，为邪气侵犯膀胱和直肠；梦见五谷蔬果丰盛，提示肝脾不和。

梦的过程，如果从正邪关系来说，就是正气与邪气矛盾双方互相斗争反映于梦中的过程。邪正斗争的胜败，决定着梦证的进退。如果常发邪寓之梦，则必须要扶助正气，祛除邪气，改变邪正双方力量的对比，使之有利于疾病自愈，促进病理梦向生理梦的转化。《灵枢·淫邪发梦》中就明确提出了扶正祛邪的治梦原则，即补其不足，泻其有余。

五、体滞之梦

梦中受制难脱，气血阻滞所致的梦是体滞之梦。主要是睡时身体有异物阻碍，躯体局部受挤压，使此处气血阻滞。《列子·周穆王》曰："藉带而寝则梦蛇，飞鸟衔发则梦飞。"

常见体滞之梦如下：

1. 梦见蛇，多见于垫着带子而寝，是背部受压，气血阻滞所致。

2. 梦见尽力说话而说不出，多为口中含有东西，是口周围气血阻滞所致。

3. 梦见登高处而坠落，多因头坠枕头，或头颈部受压，气血阻滞所致。

4. 梦见虎豹，多因垫着不平的彩衣而眠，背部血流不畅所致。

5. 梦见身体倒悬，头发被树枝之类的东西挂住，多因头发被牵，头部气血流动不畅所致。

6. 梦见道路不通、塞车路窄，多见于瘀血、外伤、妇女痛经等。

7. 梦见哭丧送终，多见于女人产后病，伴有全身症状，外寒内热，下虚上实，脏腑气血紊乱。

8. 梦见上厕所弄脏裤子，要注意生活检点，避免感染性病病毒。

第四节 六微感非仪器诊病是高级别特色诊断

一、什么是六微感非仪器诊断

新医学气功六微感非仪器诊断是用中医望、闻、问、切，西医的视、触、叩、听的方法来进行诊断。

所谓六微感，是指超过普通人的、超灵敏的六种感官知觉，包括微视觉、微听觉、微嗅觉、微味觉、微触觉和微感觉。比如用微嗅觉诊断可判断出三十多种病，闻到患者身上有腐败大蒜味，说明患者有可能是农药中毒；有尿骚味可能是肾功能衰竭；有口臭可能是胃热、胆热；小便有糖味可能是糖尿病等。闻到了甲醛味，要问患者是不是新装修了房子。如果经期身上有腥臭味，说明有妇科炎症。如果闻到患者身上有一种干燥空气的呛人的味，说明体内有病毒，可能是艾滋病病毒，肝炎病毒，等等。

再比如微感觉。置身海边、湖边、河边、脏水沟边，人们的感觉是不一样的。因为这些地方的气场不一样，所以感觉不一样。置身阴沟和山顶感觉也不一样，也是同样的道理。森林里，各种树的气味、气场都不一样。花草有毒没毒，也能感觉出来。跟一个光明磊落的人在一起和跟一个阴险毒辣的人在一起，感觉会相差很大，因为气场不一样。同理，如果是跟一个患者在一起，就能感觉到他的病气。这就是体感传感诊病的原理。患者身上是凉气，六微感医生把凉气传感过来，就能感觉到凉气。患者身上痛，通过传感，六微感医生也能感觉到相应部位痛。诸如麻、木、凉、热、痛等感觉，有六微感的医生都能通过传感感觉出来。

非仪器诊病，医生要善于观察，察言观色。看到患者走路腰往左边歪，说明右边腰椎间盘突出，往右边歪，说明左边腰椎间盘突出。脚痛的人走路是颠着步的，即所谓"腿痛短，牙痛长"。起、坐要按着桌子，说明腰腿有病；扶着桌子都不敢大步走，说明头晕、头痛；老是皱眉，说明心里不舒服。这就是通过分析步态、动作、行为来诊病。

闻是听声音，"声为心之机"。听说话可知人品、层次、文化道德素质。如声音气粗高昂，声音很狂，说明是实证；如讲话声音低怯，吞吞吐吐，是气虚、血亏，没有精力，没有底气。所以从听声音、听讲话，可以听出各种病。问患者问题，看他如何回答，可看出他的反应能力，如反应慢，说明心脏有问题，大脑缺氧，反应不过来。谵语、郑声分别代表不同类型的病。

用微视觉望诊，用的是眼光，也叫灵光，是敏锐、晶亮的，能看到患者的气感。如果是灰白颜色的，说明病较轻。病重的，气发黑。看气感和看云是一样的。天天观察云，各个时辰都看，就会看了。云是黑的，说明里面污秽之气多，马上要下雨。云是白的，说明没有雨，也说明云是清净的，没有污浊之气、毒气。祥云，含彩光，纯氧含量高。看人的气也一样。诊断时不是光看表面颜色，还看气色。能看到气色，就能看到患者的气感了。脸色发暗、发青、发紫，嘴唇发青，是脾虚、心脏有病；脸色黧黑、黧暗，是肝癌、肝硬化。癌症患者的气色，跟慢性患者的气色不一样。这就是观气。天天看，就有经验了，就能看得准。

当人体气充足了，两肾之间的命门的能量就往上冲，一直到脑垂体，这时候眼光就看得清楚。总之，身体没有病，健康，能量足，脑神经细胞不缺氧，就看得细，能看到微的东西。

修炼新医学气功，可提高细胞灌氧量，唤醒潜意识，调动人体潜能。有一个故事里讲到，一个体重40kg的弱女子，在房子着火的危急时刻，为了抢出金银财宝，一下搬动了几百斤重的东西，这就是她的潜能被激发了，她调动了全身的潜在能量，使力量激增，此时人不仅可以力大无穷，还可以出现超常能力。六微感就是一种超常能力。

二、特色诊病歌

> 特色诊断四诊合，信息传感真伪辨。
> 手法测病有特色，观色意念劳宫验。
> 心热肾凉为正常，肝脾平麻不相克。
> 胃降肠通气下走，肝胆疏泄肺轻松。
> 手感病气麻痛凉，刺热鼓胀寻定位。
> 环境干扰要分明，土质水质恶病源。
>
> 微妙嗅觉气味辨，神奇多辨微嗅感。
> 消渴病，烂苹果气，肾重病，尿骚味。
> 农磷毒药死蒜味，内脏毒瘤腐败味。
> 出血患者血腥气，狐臭患者糊气味。
> 性病毒菌腥臭气，香嗅异味燥湿分。
> 测试过后排病气，保护自己慎言语。
>
> 微听觉功自己明，参悟玄机自知明。
> 不泄天机无人知，想泄天机写作诗。
> 写诗不为图名利，只为今生度津迷。
> 修道德到六微感，诊病精准赛神仙。

三、研究病机，追求病因

新医学气功特色诊断利用六微感功能结合中、西医学诊断方法可看内脏潜病，查体质，总结发病机制，对无名病、罕见病、疑难杂症和疑难绝症进行定性、定位、定名。这种非仪器诊断科学、精准，可弥补现代仪器诊断的不足。因为新医学气功运用微观医学，研究微生物及寄生虫，培养出的六微感人才可用超灵敏感官知觉洞察甚至遥视人体内脏，通过传感信息，精准诊断由无形干扰源引发的各类疾病。

1.查看人属于哪种体质，分出五行体质和三异体质。体质不同，抗病能力不同，有的抗病能力弱，免疫功能低下。有一部分人先天不足，穴位漏气，天门关闭，不能进气、进氧；有一部分人前门、后门、旁门散气，耗氧；还有一部分人地门长期漏气，人门不聚气。这就属于差异体质。长期散气、漏气，造成长期缺氧，可引发精神方面疾病。神经细胞缺氧，可引起种种杂症。所以漏气也是发病的因素。

2. 查看病气根源，找到病因，挖掘病根。不同的体质，不同的气感，不同的心理素质，不同的环境，会带来不同的干扰源，这些都是发病不同的原因，是常人、仪器看不到的，新医学气功六微感人才能洞察出来。无形干扰致病源，包括地气里的杀气、煞气、氡气，这些气对人体有影响，是致病源。还有空气里的废气、电辐射、植物花草的毒素等。在肉体受到严重伤害前，仪器查不出来，六微感人才可以用功能诊断出来。

3. 查细菌病毒变异。日月星辰运转，天气、环境不断变化，人的体质也在变异，细菌病毒也在变异。所以罕见病、无名病越来越多。如：奔豚症，气紊乱，身上出现串疼，一会儿头痛，一会儿脚痛，间或肚子疼、腰疼，疼起来要了命。还有一种病，叫阳旦症，是阳气不足，太阳出来没有病，太阳下去就有病。还有一种病，叫睡美人，是因为脑子里有病毒，严重感染中枢神经，影响了睡眠生物钟，造成睡眠紊乱，所以一天睡 22 小时以上。这些都属于罕见病。还有一些无名病。在发病之前出现症状，是病先兆。新医学气功特色诊断对这类病先兆诊断准确有特色。

4. 六微感功能除了能诊断疾病，做到未病先防，既病防变，还可以运用于预测，做到未事先知，有备无患。

四、常用诊断方法

1. 透视诊断法

透视诊断，是指用明眼功察观人体的内部结构，将正常的结构与异常的结构进行比较，从而做出诊断。这是一种无害的诊断方法，不会给患者带来任何痛若，且效率高、简单易行。

2. 遥感诊断法

遥感诊断，是用信息场诊断的一种方法。我们知道，人人都有场，而又各不一样。关于场，早在《周易参同契》中就明确揭示了"场"的存在。在我国古代，已把人体内部能量流运动的周期性和节律，与日月星辰的运行及昼夜、四季的往返循环相联系，就已经有了类似于现代的"统一场论"的观点了。

现代科学认为，人在想事情的时候，大脑会产生极微弱的生物电。而在大脑周围，则会产生极微小的磁场。训练有素的气功师，在进入气功态后，能捕捉到别人产生的生物场，从而进行特殊诊断。

3. 气功外气探测诊断法

气功师发放外气对患者进行诊断有两种方式：一是气功师用手探测患者病区患病

的信息而做出诊断；二是气功师面对患者做功，使患者某部病气反射到气功师的相对部位，进而产生不适感或其他感觉。

五、选拔六微感功能人才培训特别条件

选拔培训六微感人才条件很高，不是人人想要这功能就能获得的。

1. 特异体质：慧根深，德根厚，德才兼备。

2. 年龄不超过45岁。

3. 具备中、西医学及相关理论知识，包括中医的四诊合参，望闻问切，西医的视触叩听。

4. 已经修炼新医学气功高层功法，达到功底深厚的层次。

只有满足上述所有条件，通过开发培训，有可能出六微感功能，进行六微感诊病，达到高精准度，造福于民（具体方法参照第十二章第四节内容）。

在此，特别忠告修炼者：修炼新医学气功可开发人体潜能，但不包出六微感功能；新医学气功可治百病，但不包治百病。

第五节　特色诊断典型病例

一、望诊先兆典型病例5例

【病例一】

张某，男，41岁，利辛县干部，1994年5月8日上午来诊。患者走进诊室，刚坐下就把他的化验单和X线片放在桌上让我看。我对他说："您刚走进诊室的时候，我就已经把您的病看完了。"我接着说："您是腰4、5椎间盘突出，您的腰痛已经有两年多了。不过，从您的步态看可能做过手术未愈。"他爱人急切地问了一句："是不是有人提前告诉您了？不然为什么您把他的病说得那么准呢？"我笑笑，然后安排治疗。开方吃中药，配合练习有氧功法。这个患者一个月后，腰腿疼痛全部消失。三个月后，X线片提示一切正常。

【病例二】

这是同一天我接诊的另外一个患者。我问她："你是从哪个地方来的？你家离这里有多远？"这位患者回答："我是从阜阳市西北方向的太和县袁墙镇来的，离这里

一百多里路。我是亲戚介绍来的，她的病是在您这里治好的。"我又问她："你是给谁看病？因为你本人没有病，只是有时候失眠。"她说："太对了！我是给我的孩子看病。孩子今年八岁了。去年夜间突然发热，我以为是感冒，给他服了感冒药，可是早上起来就不能走路了，主要是身痛、腿痛、脚跟痛，不定时的痛，到医院检查未见异常。我们什么样的医生都找了，有的医生给开点消炎止痛的药，有的医生根本不给我们开药，所以这一年来我们很发愁，孩子也不能上学。"

我笑笑，对她说："你说的我都明白了。你的孩子主要问题是：第一，先天不足，生他的时候是早产；第二，后天营养也不够，缺钙而致骨质疏松，腰椎间盘的血管与神经受压，病位在第 4、5 腰椎与骶 1、2 神经根。现在安排给你的孩子治疗，今天就让他下地走路。"

当时我安排两位跟我学习了三年的学生（许守保、李景敏）给孩子做导引，然后做牵引，再配合有氧功法，一个小时后孩子就能下地走路了，从一楼走上四楼，来回跑了好几趟。孩子的妈妈激动得流泪，跪下给我叩头，一边叩头一边说："您真是明医！您的学生都是明医呀！"起身后，把她带来的钱全部放在我的桌子上。我笑着对她说："今天我与我的学生给您的孩子治好病，我们也感谢您，因为您又给我的学生一次实习的机会。把钱收好，这些钱用来给孩子买些营养品吧。"

我给孩子开了一个食疗的食谱，又让学生们教孩子练习有氧功法，以巩固疗效。

【病例三】

1991 年 10 月 12 日，交通医院郑主任医师邀请我前去会诊。我下午四点多到的，郑主任把他病房里的三名重患者都一一做了介绍。

我指着在房间里走动的一位患者问道："这位患者的病情如何？"郑主任说："这位患者 10 天前入院，情况不太好，吃东西呕吐，腹胀，治疗 1 周后病情好转。现在每天吃四餐，每餐吃一碗饭，今天吃得更多，也想下地走动走动了。"

会诊后，我随郑主任到了他的办公室，我低声对郑主任说："郑老师，刚才走动的那位患者姓什么？"郑主任说："他姓李。"我又问他："来的时候是什么病？"郑主任说："他是黄疸性肝炎，肾功能也不太好。"我对郑主任说："我感觉这位患者预后不好，明天下午不会超过申时（下午 3 ~ 5 点）可能会病危。"当时郑主任不相信我说的。果然，这个患者第二天下午 3 点 20 分病情开始恶化，我们尽力抢救了 40 分钟，患者还是不行了。

我对郑主任说："第一，这位患者属于急黄，其突出表现是'面黄如金'，当他走动时，窗外的阳光照到他的脸上，他的脸就像涂上了一层金粉；第二，他的眼神已经失神无光，一看就是死象；第三，您已经告诉我，他今天吃得多，精神好，很想下地走动，这就是回光返照的证据。急黄症多见于现代医学的胆癌与胰头癌，常转移肝、肺等邻近器官，所以他在病危之时应该出现鼻衄（鼻出血）、吐血、眼球充血。"郑主任惊讶地说："您说得太对了！他病危之时这几个部位都有出血。"

【病例四】

1997 年 11 月 21 日上午，院长领着几个人，拿着一份病历单对我说："杨主任，我来介绍一下，这位是李副局长，听说你对肝病的治疗方法多、效果好，所以转到我们医院来了，你给好好看下。"我看了他的病历，又看了一下他的舌头，没有切脉，对他说："我建议您去上海或北京的肿瘤医院看，做进一步检查，回来后我再给您治疗。"当时李副局长问我："我究竟是什么病？"我说："您的检查单提示为乙肝病毒携带，肝、胃功能异常，有轻度肝硬化的可能。"

据我的经验判断，此病还要考虑其他因素。当时随从他来的还有他爱人和徐科长。徐科长说："此次转来就是想让您治疗。"他爱人也说："他去过好多大医院，检查结果都是这样，所以不需要再去了。杨医生您先开药给他安排治疗吧，不然又延误用药了。"我开好药后，特意告知处方的方义，中西医结合治疗，西药以支持疗法与保肝护肝为主，中药以"既病防变"为原则，以健脾和胃、补肾养肝、疏肝理气为大法，处方是三天一变通，嘱咐他一定要去检查，以防癌变。

之后我和院长说了李副局长的病情，院长说："你能肯定他是肝癌吗？为什么各大医院的检查都没有这个结果呢？"我说："他还是一种萎缩性的肝癌，他的寿命只有两周，请您转告他本局领导与他的家人。"

三天后，李副局长的爱人特别高兴，来找我调方。她说："杨医生，这个处方别换了，效果特别好，现在他的饭量增加，睡眠也好，他说身上也有劲多了。"我对他爱人说："李副局长的病是萎缩性肝癌，我加了抗癌药，现在见效了，说明我没有诊断错，我建议一定要去大医院进一步检查。"她还是说："再用几天药，等他把工作忙完再去吧。"

六天后患者来复诊，效果的确不错，从外表上看，病情大有好转。他们一直让我继续开药，我坚持说要去大医院检查。徐科长大声对我说："杨医生，您放心大胆地给李副局长治病，不管以后出现什么情况，我们都不会埋怨你！"我对他们说："我是对李副局长负责才让他去检查的，如果检查结果与我的诊断吻合，我会采取大剂量的攻坚战术，以中医、西医、气功相结合为原则进行治疗。可以先去一个最近的医院，如市里的肿瘤医院也行，用不了两个小时就到了。"我好不容易说服了他们去医院做进一步检查。

两天后，他爱人打电话给我说："市里的肿瘤医院确诊为萎缩性肝癌，这两天在医院用药无效，我们决定再找您治疗，可是老李的身体状况特别不好，医院不准出院，希望您过来给他会诊，最好用您的方案治疗。"我告诉她："您一定要做好思想准备，李副局长的病要抓紧治疗，如果在本周内脱离危险，我再给他治疗。"

三天后，院长告诉我："李副局长病故，公告已经出来了。"我点点头。院长又问我："我有一点不明白，你为什么敢肯定他活不过两周呢？如果治疗条件好，时间是可以延长的呀！"我说："我治疗癌病多年，像这种肝癌，癌细胞往往在两个月前就转移到肺脏、肾脏了。他的尿常规提示潜血，说明肾脏损伤严重。癌细胞通过血道与淋巴道转移，侵犯肾脏而出现血尿，如其他脏腑没有损伤，一般可以延长生存时间。但由于他不时轻咳无痰，说明肺部有问题。中医学认为，肺在五行属金，肝属木，肾主水，因肝木生火，火旺可灼金，金本来就克木，此为木火刑金，这是其一；肾藏精，肝藏血，生理上它们之间互生互化，病理上互相影响，故称水不涵木，这是其二；肺主气，司呼吸，肺主吸气，肾主纳气，病理上肾虚摄纳无权，这是其三。脾、肺、肾三脏与三焦共同完成水液代谢功能，故肺为水之上源，肾为水之下源。在病理上，肺伤者，肺不化气而化水；肾伤者，肾无所主则水妄行也。当五大脏器有三脏出现问题时，心无所主，肝功能失约，造成肾功能、肺功能衰竭，癌细胞便像疯狂的敌人一样，占领免疫系统的阵地，故'正气夺则虚'。这类患者在病危之时会出现血尿，肝昏迷状态，潮式呼吸，最后因心力衰竭而死亡。这种情况我见过好多了，所以我敢这样讲。"

此外，患者病故前的半个月就出现了失神状态，主要表现是眼睛中的瞳神散光、散气。肝开窍于目，瞳神属于肾之窗口，瞳神散光，说明肾之精气外散，故恶性肝肾病治疗十日瘥剧为难治。我用特色诊断的征兆总结，才可以这样定性、定位、定病与定生存时间。

【病例五】

朱某，男，31 岁，利辛县会计，1996 年 4 月 11 日带孩子来诊，女儿 12 岁（乙型肝炎病毒携带者，小三阳）。

我的学生（许守保、高其连、武国政）跟我实习，学生们发现朱先生有肝癌先兆。我也细细观察，朱先生确实有体质气感变化，肝癌病气太重太浓，当时我问他最近吃饭或身体有没有不正常的现象，他回答一切正常。我又问他："您的酒量大不大？"他说："天天都喝，从没醉过。"我告诉他："从现在开始，酒千万别喝了，注意休息，你的身体已经有问题了。"他很反感地说："我根本就没毛病，我一家人身体都好，主要给这孩子看看。"几天后，朱先生的妹夫来看病，我又说："一定要转告朱先生，他有肝癌的先兆，如果继续喝酒与熬夜，不久后会发病的。"

1996 年 9 月 3 日，朱先生的妹夫请我去给朱先生看病，他说："四个多月前，我转告他千万别喝酒、别熬夜，他很不高兴。一个多月前去上海办事，喝酒后肝区痛、腹胀、呕吐，医院诊断为肝癌晚期，在上海的医院治疗无效。现在转回家里，县医院也不给治疗。他很后悔当初没听您的话，现在希望您给看看。"

下班后我去了朱先生的家，给他诊了一下脉，又看看舌头。朱先生后悔了，流下了眼泪，抓住我的手说："当初如果听您的，我就不会受这个罪了。我现在肚子痛得难忍，胀得也很难受，大小便几天不下了，杨医生您一定要救我！"我给他开了一个临时缓解病情的方子，走时告诉他的家人做好心理准备。三天后凌晨五点钟不到他就走了。

二、闻诊先兆典型病例

"闻而知之谓之圣"，闻诊包括听声息与嗅气味。《灵枢·脉度》曰："肾气通于耳，肾和则耳能闻五音矣。""肺气通于鼻，肺和则鼻能知香臭矣。"闻诊医生的必备条件：身体健康，精力充沛，耳聪目明，嗅觉灵敏。如此方可有特色诊断的能力。

【病例】

季某，男，28岁，阜阳市颍东区老庙镇农民，1987年2月16日来诊。

患者头晕、头昏、心慌、乏力，每天上午十点左右发作一次。昏迷之前心里非常清楚，心慌难受，有恶心的感觉，但吐不出来，有腹痛的感觉。去年十天八天发作一次，今年发作频繁。

我问他："你病了多长时间了？"他说："三年了。"我又问他："你过去有没有因为想自杀而服农药中毒？"他回答："从没有这样的想法，也没有服过毒品。"我又问他："你每天睡在哪里？房间是什么样的？"他回答："我一直在菜园种蔬菜，睡在菜园子里。"我又问："你房间里放农药了吗？"他回答："床下边放的全是农药。"

我给他开了药方，主要功效是解毒、扶正气。特别嘱咐他远离农药。他按照我的吩咐服中药，配合练习有氧功法，十天后病情好转，一百天后身体恢复正常。

他与家人非常感谢我，给我写了一封感谢信。他说："杨医生，您是我的恩人。三年来，我去医院查过脑电图、脑血流图、心电图，但找不到真正的问题。有的医生按照心脑缺血治疗，有时用药有点效果，有时无效，特别是上海的医生给我按照癫痫病治疗，吃药后发作更频。您问了病情后就诊断是农药中毒，您太神了！"我笑着说："其实很简单，刚见面时我就闻到您身体有死性大蒜味，在询问病情时嗅到您身体里散发出的气味，全是农药味。"

【小结】

人体脑支配的十二对脑神经中的第一对，就是嗅神经，嗅神经细胞的周围有很多的嗅叶，嗅叶更是嗅神经细胞的基础、根基。大脑里的嗅叶越多，嗅神经功能越强。如果督脉与任脉畅通无阻，可激发嗅叶功能，使嗅觉功能提高。

三、脉象先兆典型病例 2 例

【病例一】

王某，男，52 岁，利辛县水利局领导，1995 年 8 月来诊。

我先让两个学生（高其连、许守保）给他诊脉，之后每人都写一份诊断结果。他们写的基本上一样，如面色微黄，色暗，舌质淡紫，舌苔厚腻，右关脉弦数，右关内脉牢脉。我复查王某的脉象，的确如此。我问王某近期身体有哪些不适的症状，他笑着说："我什么病都没有，主要是喝酒后感觉胃不适，'上火'，吃饭少，也不想吃，一天不喝酒又好多了。我来找您，就是想让您给我开个方，清清胃火就行了，最好加点解酒的中药。"我笑着对他说："酒少喝，尽量别喝了，现在胃已经出毛病了，再喝胃就受不了了，会出大问题。不过今天我给你开方治胃，如果吃了药效果不好，建议去上海或北京检查一下吧。"

我下班后打电话给王某的家人，告诉他们王某是胃癌征兆的脉象，赶紧去大医院检查，确诊后抓紧治疗。三个月后，王某的妹妹打电话给我说："杨医生您好！上次您说我哥有胃癌征兆的脉象，说实话，我们一家人都不高兴，连您开的药都没吃，所以耽误了三个月。上周二晚上他突发胃痛，用药无效，县医院治疗两天后，专家建议去上海肿瘤医院检查，到上海后查明是胃癌，胃内有七个肿块，手术已不能做了，还有肝内胆管结石。现在与您说说，您千万别生气，我们一家人与他本人都想让您给他治疗，我代表全家人请求您！"

【病例二】

1997 年 2 月 10 日，一位三十多岁的女子，头上插着一朵小白花，脚穿白色布鞋，来到我的诊室，说："杨医生，今天我来这里，一是想让您给我和爱人诊脉，看看有没有病；二是向您赔礼道歉，要不然我这辈子心里都不安。"我笑道："我怎么记不起你了，你是？"

"我姓王，家住利辛县佛镇集王冲村。两个月前，我带父亲来找您看病，您先让学生给父亲诊脉，之后您才给他看的。看后您写了个纸条，让您的学生把我叫到外边后对我说，父亲是肝癌晚期，还有 50 多天的寿期。当时我听了非常气愤，直接把父亲拉走了，去县医院治疗。半个月后治疗无效，我们又去了上海肿瘤医院，找的是名院名医，用的是好药，我就不相信，父亲活不过 60 天。我每天都在数天数，从您这里离开，到在上海病故，总共是 53 天。我终于服气了，您说得对，真是个明医！"

【小结】

诊脉的基本条件：一是有扎实的脉学知识，二是反复实践平脉（正常脉象）。例如，特殊的生理现象，特别是女性的脉象，"女子寸兮男子尺，四时如此号为平"。还有双子宫的脉象，如二尺脉洪大有力等。2005 年 7 月，朋友崔某，家住北京怀柔，让我给她诊脉，看看有无毛病。我诊脉后告诉她："你什么病都没有，身体很好，身上还多长了一个零件（双子宫）。"她笑道："我自己也不知道，去年体检时发现的。"有的女性生理异常，终身没有月经，但是可正常生育，这叫作暗经，其脉无冲滑之象。三是作为一名中医医生，要防止血脂异常，因为血黏稠可影响血液循环；还要预防颈肩痛、手指麻木等亚健康症状，否则诊脉无度，结果不准确。所以说，医生不健康，对患者来说是不负责任的。

一名医生能把正常脉象掌握清楚，对病脉就会比较明白了。所以，我希望想学好诊断的医生，生活要检点，科学食疗，科学养生，练习有氧功法，这样微循环畅通无阻，指尖神经灵敏度高，诊脉才准确。

四、梦先兆典型病例

【病例】

根据食管癌患者的梦先兆主诉，大部分患者病前三年左右发梦，梦兆各不相同。有一位食管癌患者，名叫李某，食管癌晚期前来就诊。他问我："杨医生，我的病还有救吗？我已经喝水都呛逆了。"我笑着说："你别怕，我会想办法让你明天可以吃饭。"我采用了三种治疗方法，中药、西药和自然疗法。第二天，李某真的先喝了一碗粥，一小时后又吃了一碗面。

他高兴地拉着我的手说："不管您多忙，我都想和您聊一会儿我的心里话。我生病之前的三年里老做一个梦，梦到我是杀人犯。我们一批犯人被赶向大西北，走到沙漠地区，还一直向前走，又走了 15 天，我们就被扔到那了。没有人烟，没有食物。到最后七八天，饿得没感觉了，就觉得口渴得难受，口干得像树皮一样。感觉快要死的时候，梦就醒了。这是其一。像这样的梦连续做了多次。近一年来，又做一种梦，梦里有很多很多的人，都是不认识的人，男女老少都涌向一个海岸码头，拥挤着上了一只大船。然后船开向远方，很远很远。到了对岸，下了船，又向前走了很远，看到一个大城市，走近才看到城门上写着四个字'阴曹地府'。我一看到这四个字，心里明白这不能进，进去就麻烦。我就找机会跑，一直跑，无方向地跑呀跑，不知跑了多远，又累又渴又饿，必须找点吃的，也要休息一下了。好容易找到一个街道，也有几家饭馆，可是饭馆卖的全是馍馍与炒面，就是没汤，也没有水，吃干了也喝不上口汤水。实在吃不下去，再换一家饭馆，都是同样的条件。后来梦醒了，我赶紧去喝了好多的水，感觉还是口干口渴。最奇怪就是我会连续做这种梦，都是相似的梦，不是口干口渴，就是劳累加饥饿。"

他说完后，我告诉他："这些就是你生病之前的梦先兆，这些梦早早地就告诉你，你的身体内组织细胞缺水、缺氧，中医学叫气阴二虚。如果你能明白你的体质，多进行有氧运动，多吃补阴滋阴的食品，你就不会得这种病了。实际上你体内的'报警器'三年前就开始报警了。正因为你缺乏这方面的知识，所以没有很好地注意，才最终得了这个病。"

第六章

非药物特色治疗

第一节　什么是新医学气功特色治疗

一、特色治疗三个要诀

本篇所述"特色治疗"，指常规治疗无效时，利用多方面的方药或方法治疗疾病。很多慢性疑难杂症、顽固性疾病、久治不愈的多发病，如"三高症"（高血压、高血糖、高血脂）、顽固性失眠、头痛、类风湿、先天遗传性顽疾等，常规治疗（例如长期服用西药）只能治标，那就要采用中西药结合治疗，如果还是不见效，就要采用特色治疗，配合新医学气功功法，或自然疗法，或民间验方，最后达到治疗目的。

很多怪病在采用常规治疗无效时，可创立"法外之法，方外之方"治疗它。例如金元时期医家朱丹溪用掌击法治疗相思病；孙思邈用葱管导尿，用蚂蟥吸血治疗眼部瘀血等。这些都不属于常规治疗方法，都是特色治疗的典范。在当今社会，上述方法无法实现，因为医生打患者是违法的，葱管导尿与蚂蟥吸瘀血是不卫生的。

对疑难杂症与疑难绝症的治疗，新医学气功以中医、西医和气功三方面结合为大法。治疗措施和原则应遵循和运用三项要诀。

第一项为"急则治其标"。如西医对输液、输血、输氧、化疗、光疗、磁疗以及各类手术等先进科学的治疗方法的运用。医学气功师将内功点穴应用于止血、止痛和急救，效果超越一般的药物及其他疗法。

第二项为"缓则治其本"。如中医对各类慢性多发病与各类退行性病变的治疗，犹其是对各类大病、高热病、急症的善后治疗和调理，均采用此法。特别是利用新医学气功之疗法，对各类精神疾病、抑郁症、内脏内环境紊乱和气血紊乱，对因外伤瘀血引发的经络受阻、血管受限，以及由此而产生的诸如失眠、郁闷、便秘、神经性头痛、血管性疼痛和血管梗塞等多种病症皆有良效。

第三项为冷药治怪症。冷药，诸如久藏的矿石类药、金属类药，各种虫类的毒蛋白，各类野花、毒草，以及各类毒树的根、叶、皮等。

所治怪症，有属于七情所伤的怪症，有因气、血、阴、阳的紊乱所引发的内环境的脏与脏、腑与腑，以及脏腑之间的功能不和谐而引发的很多病变。诸如由气滞血瘀所引发的癥瘕症，由气血逆乱所引发的逆经倒转，由肾气不纳所引发的奔豚症与喘促症，由火毒阻络所引发的瘿瘤、疔疮走黄、瘩背阴疽、无名肿毒等。

现今，利用中医、西医和新医学气功疗法诊治疾病，多是既继承传统又开拓创新，方法灵验且招数也较绝。比如用针灸、火罐、火疗、水疗、砭石、刮痧等诸种疗法，或者用单方、验方和奇方等民间疗病良方。

另外，医学气功师常用内功点穴、内气外放、抓排病气等气功疗法为广大患者治病。不仅疗效好，而且十分受欢迎。

上述特色疗法，对治疗疑难杂症和疑难绝症来说，创新了以中医、西医和气功三者相结合的治疗原则，对医学界与气功界人士以及对中医与西医人员来说，是为其架设了一座金色桥梁，很有利于双方沟通交流。

二、特色治疗五大特点

新医学气功特色治疗大法为"医方异术"，即同病异治、异病同治大法，包括正治法、反治法、标本同治法等。在实施治疗时，以相体裁衣为原则，即因人、因病种、因病情实施中医、西医、气功治疗。

新医学气功特色治疗特点如下。

1.整体观念，辨证论治。

2.未病先防，既病防变，既变防逆。

3.祛病气不伤正气，扶正气不留邪气。

4.治病效果好，效果就是科学。

5.开发智慧快，提升高层次领悟力、想象力、创造力。

新医学气功特色治疗包括非药物治病和中医、西医、医学气功三结合治病。本章主要介绍非药物特色治疗方法。关于中、西、气三结合特色治疗，将根据不同病症在以后章节详述。

第二节　非药物特色治疗

新医学气功非药物治病是利用自然资源，倡导自然疗法，主要包括中医结合气功的针灸、推拿方法，内功调动外气、内功点穴等气功治病方法，还有自然疗法等。方法灵活多样，内容十分丰富。

"夫医者，活人之事，亦可杀人也"。这句话即是说，医生的一句话如果传递的是正能量，教人积极向上，可以给患者信心，可以救一条人命。但是如果传递的是负能量，教人消极低沉，也可以杀一条人命。有时候一句笑话，可以解开一个有抑郁症或心理障碍并发症的患者的心结，能治他的病。一首歌、一首诗，如能打动患者，打开患者的心结，就是治病的灵丹妙方。这就是所谓的话疗、诗疗、歌疗。

新医学气功有氧运动，健身养心功法，其舞魂式的动作，每一套都治一种病；一根针，或者是气针，扎到穴位上，使经络畅通，就可以治相关部位的病痛；教患者用桃树枝条敲打自己身上的阳经，可治风湿类疼痛；一把草，一碗饭，一把蔬菜做碗汤，教患者改变饮食习惯，这就是食疗；微笑是免费的补药，如何笑对人生，这就是笑疗。这些都是非药物治病的方法，省钱、省力、省时间，既解决病痛，又可减轻经济负担，还可避免长期用药导致的药源性的副损伤。

本节我们着重讲作为非药物治病方法之一的气功治病。医疗科学迅猛发展的近几十年来，利用外气治病风行一时。医家各用其所长，有的用气功推拿，有的用气针，还有的用外气直接导引，或针刺某个穴位。有些医学家，在患者某病处进行气功发放，甚至还利用外气对各种病症进行麻醉。诸如对偏瘫、截瘫、冠心病、高血压、糖尿病、颈椎病、恶性肿瘤和良性肿瘤等病症用此法治疗，均取得了满意疗效。这一疗法已引起国内外学者们的广泛关注。

一、内气外放的科学性

医学气功师经过多年的气功锻炼，体内真气充盈，一旦要引用外发，即可在意念下调运到某一部位。再以一定的强度和密度，将内气向体外发放。这样，就形成了外气。通过外气发放，患者有得气之感。最常见的是有冷、热、麻、重压、酸胀、蚁走和光感等得气感觉。施用外气治疗疾病，能适应这一疗法的病症相当广泛，诸如对心身失调的疾病和急慢性疾病，都有一定疗效，甚至对某些难治之症也有效，如一些癌症病例。

1. 以中医学理论为基础

气功外气治疗的理论基础，乃是根据中医学的阴阳、气血、经络和脏腑等基本理论，采用不同的手法，实行诊断和治疗。治疗可有导引和补泻等方法，故能起到通经活络、调和气血的作用，收到恢复与维持阴阳平衡、培补元气的效用。

应用外气诊断和治疗疾病，在我国历史悠久，先例比比皆是。扁鹊、华佗、张仲景、葛洪、巢元方和孙思邈等古代名医，在这方面均做出了杰出贡献，均获取了辉煌的历史功绩。古代医学家称内气外放为布气。《晋书·方技传》中说："学道养气者，至足之余，能以气与人，谓之'布气'。晋韦虚能以此法疗人之疾。"

2. 施用气功外气的物理和生物效应

自从 1977 年以来，我国一些科学家对气功外气的物理特性和生理效应进行了测试和研究。

（1）中国科学院原子核研究所的顾涵森研究员和上海气功研究所合作，用 HT-Ⅱ 型红外测温仪对准气功师手部的劳宫穴，距探头 1.2cm 外，收到了气功师发出的低频调制涨落的红外线辐射信号，其调制幅度可达 80％，而正常人不超过 15％。沈汉昌等专家采用对红外敏感的胶片做了感光对照观察，结果显现，未练功者不感光，而气功师的胶片却发生了感光现象。

（2）林雅谷等专家用 AGA750 型红外热象仪观察到，气功师发功 3～4 分钟后有微粒流出现，并逐渐扩大，温度升高 2℃左右，而对照组则无。这项试验，证明气功师能主动控制自身体表的外辐射强度及其分布状态，对照组则无。通过这项试验，还初步发现红外辐射增强部分与经络途径有一定关系。

（3）梅磊等专家对六名练功有素者在气功状态下的脑电波情况进行了研究，并用电子计算机进行了脑电功率谱分析，发现练功时他们的脑电波出现了许多异乎常态的特征。

1）在做入静、意守丹田、发气和百会穴出气等气功活动时，脑电波形式比较接近，在额区脑功率谱上 Q 波出现了能量较集中的优势波峰。其中，心频率左移（向低频移动）。锻炼时间长者，最低达 7.5 赫。

2）气功显现为功能态时，与正常人相比，额枕、脑波关系明显逆转。一般正常人枕叶 Q 波占优势，而练气功者 Q 波优势却从枕区转向额区。习练气功的时间越久，额区 Q 波峰保值越大。

3）观察发功状态下的脑电功率，与其他气功状态时的脑电功率有明显不同。主观表现在额区 Q 波主峰不出现或不稳定，较多地出现同步型脑波。

以上结果说明气功锻炼确能改变人的脑波。试验者认为，练功时脑波有序化增强和额枕关系逆转，提示大脑功能发生了质变，进入了一个新的状态，值得深入探讨。另外，人们还研究了气功外气的次声效应、气功外气对人体肌肉运动的影响、外气对经络系统的感传现象。冯理达等专家还观察了气功外气对肿瘤细胞的影响和外气对心肌细胞的作用等。

从以上材料看，气功的外气确实是有物质基础的。所谓气功能产生外气之说，是有一定科学依据的。所谓"外气"，通常是指气功师发出某种能量对别的生物体及事物发生影响或作用。但是，不管是气功师，或者是习练气功者，都应认识到气功的作用机理非常复杂，许多效应的测量远非目前技术水平所能解决和完成。况且，某些人对某些实验还持有不同看法。故我们认为，目前对外气的探讨仅仅是个开始。我们认为，在研究人体奥秘时，一定要坚持实事求是的态度。同时，对某些难以说清的现象（包括实验结果），不应拘泥于老的概念和现定的框框而轻易加以否定，甚至将其一概斥之为伪科学。对于某些已经应用并且已有道理可解释的现象，则不宜故弄玄虚，甚至加以神秘化的渲染。

钱学森教授说："我以为人体科学是一门十分不容易的学问，不然何以时至今日，天文地理都有很大进展，赤道同步卫星可以上天定位，而人对自己却不甚了了？这难道不值得我们深思吗？故要坚持严肃认真的科学态度，去伪存真，去粗存精，多学科多侧面协同研究，在马列主义辩证唯物主义思想指导下，深入探索，以为四化建设服务，为中华民族争光。"钱老对人体科学的看法，完全可以运用到医学气功外气的研究上。

二、发放外气的方法、途径及注意事项

首先必须是医学气功师，有中医药学的理论基础。

气功外气的发放必须经过严格的训练。首先，要把气功练到一定程度，丹田才会有气。待丹田气愈聚愈多，同时能聚能散，即可用意念导气入经，循经而行。首先使督、任二脉运行无阻，继之练通十二经络，即先通小周天再通大周天。用意念把丹田气引至左右臂，至劳宫或十指尖之各穴。反复练习，使大脑中枢神经系统和丹田及发放部位形成一反射弧，达到条件反射及有序化，方可发放外气。为了确保气源充足，使之取之不尽，尚应练习外气调节法。这种方法可用于平时锻炼，更可在给患者发气后进行练习，以补充气源。同时，还可排出患者之病气。

在发放外气时，还应注意保护自己。这样，既有利于患者，也不会损伤自己，从而达到治疗的预期效果。但应注意如下事项：①身体疲劳时和机体过于紧张时，不能发放外气。②在未查清患者的病情时，不能发放外气。③对传染病患者，要少发或不发外气。④对癌症患者，在无把握的情况下，最好不发外气。发放外气后，要适当补气。对于某些疾病之气，如恶性肿瘤病，要注意随时排除。在练发放外气和发气治疗时，要注意用量适当。只有循序渐进，遵循规律，才能更好地运用治疗技法和手段。

三、气功外气的功法训练

气功外气发放的训练过程，必顺经过采气、沉气、固气、运气和发气等步骤。所谓采气者，就是在意念支配下，将外界清阳之气通过穴位，采入体内。所谓沉气者，就是把采到的外界清阳之气，用意念引导沉于丹田，以后天之气来补充不断消耗的先天之气。所谓固气者，是指在沉气的基础上，训练固气，即通过意守丹田，使丹田部位的元气、真气和精微之气巩固在相当高的水平。所谓运气者，就是在意念调节下，将气导入经络，并循经络运行至发放的部位和穴位，如劳宫穴、十指尖的十宣穴、涌泉穴和足趾等部位，也可运至肘、膝、肩和眼等部位。将上述各步骤熟练掌握后，方可练习发气。所谓发气，就是指在意念支配下，有节奏地将内部真气向患者的某部位、某穴位发气。具体功法可习练新医学气功的静功和动功。

关于练功的时间和方法问题，若能很好掌握，很有益于增强练功之效用。子午流

注认为，人体的气血循行，从子时到午时阳气渐盛，从午时到子时阴气渐盛，子和午是阴阳变化的交界点，随着时间的不同而会出现周期性的盛衰、开合。开时气血就盛，合时气血变衰。具体来说，就是要使宇宙节律和人体节律产生同步共振，才会更快地收到练功效果。人体的三大节律（脑电节律、心搏节律、呼吸节律）易受外界强大节律影响。这就是宇宙节律和人体节律，即天人律。这也就是中医常说的人体与自然界存在着"同气相求"的机理。内气与大气之间互相交流，在其作用下，腹为阴，接地气，故面向下为内。背为阳，接天气，故背朝外为外。依上述之理，东方少阳之气与人体肝气同质，南方太阳之气与人体心气同质，北方至阴之气与人体肾气同质。这就为我们指明了练功的方向。春天面西，夏天面北，秋天面东，冬天面南。长夏面南，对此尚有异议。至于练功时间问题，一般认为以子午卯酉四个时辰为佳。例如在寅卯两个时辰，内气正运行于肺和大肠经。肺与大肠相表里，其气相通。肺主收敛，可吸收能量。而清晨3～7时的自然之气，因旭日的影响，正处于少阳初升状态。少阳之气主生发，可缓缓地发放能量。故在此两个时辰练功，一发一收，吸收得特别好。这就是练功时应讲究时间与方向的道理。但应注意的是，练功方向和时间的选择还要因人、因地、因病灵活掌握。

四、新医学气功特色治疗主要施治方法

运用气功外气疗法治疗疾病，其所适应治疗的病症很广泛，对一些急慢性疾病、机能性或器质性疾病均可治疗。治疗的效果取决于患者机体对外气信息的反应情况。有些很敏感的患者，即使是病情比较复杂，也可收到想象不到的效果。

运用气功外气治疗疾病，方法有气功按摩、内功点穴、气功气针，以及不接触患者而有一定距离的布气。同时，还可采用其他不同的手法，如振颤法、推挤法、施拉法、疏导法和点射法等。这些疗法针对病区，能起到止痛消炎、疏通经络、活血化瘀和发散病气等疗效，进而会使患者很快康复。

总结起来，新医学气功有以下几种主要施治方法。

1. 内功调动外气治病

（1）带功讲课调场治病。

（2）带功组场练功治病。

内容：

①排病气，抓病气，甩病气，搬运走病气。

②有氧与增氧、聚氧运动。

③聚纯氧养心安神功法。

④真气运行法与正气存内法。

⑤调气血和谐法等。

医学气功师组场带功排病气与组场练功治疗，主要针对慢性病、亚健康、慢活病（慢性活动性病变）等病症。对于特殊病症治疗方法有针对性、灵活性。其次，运用中、西、气三结合疗法，其特点是：驱除病气不伤正气，扶元气不留邪气。

2. 内气外放治病

（1）内功点穴治病：定时、定量，以达到热效应为宜，显效最佳。

（2）远、近程信息治病，主要对三大系统病症（神经系统、内分泌系统、心脑血管病症）显效快。主治：心脑血管细胞缺氧引发的头晕、失眠、抑郁等症。对胸闷、心悸、乏力等症状有特殊效果。

（3）开发德才兼备六微感高级人才，按时发功（接功），这样提高功夫力量最强大。

3. 真气运行（点穴与触摸）治病

治疗范围：

（1）急救：缺氧性心力衰竭与气虚血瘀型心衰。

（2）气虚导致的出血症。

（3）止痛：气虚血瘀与气滞血瘀引发经脉运行不畅之疼痛。

（4）近期性骨伤。

（5）外伤性组织断裂。

本法运用于止血、止痛、急救，非药物疗法超越一般的药物及其他疗法。其原理基于中医基础理论。医学气功师发的功是传递正能量，是正气。气有六大作用，包括固摄作用：气可摄血，气可摄津，气可摄液。正气可以排掉病气，正气可提高细胞组织灌氧量，使神经、经络系统和谐，气血畅通，人体阴阳平衡，脏腑和谐，从而激发潜在能量，提高免疫功能，恢复人体功能，提高防病抗病的能力。

如内功点穴，是按针灸原理沿经络点穴，用内功将内气运到手上，按摩或发放真气到相关穴位或部位，使经络畅通，气血畅通，通则不痛。所以对于一些气虚型的气滞血瘀病症显效快。细胞组织灌氧量提高了，活动能力增强了，气行血行，瘀堵就散开了。同理，急救缺氧性心衰，心脏停搏，医学气功师通过按摩心脏，用劳宫穴给心脏补真气，对虚里穴发功，或可使心脏起搏。

治愈病例统计：用内功点穴治疗疼痛病症，治愈病例上万。用内功点穴止血，治愈胃出血、肺出血、子宫出血十几例。运用于急救：心脏病发作期，抢救几十例；心脏停搏，抢救 11 例。有的病例是因青霉素、链霉素药物过敏，心脏停搏 20 多分钟；悬梁上吊，心脏停搏 10 分钟；溺水儿童，心脏停搏 20 多分钟。内功点穴治疗甲状腺囊肿、乳腺增生、乳腺囊肿，在短时间内可使乳腺囊肿缩小，甲状腺囊肿消失。内功点穴治愈肠梗阻、胃扭转 26 例。

五、非药物疗法对医学气功师的要求

1. 必须要有三层至五层内丹功夫，才能达到治疗效果。功力不够，何谈非药物治疗。

2. 必须懂得人体经络运行、五脏六腑的生理功能，明确人体 24 小时生物节律、生理变化与病理根源、人体解剖知识。

3. 必须明白子午流注 12 个时辰，人体与天体的相应，推知脏腑、经络、气血运行的规律与穴位开放时间、关闭时间。这样实施内功点穴方可得心应手，有奇效。

此外，实施者必备医师资格及临床实践经验。满足这几点，才是合格的医学气功师。

第三节　神经系统疾病治疗功理

神经系统的功能是及时调节全身各部位的机能，以适应内外界的各种环境和变化。这种调节功能是通过多种反射来完成的。

中医所说的风痹、痿、厥等症多数为神经系统疾病。《素问·血气形志》中，有"形数惊恐，经络不通，病生于不仁，治之以按摩醪药"等论述。而施用内功正可以调节神经系统，特别是调整大脑皮层功能，这是一种最有效的手段。一般来说，临床上较为常见的运动、感觉异常，主要症状会发生变化，并会转变为慢性病的各种神经痛、神经麻痹、神经官能症、癔病、精神分裂症、癫狂，以及高热所致的狂躁病以及一切精神失常等疾病，均可采用气功疗法。只是须根据不同的患者、不同的病种和不同的体质等具体情况，来加以辨证施功而已。

一、刺激"十三鬼门穴"治疗精神病

治疗癫狂、癔病、精神分裂症和高热所致的狂躁病以及一切精神失常等疾病，除了让患者坚持练荷花功外，还可以用内功点穴和针灸等方法进行治疗。患者在不能接受外气之前，可对其进行内功点穴。所点的穴位是十三鬼门穴，这些穴位是针刺与内功点穴的十三个特定穴位。医生治疗精神失常，多选用这些穴位。

据文献记载，南北朝时期的名医徐秋夫，就专用十三鬼门穴治疗癫狂症。唐代名医孙思邈的《备急千金要方》，杨继洲的《针灸大成》和高武的《针灸聚英》等医学著

作，对十三鬼门穴的疗法都有详细的记载。由于此法治疗癫狂症疗效很好，所以至今一直在民间沿用。

1. 操作方法

十三鬼门穴针刺与内功点穴以得气为宜。操作方法：一针鬼宫（水沟）刺入3分，二针鬼信（少商）刺入3分，三针鬼垒（隐白）刺入2分，四针鬼心（大陵）刺入5分，五针鬼路（申脉）刺入3分，六针鬼枕（风府）刺入2分，七针鬼床（颊车）刺入5分，八针鬼市（承浆）刺入3分，九针鬼窟（劳宫）刺入2分，十针鬼堂（上星）刺入2分，十一针鬼藏（男：会阴；女：玉门头）刺入3分，十二针鬼腿（曲池）刺入5分，十三针鬼封（舌下中缝）刺出血。同时再用长针1枚，在舌根部横刺1针，令舌不能动。如加间使、后溪二穴，效果更佳。

2. 手法

内功点穴：以快速得气为宜。

针灸：以强刺激手法，不留针。主治病症：癔病、精神分裂症、癫狂、高热所致的狂躁不安和一切精神失常病症。

3. 注意事项

（1）徐秋夫与孙思邈所用的十三鬼门穴略有不同，其共同的九穴是人中、少商、隐白、大陵、风府、颊车、承浆、劳宫、舌下中缝。不同的四穴：徐秋夫用的是神庭、行间、阳陵泉、乳中；孙思邈用的是申脉、上星、会阴、曲池。后世医家多用孙思邈的针灸十三鬼门穴之法。

（2）用内功点穴与针刺穴位治疗时，要因人、因病施功与针刺，一般选3~5个穴位较适宜，不要将十三个穴位全用上。

对癔症、癫狂、精神分裂症、精神失常、狂躁等病症的治疗，应采用急则治其标、缓则治其本之则。治标是以内功点穴或针刺十三鬼穴或结合神经系统其他穴位对症治疗。治本则是以新医学气功功法，因病、因人施功。标本同治，效果更佳。

二、偏瘫疗法

内功点穴与针刺神经刺激疗法，是用气功和针刺刺激与疾病有密切联系的神经来以此治病的一种方法。由于腧穴与神经高度相关，故刺激到神经上，能够产生疗效。而气功与针刺感觉的产生离不开神经。所以，医学气功师专门通过刺激神经来治疗疾病。由于神经干支配面较广，所以一般以刺激神经干为主。下面讲述操作方法。

1. 医学气功师必备条件

医学气功师必备条件，应有中医药基础知识和三层以上内功功底。没有内功的气功师，可用毫针与不锈钢针。

2. 刺激点的选择

采用内功点穴与针灸治疗，应根据患者瘫痪情况来选择刺激点。

一要根据神经节段分布选择刺激点。如大腿前群肌麻痹，因其受腰2～4髓节段支配，所以点穴与针刺应在腰2～4髓节段。二要根据周围神经关系选取刺激点。如伸膝运功由股神经支配，当伸膝障碍时，可刺激股神经。三要根据相关经络选取刺激点。如腓深神经与足阳明胃经在小腿的循行路线相近，所以治疗胃病时可刺激腓深神经。

3. 刺激的效用（得气）

选取神经根刺激点后，经内功点穴与针刺，提针强刺足阳明胃经。当患者出现强烈的触电感及肌肉跳动时，表示已刺激至神经干。此后，再根据病情及患者耐受程度，连续或间断地针刺5～10分钟。

针刺法：当针快速刺入皮肤，一边缓慢进针，一边与神经干成垂直方向划动，使患者有触电感，使其肌肉跳动（得气）。患者若没有感觉，则需要调整针刺的深度和方向。

4. 取穴

（1）举臂障碍：臂丛，颈5～颈6。

（2）屈肘障碍：臂丛，肌皮神经，颈5～颈6。

（3）伸肘、腕、指障碍：臂丛，枕神经，颈7。

（4）屈腕指障碍：臂丛，正中神经，尺神经，颈8。

（5）手指分开活动并障得：臂丛，尺神经，颈8。

（6）屈髋障碍：股神经，腰3～腰4。

（7）伸髋障碍：坐骨神经，腰5～骶1。

（8）大腿外展障碍：腰神经，骶神经，坐骨神经，腰4～腰5。

（9）大腿内收障碍：闭孔神经，腰3～腰4。

（10）伸膝障碍：股神经，腰3～腰4。

（11）屈膝障碍：坐骨神经，腰5～骶1。

（12）足背屈外转障碍：腓总神经，腓浅神经，腰4～腰5。

（13）足趾屈内转障碍：股神经，骶1～骶2。

（14）足趾伸展障碍：腓总神经，腓深神经，腰4～腰5。

（15）足趾屈曲障碍：腓神经，骶1～骶2。

注意事项：治疗前，让患者先放松一下，不要空腹，可先喝点开水。如用针刺，针具需严格消毒。刺胸椎段旁点，不得过深，以防造成气胸。针刺股神经点，注意摸清股动脉位置，千万不要刺破股动脉。每次针刺，要沿神经走行方向稍微移动一点位置，以防因多次反复地刺激一点，引起神经过度损伤及影响针感的传导。

三、子午流注气功导引推拿法

子午流注气功导引推拿法，适用于一般推拿所宜之病症，尤适于脏腑经络之病患。该方法更适合于患者未接受练功之前。采用此法治疗，经络畅通，气血乃和。阴阳平复后，再指导练功，以利从根本上治疗疑难杂症，同时用以加速练功的效率。

子午流注推拿是根据人体经脉气血流注的盈亏，以及一天中阴阳消长变化的规律来调节人体内阴阳平衡来达到治病防病目的的一种方法。子午流注法可分为纳子和纳支法。子午流注推拿法主要是运用纳支法，是以一天的时辰经气流注，分纳脏腑，结合补母泻子方法开穴，采用推拿手法的补泻施术以治疗疾病。其方法有纳支法、补母泻子配穴法、主客配穴法、母子经配法、开穴通闭穴法和内外经脉相引法。

1. 纳支法

子午流注纳支法十二经脉的气血循行，按一天中的 24 小时分布，从半夜子时，即 23 时至次日凌晨 1 时。气血输注，从胆经起，按顺序相推。时辰是子、丑、寅、卯、辰、巳、午、未、申、酉、戌、亥。经脉为胆、肝、肺、大肠、胃、脾、心、小肠、膀胱、肾、心包和三焦。详见下表。

纳支法

时间	23～1	1～3	3～5	5～7	7～9	9～11	11～13	13～15	15～17	17～19	19～21	21～23
时辰	子	丑	寅	卯	辰	巳	午	未	申	酉	戌	亥
经脉	胆	肝	肺	大肠	胃	脾	心	小肠	膀胱	肾	心包	三焦

2. 补母泻子选穴法

补母泻子选穴是根据脏腑配合时辰，结合各经症状的虚实，通过十二经的井、荥、输、经、合的五行关系，按"虚则补其母，实则泻其子"的原则，来选穴施行推拿补泻手法以治疗疾病。推拿手法之泻法，有点、掐、拨、擦；补法有揉、摩、推拿法。详见下表。

阴阳五输穴与五行相配

五行	木	火	土	金	水
阴经五输穴	井	荥	输（原）	经	合
阳经五输穴	输（原）	经	合	井	荥

五行、五输母子

五行	母	木	火	土	金	水
	子	火	土	金	水	木
五输	母	井	荥	输（原）	经	合
	子	荥	输（原）	经	合	井

推拿补母泻子选穴表

经脉	五行	时辰	虚者		实者		本穴	原穴	手法
			母穴	手法	子穴	手法			
肺经	金	寅	太渊	按揉	尺泽	弹拨	经渠	太渊	推压
大肠	金	卯	曲池	揉拨	二间	深掐	商阳	合谷	拿掐
胃	土	辰	解溪	压揉	厉兑	重掐	足三里	冲阳	点按
脾	土	巳	大都	按揉	商丘	点按	太白	太白	掐捏
心	火	午	少冲	按摩	神门	点掐	少府	神门	推揉
小肠	火	未	后溪	揉拨	小海	弹拨	阳谷	腕骨	掐捏
膀胱	水	申	至阴	掐揉	束骨	深掐	通谷	束骨	点掐
肾	水	酉	复溜	轻揉	涌泉	重按	阴谷	太溪	勾掐
心包	火	戌	中冲	掐揉	大陵	点压	劳宫	大陵	点按
三焦	火	亥	中渚	揉拨	天井	弹拨	支沟	阳池	按压
胆	木	子	侠溪	压揉	阳辅	点按	足临泣	丘墟	点掐
肝	木	丑	曲泉	摩揉	行间	点掐	大敦	太冲	掐捏

注：本穴为五输穴中与经脉五行所属相同之穴。

五输穴表

经脉		井	荥	输（原）		经	合（下合）
手三阴	肺	少商	鱼际	太渊		经渠	尺泽
	心	少冲	少府	神门		灵道	少海
	心包	中冲	劳宫	大陵		间使	曲泽
手三阳	大肠	商阳	二间	三间	合谷	阳溪	曲池（上巨虚）
	小肠	少泽	前谷	后溪	腕骨	阳谷	小海（下巨虚）
	三焦	关冲	液门	中渚	阳池	支沟	天井（委阳）
足三阳	胃	厉兑	内庭	陷谷	冲阳	解溪	足三里
	膀胱	至阴	足通谷	束骨	束骨	昆仑	委中
	胆	足窍阴	侠溪	足临泣	丘墟	阳辅	阳陵泉

续表

经脉		井	荥	输（原）	经	合（下合）
足三阴	脾	隐白	大都	太白	商丘	阴陵泉
	肾	涌泉	然谷	太溪	复溜	阴谷
	肝	大敦	行间	太冲	中封	曲泉

3. 主辅选经取穴法

十二经脉气血流注是以一天为循环的。起于肺经寅时（3～5时），终于肝经丑时（1～3时）。每经历2小时，为一个时辰。凡某时所注气血的经络，在推拿治疗时该经即为主经，穴位就为主穴。其他经脉为辅助经、辅助穴。在流注推拿中，如该经脉或脏腑病变为实证，在主经上可逆推，在主穴上可重泻。在其他经脉经穴上，可施以补法。如该经或脏腑病变为虚证，在主经上可顺其经脉推之，在主穴上可缓揉以补之。在其他经脉穴上，可施行推拿泻法。主辅选经取穴法，以主为重点，施以推拿，其他为辅，则为辅助治疗。

4. 母子经配法

在五行相生关系中，有"生我者为母，我生者为子"之说。在气血流注母或子时，进行一定的推拿手法可调整气血，平衡阴阳，防病治病。经脉之间也有五行母子关系。根据补母泻子法来选择经脉穴位治疗，即为母子经配法。其法临床施用可分为两种。

（1）补母养子

如肺经虚弱，金为土之子，即土能生金。在脾经气血流注时，选其穴位进行治疗，可补母养子，即健脾润肺。推拿手法可采用补法，点揉中脘、梁门、建里，从腰椎往上推督脉，揉拨足三里、大都等穴。

（2）调子孝母

如心火虚弱，不能生土为之子。土为火之子，即火能生土。在脾经气血流注时，选其穴位进行治疗，可调子孝母，即调脾宽心。推拿手法可采取泻中有补的方法，以通泻脾胃之火。点压中脘、天枢，重掐足三里、太白，从天突穴往下推任脉。因为子一般弱于母，故泻不可太过，应温补脾胃之虚，掌揉脘腹，按揉大都、太白等穴。

5. 开穴通闭穴法

根据子午流注纳支法按时循经取穴。气血流注经脉的经穴为开穴，而其未流注经脉的经穴为闭穴。临床可以通过推拿手法，以开穴通闭穴之法连通经脉。一般子至午为阳，为晨起至午前之时。午至子为阴，为午后至夜晚之时。子至午时推拿，可以阳经开穴通连阳经闭穴。午至子时推拿，可以阴经开穴通连阴经闭穴。如卯时（5～7时）为大肠经气血流注，可点、按、推、拿大肠经开穴曲池、二间、商阳、合谷等穴，通连推拿胃经闭穴足三里、冲阳、厉兑、解溪等穴，调通胆经闭穴侠溪、阳辅、足临泣、丘墟、日月等穴。如酉时（17～19时），为肾经气血流注，可点、按、推、拿肾经开穴复溜、涌泉、阴谷、太溪等穴，通连推拿心包经闭穴中冲、大陵、劳宫等穴，调通心经闭穴少冲、神门、少府等穴。

6. 内外经脉导引法

十二经脉脏腑气血流注也是各脏腑间互为表里转化的关系。其中肺经、心包经、心经、肾经、脾经、肝经为里传表。气血流注从内行外，疾病的生变也可以从里透外。临床上施以推拿，可借助气血流注关系由里传表，活血化瘀，祛邪排毒。具体方法：其一，顺水推舟。用手指或掌顺经脉流注推行。其二，前引后推。在表经穴上揉、捏、擦，在里经穴上点、压、推。

大肠经、小肠经、三焦经、胃经、膀胱经、胆经为表传里，气血流注从外行内。疾病的生变，外邪可随之深化传里，临床上施以推拿，可泻表托里，防治内患，固里束表。具体方法：其一，闭门阻邪。用手指或掌揉按里经穴。调经活血，防邪固经。其二，前阻后切。用手指或掌根缓摩里经穴，重按、点、掐泻表经穴。

主治病症：子午流注推拿可提高临床疗效。一般推拿所宜之病症，子午流注推拿均适宜。但是，本疗法主要用于治疗脏腑经络之病患。

注意事项：

（1）必须掌握纳支法，并要熟悉子午流注之时辰及经脉，熟练掌握五输穴及经脉之五行相配与流注顺序在临床上的应用。

（2）要了解多种母子关系。如经脉之母子、脏腑之母子、五输之母子和五行之母子的关系。在临床上，应灵活掌握，不可拘泥于常规方法及时辰限制。

（3）在施行点穴、导引、捏筋和弹拨拍打疗法之前，患者应保持精神宁静，肌肉放松。如系远路赶来者，应休息 20 ~ 30 分钟后再进行治疗。

（4）在施行内功点穴、气功导引疗法时，让患者排净大小便，脱去外衣，坐在诊察椅上或在诊察床上躺好。

（5）在施用捏筋拍打、内功点穴手法时，应先用轻揉手法，逐渐加重，不可一次用力过猛。尤其是对老年体弱及儿童等患者，更应注意。对肌肉菲薄处，手法宜轻。对肌肉肥厚处，手法可略重些。对身体较强壮、病程较长、运动和知觉功能迟钝或肌肉萎缩的患者，手法要逐渐加重。

（6）促进关节功能活动的手法，不能超出该关节的正常活动范围。

（7）施治时，一般先用轻捏筋手法、内功点穴，后用拍打手法。施用拍打手法时，其拍打顺序是，先是背和腰，继而肩和臂，再次腿和脚。先左后右，先前再后，先内后外，由上而下，由近端向末端，反复 3 ~ 5 遍，穴位重点拍打。

下列情况禁用捏筋拍打法：一为妇女妊娠及月经期间；二为有出血性疾病患者，如吐血、咯血、衄血、尿血、便血、外伤出血及脑部溢血等；三为急性传染性疾病及高热患者；四为重度心脏病及心力衰竭患者；五为急性炎症、疖肿和疮疡患者；六为梅毒、骨结核、类风湿关节炎及癫痫发作时；七为各种骨病及内脏肿瘤患者；八为对各种骨折，在其整复固定以后，才可在其远离骨折之处进行轻度捏筋，点穴导引，以活气血。到临床治愈之后，为加强功能锻炼，还可加用此功法，以促进患者的活动功能早日恢复。

第四节　自然疗法

自然疗法也是新医学气功特色治疗的组成部分，属于非药物疗法。自然疗法，利用自然资源，倡导自然疗法。这种方法既能解决老百姓治病的过重的经济负担，又能避免慢性病长期用药导致的药源性副损伤。自然疗法种类很多，用什么疗法要根据不同病因而定。

中医讲的病因有三种，内因，外因和不内外因。现在讲病因也有三种：①气为百病之始。生气、气滞、气虚、气乱。治疗此类病需要理气、顺气、通气。②百病由心生。治疗这类病要先调心、养心、护心，战恶病必先斗心魔。③万病皆因缺氧。穴位散气、漏气、耗气，都属于自然疗法治疗范围。治疗要注重增氧、聚氧、吸氧，多做有氧运动。

一、有氧运动指航向

自古至今的医学家与养生家都提出养生保健，创立了很多的养生方法，归纳为一句话，即"生命在于运动"。

运动是健康之本。很多疾病尤其是心理疾病大多和缺乏运动有密切关系。运动养生自古就是人们求得气血通畅、减缓衰老、保持生命活力的最佳途径。经常参加有益身心健康的运动，自然会心宽体健、心平气和、心安情悦。我认为养生必须养阳气，运动推荐有氧运动，因为万病都是由缺氧而生。

1. 坚持有氧运动使人终身受益

有氧运动的全名是有氧代谢运动。有氧运动是通过一定量的全身运动，增加氧的吸入量，全面提高人体的机能，进而改善人的身体素质。它必须具备三个条件：①运动所需的能量主要通过氧化体内的脂肪或糖等物质来提供。②运动时全身大多数的肌肉群（2/3 以上）都参与。③运动强度在低、中等之间。

生物学上有一种规律，叫作"用则进，废则退"。人体的各个组织、器官的发展变化也是如此，运动与生命息息相关，不断地坚持锻炼，参加各种形式的体育活动，不仅有利于人体各器官的活动，更可以促使人健康长寿。有氧运动是维护身心健康与生命长寿的一项必不可少的"投资"，只要善于"投资"是不会亏本的。

有氧运动的常见种类包括步行、跑步、骑车、游泳、跳健身舞、做健身操、扭秧歌及一些中低运动强度且能持续较长时间的运动项目。这对促进身心健康、增强体质、治疗慢性病都具有重要作用。

（1）有氧运动可增强心血管系统的功能

爱好运动的人心肌收缩有力，排血量增加，营养心脏的冠状动脉的口径会增粗，心脏的供血将会得到改善，全身血管的弹性增强，动脉粥样硬化将会得到延缓，心功能增强，血压与心率对各种情况的适应能力也将增强。

（2）有氧运动可改善呼吸功能

人体在运动中需要吸进更多的氧气，排出大量二氧化碳，因而肺活量增大，残气量减少，肺功能即可增强。呼吸功能好，有利于人体维持旺盛的精力，推迟身体的老化过程。

（3）有氧运动可提高消化系统的功能

人在运动时要消耗一定的能量，运动就增强了体内营养物质的消耗，并使整个机体的代谢增强，从而提高了食欲。运动还促进胃肠蠕动，消化液分泌，肝脏、胰腺的功能也会得到改善，使整个消化系统的功能都得到提高。

（4）有氧运动可以改善神经系统功能

运动是在神经系统支配下的协调活动，坚持运动的人常表现为肌体灵活，耳聪目明，精力充沛。这正是神经系统功能健全的表现。

（5）有氧运动可促进脑的血液循环

运动在促进脑的血液循环的同时，可以改善大脑细胞的氧气和营养供应，延缓中枢神经系统的衰老过程，提高其工作效率，这对脑力劳动者来说尤其重要。反复的肌肉活动训练，使神经系统兴奋和抑制的调节能力更趋完善，从而起到调节大脑皮层的功能。特别是轻松的运动，可以缓解肌肉的紧张，收到放松镇静的效果，对神经官能症、情绪抑郁、失眠、高血压等都有良好的治疗作用。

（6）有氧运动使肌肉发达、骨质增强

运动本身就是对骨骼的牵拉，正确的运动可以提高肌肉的收缩与舒张能力，使肌纤维变粗，肌力增强。运动可以改善全身的血循环，肌肉、骨骼的状态也得以改善，骨骼的物质代谢增强，使骨骼的弹性及韧性增加，从而延缓了老化过程，并可防止骨质疏松、骨关节退行性改变、关节酸痛等症。

（7）有氧运动改善内分泌系统

运动对内分泌系统，特别是对调节新陈代谢起重要作用的脑垂体、肾上腺系统以及胰腺等消化腺的功能影响更大。而肌肉的丰硕、骨骼的健壮、韧带的柔韧、血管的弹性、心肌的增厚、毛细血管网的增多等，无一不是在内分泌系统的调节下形成的。运动能改善糖代谢，防治糖尿病；运动能降低血胆固醇，防止动脉硬化；运动能促进多余脂肪的利用，防止发胖；运动能改善性机能，和谐性生活等。这些都与内分泌调节功能的改善有关。

（8）有氧运动能改善人的精神状态

人的器官和肌肉总是越锻炼越发达，越使用越灵活有力。如果不锻炼不使用，就会变得反应迟钝、肌肉萎缩，各种生物功能退化，甚至完全丧失原有的功能。

据专家研究证明，运动能有效地增加大脑的重量和皮质的厚度及表面积，使大脑的活动增加，功能提高。曾有专家指出，测定一个人的脑细胞反应速度，就可以测出他思维的速度和智力的高低。神经活动的基本过程是兴奋和抑制的交替，人在运动时，管理运动的脑细胞经常处于迅速的兴奋和抑制过程。经过千万次这样的过程，人的调节功能、反应速度、灵活性和准确性都会得到提高。

2. 有氧运动须适量适度

有氧运动对人体身心健康有重要的作用，但在运动中我们还要掌握适量适度的原则，才能使有氧运动发挥出有益的健心健身功效。故健身要有度，养心要开悟。

一般测定运动量是否适度，多用脉测法，以脉搏快慢来测知运动量是否适宜。一般的人，运动时以脉搏120次/分为宜，或每分钟净增脉搏数（即运动后最快脉搏次数减安静时脉搏数）体弱者不超过20次，体质中等者不超过40次，体质强壮者不超过60次。首先要明确自己不是运动员，因此选择的运动量一定要适量。否则过度运动所带来的疲劳将扼杀掉你继续运动下去的兴趣。

3. 现代人亚健康的原因多与"气"有关

据此而创编的新医学气功动功功法、医学健身五行功、拍打功等功法（详见本书第四章）是高级有氧运动方法，是送给有缘之士与非常需要健康快乐长寿之人的法宝。

二、笑疗：微笑是免费的补药

人是会笑的动物。中华民族是个乐观的民族，爱笑，有着深厚的笑文化积淀。自古迄今，人们对于笑的形容林林总总。随手拈来即有微笑、含笑、欢笑、嬉笑、狂笑、嘲笑、讥笑、耻笑、冷笑、淡笑、买笑、掩口而笑、妃子笑、捧腹大笑、哄堂大笑、开怀大笑、《易经》之"旅人先笑"、《诗经》的"顾我则笑"、《孟子》的"以五十步笑百步"、《红楼梦》的"撕扇子作千金一笑"等。只要提及笑，人们很自然地会把它与欢乐、喜悦、幸福联系在一起。

1. 笑的产生机理

根据中医基础理论，笑和人的内脏，尤其是心脏息息相关。心脏的生理功能是主血脉，主神志，其华在面，开窍于舌，在志为喜，在液为汗。"十二经脉，三百六十五络，其气血皆上于面而走空窍"。所以，心气旺盛，血脉充盈，面部就红润有泽。"心气实则笑不休"，"喜则气和志达，营卫（气血）通利"。心主神志，气血者，人之神也。发自内心的笑可使五脏六腑产生强烈的运行与颤动，激发内脏的潜能与储能，唤醒沉睡的细胞，提高其效应，改变细胞的通透性，增加细胞灌氧量，提高细胞带电荷的功能。

古语说"善乐者寿"，心坦喜乐者，形体不易衰，可以延年益寿。笑是人生良药。中国有句谚语，"笑一笑，十年少"，不是说真的年轻十岁，而是说笑对于双眉紧锁的人，可以抚平其心灵的创伤，解开心头的疙瘩，树立信心去挑战未来，所以说笑是免费的灵丹妙药。

人在笑时下颌处于下移状态，这种状态是人体放松的关键。平时万念纷飞的大脑，只有在笑的时候才进入了无念无为的纯静放松状态。能使人从紧张状态放松下来的方法莫过于一笑。

人在开怀大笑时肩膀会耸动，胸膛会摇摆，横膈膜能震荡，血液含氧量因呼吸加速而增加。更重要的是脑部会释放出一种化学物质，令人感到心旷神怡，实在是最佳的自然药物。

微笑是人类最美妙的笑。微笑的魅力是人世间最重要的礼物，微笑能温暖人的心，使人际距离缩短。微笑的程度可以分为不露齿的微笑和露齿的微笑。欢笑是内心喜悦在面部的自然流露，较之微笑，已有声音。不论是微笑、欢笑，还是开怀大笑，都是有益的，它会强心健脑，促进呼吸，促进消化，防病治病，还有助于美容、增强性功能。

2. 微笑是新医学气功六个最美之一

在新医学气功各式功法及有氧运动中，皆强调要面带笑容。它的道理是微笑能帮助放松身心。微笑与运动相结合，对人体的好处很多，比如说，能增加肺活量，清洁呼吸道，按摩内脏器官，促进血液循环，消除压抑感，解除愁闷，放松肌肉，延缓皱纹的产生。

微笑能刺激大脑，使其产生一种酞酚胺激素，能激起人体内的天然麻醉剂内啡肽的产生，从而减轻疼痛的程度和不适感。因此，可以说笑与运动是免费的补药。

新医学气功有"六个最美"，第一个就是"微笑"。最美的微笑，传递文明，和谐温馨气场。微笑是免费的补药，说说笑笑病气跑掉，谈笑风生病气无影无踪。

面带笑容是轻松的笑、自然的笑、愉快的笑、和谐的笑，是发自内心的笑，是调身、调心、调息的一种极佳状态，可以增加神经细胞的灌氧量，对潜意识的开发，对吸收宇宙的超常能量都十分有益。一个人健康地笑五分钟，可以代替四十分钟的休息。笑使人体产生一种生物激素，可让疲劳瞬间烟消云散。所以，我们要多找笑源，多创笑机，多练微笑，笑口常开。

（1）镜中笑

初练习微笑，可常照镜子，在镜子里试着微笑，看看笑容是否自然，是否含蓄。如果你不开心，笑不起来，可用两拇指把两眉外展，反复做这个动作，慢慢落腮，很快就能笑起来。

（2）闭目笑

选好安静的环境，闭目静思，想你最喜欢的人、最敬佩的人，或你一生中最高兴的事。尽量让自己面带笑容，从内到外，从心到面都有笑，要满怀笑意。

（3）坐中笑

平时起居坐卧，参加社会活动，或与友人来往交际时，要少说多听，勤点头，面带微笑。坚持在练习的过程中微笑，并要做到意到气到，笑到心到。

（4）运动笑

练习增氧运动，随时练，随时微笑。要把握好笑容的出现，笑得要从容、自信、怡乐。

（5）时时练微笑

白天练微笑，微笑着过日子，日子甜如蜜。睡中笑，睡前醒后用心练微笑，日久睡梦中也微笑，笑意绵绵，好梦相伴。月月练微笑，年年练微笑，笑容就成熟，就能达到不练自笑、笑逐颜开，进入"笑佛"的精神境界，笑天下可笑之事而功成，必获奇效。

有一点值得注意的就是，笑不要过度，即使有特别高兴的事也不要过度地大笑，容易散气。中医里讲"喜伤心"，大笑则耗心气太多。

3. 两首微笑歌

（1）大家都会笑，你不会微微地笑

微笑是春风，春风醉芳菲，可吹走你心中的烦恼。

微笑是春意，春意盎然，让你正气内存，提高正能量。

微笑是春光，温馨光芒可治愈你心灵的冷伤。

微笑是春雨，春雨知时节，滋润心田，把你的心灯再次点亮。

微笑是春露，甘露可增添心灵微量元素，养护心灵创伤。

微笑是月光，改善气场净化能量，让你永远吉祥。

开心的微笑，激发免疫功能，可开发你潜在的能量。

说说又笑笑，无形的病气全部都跑掉。

谈笑的风声，心中的病魔跑得无影无踪。

微笑是免费的补药，笑疗让你心灵永远飞翔。

（2）成功的秘诀源于微笑

大家都会笑，你不会微笑。

有意味的笑，是轻松自然的笑，最美的微微一笑。

相见面带笑，有礼貌的笑，一定要谦虚的微笑。

点头面带笑，能传递文明，温馨气场和谐好。

默契的微笑，是高层次心灵沟通的法宝。

心通气通笑，能携手创大业，未来梦想太美妙。

静心后微笑，大彻大悟玄机悟到得道。

无声的微笑，是不屈的力量心中傲气豪。

大国心态笑，是苦难孕育着聪明的微笑。

成功的微笑是幸福、甜蜜的笑，更是开心的眉开眼笑。

微笑是免费的补药，成功的秘诀源于微笑，成功的密宗来自于微笑。

三、一个"活"字道出了长寿秘诀

1. 为什么"活"字写法是三点水加个"舌"字

人人都会写"活"字，但我们想过为什么这个字要这样写吗？三点水加上"舌头"的"舌"就"活"了？

好，现在我们就来想想自己的舌头，试着动一动，在口腔内搅动，然后把舌尖伸到牙齿外面，沿牙齿外侧转动舌头。这时会有大量唾液涌出。是不是舌头一动就有口水，就有唾沫，也就是有唾液产生？"舌"和"水"联系上了。那么它们加在一起为什么就"活"了呢？

中医藏象理论里讲，汗为心之液，泪为肝之液，涎为脾之液，涕为肺之液，唾为肾之液，即五脏化五液。"肾为胃之关"，肾为先天之本，肾的生理功能是藏精，主水，主纳气。而唾可提高肾之元气。元气旺，生命力就旺。由此可见，舌头一动出来水（唾）不就活了吗？这是通俗说法。

上面我们讲的舌头在口腔搅动的动作，被称为"赤龙搅海"。"赤龙"即舌头，"海"即口腔。这就是说在非饮食情况下，经常用舌头在口腔内搅拌，使体内的水分上升至口腔通过唾液腺变为唾液，再徐徐咽下，达到健身祛病延年益寿的目的。这是古代养生家经常用的功法。

2. 唾为肾之液

中医学认为，唾为肾之液，也就是说唾是肾功能的外在表现。唾为肾精所化，咽而不吐，有滋养肾中精气的作用。若经常吐唾沫，即多唾或久唾，则易耗伤肾中精气。所以，舌抵上颚，待津液满口后，咽之以养肾精，这种方法就是"饮玉浆"。

古人称唾液为玉泉甘露，金津玉液，认为津液充盈才能健康长寿。而津液不足，则常常引起口干舌燥，面容枯槁、便秘、头晕、耳鸣等症。

3. 唾的作用

唾液除含水分外，还含有人体健康必需的淀粉酶、溶菌酶、黏蛋白、磷酸钙、氨基酸、钾、钙、钠、镁、氯等多种成分。唾液中的淀粉酶是帮助消化的能手，它可将淀粉分解成易于消化的麦芽糖，有助于食物的消化。

唾液具有抗菌和凝血的作用，所以口腔里的伤口往往比其他的地方好得快。拔牙或齿龈手术后很少发生感染，其主要原因在于唾液中的溶菌酶有杀菌的作用，可阻止口腔内细菌的大量繁殖。

唾液咽入胃后可中和部分胃酸，降低胃酸的浓度，有利于溃疡的防治。唾液中的过氧化物酶、过氧化氢酶和维生素 C 等抗癌能力很强，能够消除致癌物质的毒性。

唾液中含有一种能使人保持年轻的激素，这种激素是由腮腺分泌的，被命名为腮腺激素。

另外，唾液中还含有肾上腺皮质激素、胰高血糖素、反应性胰岛素，以及其他一些活性物质。它们对于调节人体生理平衡，增强免疫机能，促进细胞活力，延缓人体机能的衰老都有重要作用。

4. 唾液的分泌

唾液是由遍布口腔黏膜深处的许多大大小小的唾液腺分泌出来的。大的唾液腺有三对：腮腺、颌下腺、舌下腺。

唾液分泌是受神经系统支配的，又受年龄、情绪、食物、环境等因素的制约和影响。年轻人和老年人就有很大的差别，老年人唾液分泌减少，因此常常觉得口干舌燥，食欲减退，食而无味。由此可见，老年人经常科学地刺激唾液腺尤为重要。

不同的时间，不同的食物，唾液的分泌量也不同。如美味的食物、干燥的食物、酸类的食物，都能引起唾液分泌增多。我们常说的"望梅止渴""馋涎欲滴"就形象地描述了食物引起唾液分泌增多的现象。反之无味的食物则难以促进唾液分泌。

睡眠时唾液分泌几乎停止。精神恐惧，心情紧张，情绪忧郁，或受到严重的精神创伤时都会抑制唾液分泌。缺水也可使唾液分泌减少。

那么，如何能使唾液腺保持旺盛的生理机能，分泌出更多的唾液呢？

在修炼新医学气功的静功——荷花功时，有一个动作叫"舌抵上颚"。目的就是让口腔内分泌出更多的唾液。这就是我们所说的舌抵上颚饮玉浆（具体做法参照第四章第二节静功内容）。

5. 新医学气功对唾液的研究

我通过几十年临床实践，证实了唾液有止血、消炎、抗癌的作用。唾液不仅是消化液，还是免疫球蛋白，可提高免疫力，抗炎、抗毒、抗癌，特别是消化系统的癌症。

这是唾液的特殊功效。只要舌头动，有唾液，人就活了。很多高血压、糖尿病、三高症、肿瘤患者，在发病前一年都有口干的症状，都是缺乏唾液。

正是因为唾液如此重要，在新医学气功的大部分意动功功法中都加有"嚼唾沫"的动作。在静功功法中，从开始的预备式就要做"赤龙搅海"和"舌抵上颚"。

当然这些功法动作在实施中要因人而异。例如，有些脾阳不升，湿热重，口中分泌涎液多的人，还有体形很胖的人，都不适合做"嚼唾沫"的动作。而久病体虚及患有心脏病和神经衰弱者，不宜"舌抵上颚"等。患消化系统癌症者要多练"嚼唾沫"。

四、亚健康调理法宝"三套式"

1. 总纲领

古医五劳与七伤，现代过劳亚健康。

亚健康人别担心，缺氧气虚是病根。

压力过大又劳急，正虚邪恋疾缠身。

面色无华常心悸，视物昏花心气虚。

头晕失眠耗氧大，腰酸背沉腿抽筋。

经常感冒鼻咽炎，腹胀便溏又便秘。

口苦咽干常烦躁，纳差反胃酸气逆。

少腹凉痛性冷淡，阳痿早泄无精神。

无名水肿肢麻木，四肢不温腰背冷。

仪器体检无定位，无名之病苦滋味。

凡事没有好心情，消极低沉没底气。

事业生活都尽力，还是没有好成绩。

万事如意不沾边，只有人生七大烦。

这类小疾别担心，有氧法宝送给您。

有氧运动多灌氧，让您微笑再微笑。

免费补药真善美，同修仁德好身体。

顿悟人生心灯明，养护心灵入佳境。

近年来，亚健康人群逐年上升。社会上流行的亚健康管理与亚健康体检，是否能真正解决问题？调理亚健康有何方法？

实际情况是，大部分人群体检后都能找到某一个部位（组织与器官）指标不正常，但找不到相应合适的调理治疗方法。有些药物只能治标，不治本，加之缺乏"整体观念，辨证论治"的好方法，治疗结果不理想。另外一部分人群是自己感觉身体不舒服，天天都是一个部位或几个部位难受或疼痛，但是到医院检查或全方位体检，就是找不到病，仪器体检不能定位定性与定病名，也无法治疗。

这类人非常痛苦。比如一个顽固性失眠的患者，一个顽固性头痛的患者，他们非常难受，找不到病因，只有治标。实际上，这类患者的病因不一，症状复杂。但是用中医理论来讲，"千般疢难，不越三条"，这三条就是：①外因素的感染与外环境所致的毒素；②内因素的七情所致，也就是说内环境紊乱，耗氧太大；③不内外因素所致。总之，气为百病之始，万病都由缺氧也。

2. 亚健康治疗方法

（1）让患者提高心理素质及奋起抗病的信心。我总结了一句话让患者常念，"我不病，谁敢病我"，让患者明白，两军对阵勇者胜。

（2）多练或按时练有氧运动的动功与静功功法，以运动生阳气（正气），以静功法生阴气，减少体内与大脑耗氧量，提高免疫功能，达到"正气存内，邪不可干"。

（3）利用自然资源，倡导自然疗法，根据血型食疗，不该吃的千万不要再吃，不该做的耗氧运动千万不要再去做了。还要多练习微笑，多想喜欢的事情，多做好事、善事，因为笑话是快乐的起点，谈笑风生，病气就会无影无踪，说说笑笑，病气会跑掉。总之，"微笑是免费的补药"。

综上所述，亚健康的产生主要是因为缺乏保护身心的知识，耗氧量太大，耗损了自身正气。如能把握健康知识，利用健康法宝——有氧运动功理功法，就都会有一个健康的体魄，都会获得一个智慧人生。中医讲，心气实则笑不休，心气虚则悲不胜悲。有氧运动功理功法可聚氧补心脑，充实细胞灌氧量，可让悲观者乐观，自卑者自信，年迈者青春，怯懦者勇敢，失败者崛起，平庸者幸福，病弱者健康。

3. 新医学气功初级功法三套式

（1）排病气功法：开鬼门，洁净府

功效：①排出全身病气（浊气、邪气）；②和谐脏腑与气血，调整偏差体质（差异体质）；③为调平变异体质与开发特异体质筑基。

口诀：

> 面南正立静安然，目光回收笑容脸。
>
> 意想白云天外天，调息拉气天地连。
>
> 两手阳掌托青天，三五上举插云间。
>
> 吸气人门聚氧气，两手化云向下按。
>
> 呼气地门全开放，全身病气出涌泉。
>
> 清氧如水冲浊气，流淌冷宫自安然。

功法：

启式：全身放松气门开（三个呼吸）。

第一节：手拉地气开人门（五息）。

第二节：阳掌上举插云端（五息）。

第三节：云头下压病气下（五息）。

第四节：浊气流淌冷宫化。

第五节：收式向前跨三步。

再练 1～2 次同上方法。

（2）*动功功法（有氧运动）*

启式：正站，脚与肩等宽。

第一节：灵气开人门：氧气灌心脑。

第二节：气海无边：三大循环畅通无阻。

第三节：双桨渡人：三通排毒气。

第四节：轮臂分云：疏通筋骨灌氧。

第五节：收式：培补先天元阳盛。

（3）*初级静功功法（增氧运动）*

功效：让患者安宁，增氧增元阳，动静相兼，外静内动，以静制动，以静养神，安神藏神先开智。

功理功法：

> 颈直头正面带笑，身心息息要三调。
>
> 呼吸节律舌搅拌，咽唾呼气沉下丹。
>
> 白莲合聚腹中存，意想花蕊真善美。
>
> 化气彩光照命门，心静身凉神怡爽。
>
> 四肢发热气血行，经通络畅阴阳平。
>
> 收功别忘深吸气，穴位毛孔关闭停。
>
> 睁眼摩手再擦面，神清目明智慧生。

4.三套式功理释义

此三种功理功法是新医学气功里的初级功法的第一层小功法，也称为三套餐式。

三套式第一让患者先把病气（浊气）甩掉，先清垃圾；第二清管道，让各脏器管道畅通无阻；第三培补虚损与欠缺的物质能量。好像人吃饭一样，先刷牙漱口，再清理肠胃，再健脾和胃，让胃肠功能正常吸收，才能生血益气，达到"中央健、四旁如"。这里的"中央健"是说"中焦"，中焦代表脾胃，脾胃功能为后天之本，是气血生化之源，故"中焦受气取汁，变化而赤是谓血"。这里的三套式功法"开鬼门，洁净府，培元气"，是对亚健康人群的调理，对应了治疗三大法"清法""调和""培补"之法。

5.何谓"开鬼门，洁净府"

"洁净府"又称"三通""净府"，即人体小腹内三个器官：大肠与膀胱是人体六腑之二，女士子宫（女子胞）、男士前列腺（精宫）是奇恒之腑之一。这三个器官都是排毒器官。如果把人体比喻成一台机器，那么这三个器官就是排烟污之气的管道；如果把人体比喻成一座房子（楼房），它们三者就是下排污水的下水道。在正常的生理情况下，它们各自都听从指挥，并完成各自的任务。

如果内脏功能紊乱或出现病态，它们的功能下降，可想而知是什么样子。特别是现代人们生活水平提高了，但生活无规律，工作压力大，加之自然界六气在变化，影响了人体内外环境，使之都发生变化，所以毒素排出缓慢，毒垢慢慢粘连，毒瘤发生病变概率上升。好多慢性病与疑难病都与三脏器有关，所以在治疗时要追查病因。首先要"洁净府"、畅"三通"以治本。这里提到三通，实际上要想到五通。

五大通：第一是矢气通。"矢气"古代人称为"虚恭"，生理上称浊气，俗称它为"屁"。关于矢气产生量的大与少，《黄帝内经》认为，暴饮暴食则浊气生，筋脉横解，肠辟则为痔。又曰"饮食自倍，肠胃乃伤"，"浊气在上，则生䐜胀，清气在下，则生飧泄"。就是说，如果人吃饭吃得多又吃得快，产生浊气就多。如果人体内环境紊乱，清气不升，浊气不降，会引发气机紊乱，消化系统功能下降。

矢气不通会引发很多病症，最明显的病症就是气鼓胀（肝硬化）与噎膈（食道癌）、肝癌等。现代医家研究发现，矢气的产生主要是暴饮暴食后，肠内有一种物质称吲哚，它们在作怪，矢气就特别多。

第二通就是大肠功能，大肠是传化糟粕的一个主要器官。中医学里的"七冲门"把大肠与小肠连接处称为阑门，把肛门称为魄门，因为肺藏魄，肺与大肠相表里。魄门与阑门都属七冲门。口腔占七冲门的三个门。人体内环境紊乱发生病变时，首先要追查进口与出口问题。首先要调理进口与出口的平衡。所以，第二通的通畅非常重要。

第三通就是小便（尿液）。中医学把肾作为先天之本，称为作强之官，把膀胱称洲都之官，津液藏焉。小便畅通可排尿酸、尿碱、尿酮酐、尿素氨、尿胆原等，可有充足水分稀释血液，预防中风及积液性的病症，反之，会出现"毒素"与中毒性的病变。

第四通就是女士月经与男士精液（前列腺液）。如果这些不能正常代谢，可出现各种病症。

第五通就是排汗、解毒的功能。排汗又称"开鬼门"，古代医家把汗腺（汗孔）称为鬼门、玄府、腠理、气门等。汗可分为生理性的汗与病理性的汗。正常生理性的汗，中医学认为"血汗同源"，把汗称为人体五脏化五液之"汗为心之液"。出汗可以通经活血，疏通脉管，可以清洗汗孔，排出体内的铅、锶等致癌物质与有毒物质及废物。出汗还可调节体温和保护肌肤。

中医学所说的"血汗同源"，可以认为是指人体内细胞组织液。平时我们一定要学会保养津液。"一汗不能再汗"，出微汗一次可以，但不能出大汗，或连续出汗，因为血汗同源，汗为心之液，保一份汗（津液）就是保一份生机。我在修炼新医学气功中发现，人体正气充足时，气有六大功能，六大功能之一是固摄作用：气可摄津、气可摄血、气可摄精、气可摄液等。如果正气旺盛，气可使汗孔不疏松，因为孔窍（汗腺）内均有免疫球蛋白，可阻止外界的细菌与病毒侵内。所以在正常情况下，多练内功，使气门该通的通，该闭的闭，保留正气，避免流汗过多的耗氧运动与无故流失津液。

综上所述的五个通，矢气与大便可清理消化系统毒素，月经与前列腺液是清理血液毒素，小便（尿）清理血清毒素，汗孔可排皮下毒素与防外邪侵袭。在正常生理情况下，人体不会出现不正常的病理反应。如果出现亚健康症状或病症，说明排毒器官早期有紊乱，不能正常工作。

新医学气功初级功法一开始练功主要是"开鬼门，洁净府"，以增补元气（正气）为中心。功理是加大肺活量，对人体各组织器官多灌气，以胸式呼吸与腹式呼吸的运动加强血液运行，达到五通。这样全身都轻松，让浊气下降，不损内脏。修炼新医学气功相当于经常清理体内垃圾（毒素），使人永葆青春活力。就好像汽车，要定期清洗保养一样。不要等到发生了故障才想起去保养。

修炼之人要想练出高深功夫，首先要把自己身体的十大系统功能练好，才能身体健康，精力充沛，做事会变通，有悟性，再好好修炼，方可成功，达到一通百通，百事顺通。

五、读懂人生之最，悟到生命真谛

纲领

人生世事如盘棋，如云如水犹如戏。

成功失败是疆场，酸甜苦辣是营养。

规律自息新整套，文明健康无烦恼。

道医同春慈航奥，仙缘同修金光道。

吉祥手印紫光照，福生无量功德高。

1. 最大的乡是银河乡、最大的村是地球村、最大的家是四海为家。

2. 最大的病因是六个字：风、气、火、痰、虚、瘀。

（1）风为百病之长。

（2）气为百病之始。

（3）火、炎、热、毒同源。

（4）痰饮是怪病之因。

（5）虚有五种：气虚、血虚、阴虚、阳虚、阴阳两虚。

（6）气滞血瘀是肿瘤根。

3. 最大的疾病是心魔。

4. 最大的财富是健康。健康是穷人的财富，是富人的幸福。

5. 最大的福分是修行：懂知足，无恶习。

6. 最大的本钱是尊严，最大的欣慰是奉献。

7. 最大的动力源于兴趣与爱好。

8. 最大的教养是接受父母的平凡，最难做到的教养是对家人和颜悦色。

9. 最大的痛苦源于迷信，不明痛苦原因，走不出痛苦环境。

10. 最大的烦恼是名利与无知抱怨。

11. 最大的敌人是自己，最大的朋友也是自己，好坏仅一念之差。

12. 最大的失败者是自大而傲气的人。

13. 最大的智慧是充楞装傻，远离红尘、阴险事。

14. 最聪明的人以万众为师，努力博学，厚德。

15. 最愚蠢的人禀性直，死要面子活受罪，因一心要报仇而耽误了终身大事业。

16. 最不易得病的人：注重讲卫生，喜欢体育锻炼，生活检点、自律、自制。

17. 最苦涩的人是久治不愈的病人。

18. 最可怜的人是因财而亡与不明性而短命的人。

19. 最累的人有两种：

（1）最身累的人为生存而忙碌，贪婪，攀比心高。

（2）最心累的人手里拽着永远也不属于自己的东西。

20. 最难为的九个情：

（1）最难断的是感情。

（2）最难分的是亲情。

（3）最难还的是人情。

（4）最难得的是友情。

（5）最难找的是爱情。

（6）最难受的是无情。

（7）最难猜的是心情。

（8）最难摆平的是多情。

（9）最难测的是假情。

21. 最令人寒心的是恩将仇报。

22. 最危险的心是痴迷心和贪心。

23. 最高级的传承方法莫过于讲故事，感人又育才。

24. 最高尚的品德是结缘无邪念，传递正能量。

25. 最高兴的事是亲人团圆，想事如愿。

26. 最好的武器是自信。

27. 最好的手能妙手回春，最大的脚可一步登天。

28. 最好的成功秘诀是永远不改变既定目标。

29. 最好的医生是自己：自我修炼、自我养护、升华自身免疫力。

30. 最好的营养药是开发潜能量、自愈力。

31. 最好的补钙药是常晒太阳，坚持练有氧运动。

32. 最好的内伤修复药是放歌自然，唱出心中的追求，跳出美好的向往，心灵永放飞。

33. 最省钱的美容药是有氧运动和好睡眠。

34. 最长寿的密宗是心静存真气与有氧运动：动静相兼、阴平阳秘、脏腑气血和谐。

35. 最珍贵的东西往往都是免费的，如：时间、空气、日月光华、父母的大爱。

36. 最大的公平是天道，天道又称自然力。积德行善莫作恶，天道法规有轮回。

【小结】
于天山之巅，观银河奔涌。
于灵峰之伴，觉仙风浩荡。

第五节　典型病例

一、医生的职责：救死扶伤——急救案例举隅

20 世纪 70～80 年代，我当赤脚医生的时候，在农村常见到药物过敏等病例，如青霉素、链霉素、庆大霉素、氨基比林等药物过敏引起休克；还见过悬梁上吊或者服毒想自杀的人，其中服毒自杀的最难抢救，因为属于药物中毒；还有就是小孩溺水的事故，也时有发生。

当时农村医疗条件差，基本上都是"三无"，即无抢救条件、无通信设施、无交通工具（救护车），所以要求我们赤脚医生分期分批培训，学习一些急救的知识和方法。例如学习人工呼吸的具体方法、如何进行心脏按摩等知识。关于心脏停搏的抢救，如果施用口对口人工呼吸和心脏按摩抢救后仍不见效，要加用药物抢救，对心脏注射药物，向心室打强心剂。当时没有什么特殊强心药，首选的就是樟脑针加入高渗葡萄糖。针扎下去后，后边针柄向上一提，如果有回血，证明针在心室里。如果不回血，说明扎到心肌上了。只要有回血，回鲜血，就都有抢救的价值。只要有一线生还的希望，

医生都要付出一百分的努力。

医生的职责：抢救四十分钟以后，患者还没有抢救过来，才可以放弃。少于这个时间，没有用人工呼吸和心脏按摩，抢救措施不到位，或措施没有达到应有的效用就放弃了，按照规定，都是不允许的。医生要有人道主义精神，还要有救死扶伤的精神，这是医生的职责和任务。不抢救或轻易放弃抢救，这样的医生都不是好医生。

现在医院里急救措施很多，包括输血、输氧、强心，还有用电击让心脏重新起搏。现在医学发展到给一些慢性心脏病的人在心脏部位装一个防护性起搏器，以治疗心律失常，也起到保护和挽救心脏病患者生命的作用。

当时在农村，当地农民都知道人休克了要掐人中或合谷穴。人中是人体督脉和任脉交合的点，合谷穴是急救穴。农民虽然不懂心脏按摩，但也会往心脏上用力拍几下。

在当时的医疗条件下，赤脚医生实施急救时，一般是在没有输血、输氧、电击等条件下抢救患者。除了人工呼吸和心脏按摩，有内丹功夫的医生还可以用内功点穴，点人中、合谷、膻中、虚里等急救穴。其他的急救穴，如内关、外关等，可以调心律。此外，还有痛感最明显的地方，如孙思邈创立的十三鬼门穴，这些主要是治病用的穴。

急救时最好有两个医生，一个是助手，先点穴，然后再口对口吹气，做人工呼吸。另一个在做心脏按摩时，把内丹调出来，用自己的左手握住患者的左手，通过经络对劳宫穴发功，这样把自己的真气补给患者。同时右手放在患者心脏上 30 秒左右，直接对心脏运气、发功。

对于溺水的小孩，要先把其肚子里的水逼出来才能开始急救。急救悬梁上吊者，先让患者平躺，把两手臂从身体两侧举过头顶，再放下来，来回做几次，以运动其胸腔，补充氧气。然后再进行人工呼吸、心脏按摩抢救。急救药物过敏者，首先要知道是什么药过敏，为什么过敏，它的拮抗剂是什么，要先给抗敏药、脱敏药后再抢救。如果是安眠药抑制，就要用大剂量的强心剂兴奋，再抢救。

医学气功师抢救患者，需要把练的真气都奉献出来。此外，还要有一个坚定的意念：我一定要救活他！抢救完成后，因为损耗了大量真气，会感觉头晕，疲惫不堪，但是挽救了一条生命，心里会感到很惬意。因为生命是无价的，走了就回不来了。真气虽说也无价，但是拿出去了还可以再练回来。这就是一个真正的医学气功师应有的无私奉献和救死扶伤的精神：修炼真气，用于治病救人，造福于民！

二、6 岁男孩肠梗阻治验

1997 年，我在火车上遇到肠梗阻病例。列车刚过无锡站，广播称："6 号车厢有个6 岁男孩急腹症，疼痛难忍，本车乘客如有医务人员请前来治疗，列车长表示感谢。"

我带着两个学生过去，已经有三个医生看了，孩子可能是肠梗阻，肚子胀得越来越厉害了，应到前边车站下车，去医院立即手术，不然会有危险。我立即把孩子放到座位上，孩子脸色已经青黄，顺头淌汗，肚子胀胀的。我在孩子的腹部从上到下轻轻地摸了一下，病位确定在大肠与小肠的连接处（右侧下腹）。

我让学生点按孩子的足三里穴，手法由轻到重。我让孩子的爸爸把孩子的两手向上拉起，我在孩子的左下腹带脉穴处轻轻点按。推动数次后，我又把膻中穴打开，沿任脉向下推几次，又开始沿气街处向下推动，一直到足三里穴，再到解溪穴。把宗气通顺后，我用两大指对准带脉穴（肚脐旁）用力拍三下。手法刚刚停下，听到孩子的肚子"咕噜"响了一下，当时孩子就不哭了，他要下来大便。好家伙，泻了好多大便，泻完肚子也不胀了，不适症状消失。

当时孩子的爸爸把口袋里的700多元钱全部拿出来给我。我笑着说："我是一名医生，我一分钱都不要。以后把孩子带好，别让他乱吃东西，乱喝冷饮，以防再发生急腹症。"

十天后，我收到了一封来自山东省苍山县尚岩乡戈村的感谢信，是孩子的爸爸为儿子在火车上因急腹症获救而特意写来的。

附：其他典型病例与患者感谢信

扫码了解更多案例

第七章

中医、西医、气功三结合防治三大系统疾病

第一节　神经系统：失眠、抑郁症的气功疗法

一、女性失眠多梦与身心九大弱点有关

现代女性常说一句话，"女人就应该对自己好一点。"但怎么就是对自己好？女性同胞了解自己的身体吗？是否知道自己身心存在的九大弱点呢？下面我们来一一介绍。

第一个弱点：免疫系统

中医学认为："正气存内，邪不可干，邪之所凑，其气必虚。"这里所说的"正气"，指现代医学所说的免疫功能。免疫功能不足或下降，是防病抗病的防御功能系统受某种或多种病因的侵犯与内环境（脏腑）功能紊乱所致，继而引发各类病变。

女性为什么免疫功能容易下降呢？中医学认为，"女属阴，男属阳"，"女人以血为主，男人以气为主"。人体内有元气（真气）、宗气、营气、卫气。"卫气"之"卫"，是"保卫"的"卫"，卫气的虚弱主要是内脏紊乱所致。女人大部分多愁善感，遇事容易思虑过度，忧思则伤脾。脾胃者为气血生化之源，气血者人之神也。神指精神之神，气血旺，神亦旺。脾又是免疫系统里最大的免疫器官，如果脾气虚、胃不和，则气血化生源泉匮乏，免疫功能就会下降。女性免疫功能下降，易发红斑狼疮，古代医学称此病属于"阴阳毒"。此外，易发生类风湿及多发性硬皮病，以及病毒性病变，如感冒、咽喉炎、鼻炎、额窦炎、丙型病毒性肝炎等。

第二个弱点：运动系统

女性骨质容易疏松，原因是女性的髋骨（骨盆）比男性的髋骨要宽 2cm 左右，所以承受的压力比较大。由于骨质疏松，骨骼会变得不再紧密，而且布满孔眼，易出现膝关节韧带拉伤、膝关节积水、股骨头坏死等病变。

第三个弱点：内分泌及消化系统

女性的内分泌系统本来就没有男性的功能强，内分泌系统的总指挥是脑垂体，它指挥系统内的腺管与腺体，如甲状腺、乳腺、胸腺、肾上腺、消化腺、唾液腺、泪腺、汗腺等，特别是消化系统腺体。女性内分泌系统天生脆弱，如果受到某种因素（内、外环境）的影响，内分泌系统出现紊乱，导致唾液分泌过少或唾液内的微量元素不足，影响消化功能，引发胃肠疾病，如胃炎、十二指肠炎症及溃疡、结肠炎及结肠溃疡、大便稀溏或便秘等症。此外，胃下垂、脱肛、痔疮及慢性消化系统疾病女性较男性多发。

第四个弱点：神经系统

男女两性大脑对激素和脑内化学物质的反应不同，且女性对体内产生的血清素浓度变化的反应更敏感、更剧烈，所以女性高发失眠、抑郁症、精神病、神经衰弱、神经官能症及多发性神经炎。

此外，进入更年期后的女性由于雌激素分泌减少，易患痴呆症与记忆力减退。

第五个弱点：心脑血管疾病

青中年妇女，多发心脑血管疾病、神经性头痛、无名水肿、无名心悸、顽固性头晕、胸闷、乏力、多梦等病症。女性与男性相比较，在生理与心理上较脆弱，同时在此年龄段其生理功能易出现早衰。从中医学的角度上讲，喜伤心，怒伤肝，忧思伤脾，悲则伤肺、耗气。内伤七情由于内环境紊乱、不和谐、心脑耗氧量大，多发气虚证。

总之，劳心思虑耗伤心气。心脏是一个血泵，血泵通过颈动脉上泵于脑，每分钟供脑血流量 700~750mL。大脑的耗氧量占人体总耗氧量的 25%~30%，心脏如果缺氧，血泵就会减弱。脑血流量慢，医学上称心脑血管缺氧，或心脑血管供血不足，会出现头晕、头痛、失眠、多梦等症。中医学认为此多因心气虚与肝血不足所致，故称"无虚不作眩也"。肝阴不足、肝阳上亢所致的以上临床症状，称"肝血不上荣也"。因肝体阴而用阳，所谓"心生血，肝藏血，脾统血"，在三脏器生理上共同完成心血管循环的过程中，如果有一脏出现功能紊乱或早衰，它们就会互相影响，导致出现种种问题。

第六个弱点：不定时排毒

人体是一台活机器，也是一座房子。机器可加油加水，当然必须有排废气的管道。那么，房子里清水使用后也由下水道排出。人体是一台活机器，当然有排毒管道。人体排毒管道有五个：一是肺，它可吸清气，排浊气（二氧化碳）；二是汗腺；三是膀胱，排尿液；四是直肠，排气排便；五是女子宫胞，男子前列腺，排血液毒素。如果不破坏人体内环境生物钟，所有的毒素都按时排出，那么身心都是强点，无弱点。

第七个弱点：漏气与散气

漏气与散气，大多见于特异体质女性。特异体质的人体质好，奉献型性格，对自己的健康不在乎，月经期、流产期、大产期根本不休息，该干什么干什么，对自己不爱护。前文说过，女性盆骨比男性大，髋骨宽，所以会阴穴易漏气，子宫易脱垂，特别是干力气活时，用力大，猛力可使正气（中气）下陷，引发会阴体下沉漏气。轻则漏气，损伤阳气，导致性冷淡、下腹与腰冷痛。重则出现子宫脱垂、痔疮等。生气时更为严重。会阴穴位于会阴体，在阴道与肛门之间的软组织，包括皮肤、肌肉及筋膜，也是盆骨底的一部分，其中心部位的楔形组织为会阴体。会阴体长 3~4cm，外长皮肤，皮下是脂肪，中层为会阴中心腱。会阴的收缩力与伸展性很大。

作为女性必须懂得的生理知识是，即每当大笑时太阳穴与膻中穴散气。每当高兴大笑一次后可能有两天心情都不好。所以古代老年人教育年轻女性不可以大笑，要注意形象，就是这个道理。正如中医学里所言，大笑者伤阳气。

第八个弱点：爱哭

爱哭的女性多因为心气虚，则易悲伤。当然，哭泣虽有不好的一面，但也有对身体好的一面。

哭泣流泪有利于健康。中医学认为，"大悲大怒伤心，伤心则心动，心动则五脏六腑皆摇，摇则宗脉感，宗脉感则泪道开，泪道开故泪涕出焉……"首先，眼泪可使眼球保持湿润，从而保持角膜层光面的规则性而使视力增强。泪液中含有溶菌酶、免疫球蛋白等，可杀灭或抑制落在眼球表面的细菌及其他微生物。其次，人在伤心悲痛时体内会产生一些毒素，这些毒素可通过流泪排出体外。所以，哭泣流泪对人体是有益的，是有利于健康的。

但另一方面，哭太久容易得胃病。人从一生下来就会哭，适当哭泣有益健康。然而，哭泣过度则有害身心，若悲伤和愤怒情绪得到发泄后仍哭泣，就会伤身。胃肠消化功能对情绪极度反应特别敏感，哭泣太久会直接影响到胃肠功能，导致胃酸分泌减少，消化减慢，甚至诱发多种胃病。哭太久易伤五脏之气。上面说到哭泣流泪由心动、脏腑摇动而发，伤肝重则视力减退，所以爱哭的女性往往人未老，眼睛先老（老花眼）。

第九个弱点：易怒生气

不论男女，每当受到污辱与压抑时，特别是做好事反而得到的是恩将仇报时，都会说"气死我了！"大怒真能气死人。中医学认为，"大怒者浊气逆上，使人薄厥"。

古人云："气为百病之始。"大量临床实践证明，大怒则伤肝，大怒使人晕厥。用现代医学的观点也可揭开"气死人"的奥秘。在人体大脑中有一个脑岛皮层，每当人的情绪变化、精神受到刺激的时候，便通过脑岛皮层把信息传递到心脏，使心脏肌体负担加重，心肌纤维发生颤动，严重者则会因心脏跳动停止而死亡。

既然生气会带来如此不良后果，那么学会控制自己的感情，懂得"制怒"，加强思想修养，则是完全必要的。

女性身心存在九大弱点的根本原因是，十大系统的生理功能异常发育（青中年时期）或退化（中老年时期），或某一脏生理功能退化早衰。总而言之，女性身心存在的九大弱点属于身体的差异与变异。

女性有九大弱点，现代的男性也有弱点，但是按比例来讲，还是少一点。真诚希望女性朋友们能明白自己的生理和心理功能，自知者明，好好养护心灵，点亮心灯，放飞心灵，多进行有氧运动及正气运行法，永远健康、健美。

二、顽固性失眠实施疗法

在当今社会，由于工作和生活的压力，以及爱情与婚姻生活方面的种种问题，许多人不堪重负，罹患各种疾病。尤其是以失眠症多见，近年来有逐步上升之势。据统计，失眠病治愈率仅 30%。其中，顽固性失眠患者，占患失眠症总人数的 55%，死亡率已达到 15%。

据专家测试和统计，通常人不吃饭可以活 7～8 天，而不睡觉只可以活 5 天左右。由此可见，睡眠对人类生存的质量具有重要的意义。同时，也说明了失眠症是威胁人类健康的一大隐性杀手。

如果仔细阅读西药安眠药的说明书，就会发现这些药物大多有毒副作用和不良反应。长期服用，会引发困倦、乏力、头痛、头晕、视物昏花及白细胞减少等病症，有成瘾性，还会出现激动、忧郁和精神病恶化等症状。

世界卫生组织调查显示，酒后服四片安眠药就会有生命危险。在九成失眠者的高用药率背后，还隐藏有诱发胃肠病、肝胆病变、男性阳痿、女性性冷淡、肾衰和尿毒症等病变的可能。安眠药物的使用已成为人体健康一大隐患。西药安眠药多数是化学合成剂，可以产生有害物质残留体内。日积月累，除损伤心、脑、肝、肾外，还会进一步破坏睡眠调节器，严重的可引发猝死。睡眠障碍，顽固性失眠，使人少活许多年。

治疗顽固性失眠，首先要有"整体观念，辨证论治"。要弄清发病原因、发病机制和并发症的影响。中医学认为，"千般疢难，不越三条"，即内因、外因、不内外因。生活上的因素，生理上的因素，心理上的因素，环境上的因素，还有道德素质方面等因素，导致了失眠病症的发生。

中医称失眠症为"不寐"，也叫失眠、不得卧、目不瞑等。不寐一证可单独出现，也可与头痛、眩晕、心悸、健忘、耳鸣等症状同时出现。

失眠症的病因病机：思虑劳倦太过，伤及心脾；阳不入阴，心肾不交；阴虚火旺，肝阳扰动；心虚胆怯，心神不宁；胃气不和，夜卧不安。其主要病因与心、脾、肝、肾及阴血不足有关。病理变化是阴盛阳衰，阴阳失调。

在辨证施治上要分清虚实。虚证多见阴血不足，责在心、肝、脾、胃；实证多因肝郁化火、寒滞痰浊、胃腑不和。治疗上应以补虚泻实、调整阴阳为原则。

治疗失眠症的方法很多。施用中医药与医学气功相结合，能提高疗效。对于特殊的顽固性失眠，要加用"内功点穴"疗法治疗，效果更佳。所以，我们总结的治疗顽固性失眠症方法，是以中医药、医学气功、内功点穴三结合疗法为原则，效果显著。

治疗失眠病症，施用中药、气功、内功点穴，相当于海、陆、空三战并用。这正符合中医的治疗大法，即既有正治法，又有反治法；治病求本，标本同治。同时，还运用同病异治、异病同治，以及同气相求等方法。此外，要教会患者防治结合、未病先防与防复发的技能与方法。这样做，才能从根上治疗病患，防止复发。

1. 中医药的治疗方法

利用中草药的优势，以"冷药治怪病"，以"怪药治绝症"，精细筛选药物加以炮制，把药物的毒性改变，提高药物的效能。分类、分性、分组予以配伍使用。针对不同的病症，不同的病因，不同的体质，不同的年龄与性别，不同的气候与体重等情况，选方施药，合理地施功和用药。对失眠病症的治疗，谨记八大法、变化六十四招，方可达到治愈目标。这八大法为：

（1）*益气养阴排毒法*

主要针对长期服用大量的西药安眠药的顽固性失眠患者。这类患者因长期用药，体内有药物毒性残留，沉淀在细胞组织内。所以一定要清除各细胞、组织器官内残留毒素，恢复脏腑的功能，提高免疫力。这样自然睡眠就好了。

（2）*清气保肺、固卫透毒法*

针对因感冒等其他诸多原因引发的顽固性失眠患者，如易感冒，易复感，并发咽炎、鼻炎和额窦炎等病症，或患有长期头痛、头晕、胸闷，以及气喘轻咳、鼻塞、流涕和失眠等症状，或上述病症交替出现。

（3）*养肝血抗毒法*

原先患有肝炎、慢性病毒肝炎，并发失眠症。有纳差、厌油、胁痛、脘胀、口干、口苦、口黏、头晕耳鸣、视物昏花和失眠等临床症状。表现为病症交叉出现，心烦意乱，时有惊梦。

（4）*清心解毒、醒脑开窍法*

针对顽固性失眠患者患有头晕、头痛、头昏、耳鸣、视物昏花或心悸胸闷、乏力、心烦意乱、难入睡眠、易醒，多梦、重则狂燥和有不轨行为等病症。

（5）*理气化痰、清热开郁法*

针对患者长期自感痛苦、噩梦纷纭、头重、头晕、五心烦热、口苦、咽干、胸闷、胁胀、腰酸背重、长期找不到新鲜感觉与刺激感、总是想不起高兴事、昼夜似眠非眠与似食非食和似热非热等临床症状。上述症状，交叉出现，轻重不一。

（6）*和谐脏腑、安神宁心法*

针对心肾不交（水火不济）、肝脾不和、内脏功能紊乱和气血不和等引发的临床症状，如心烦易怒、多梦失眠、纳差便溏、夜尿多、腰背重或痛、目赤眼红或口腔溃疡等临床症状。

（7）*理气活血化瘀法*

针对原有的外伤史，如脑外伤，以及伤筋动骨的骨折并发症与后遗症，遇天气变化时有隐痛或刺痛，白天轻夜间重等症状。妇科病，如产后瘀血未除，身体没有恢复健康，房事交叉感染或宫寒腹痛等，常出现肢体麻木或疼痛等。

（8）和谐气、血、阴、阳，安神固守法

针对内分泌系统、神经系统及心脑血管系统发生功能紊乱及失调出现的症状，如：突然面部烘热、出急汗或凉汗、心悸、头晕、多梦、血压波动、血糖升高、躁热、生理性无名水肿、肢浮肿、头晕脑涨、手抖、四肢麻木、难入睡、易惊梦、梦语、梦幻、女人梦交、男人梦遗、滑精、梦游等。病症多种，变幻无穷，并因此引发顽固性失眠。

综上所述，顽固性失眠病因不一，病机繁杂，临床症状出现种类繁多，治疗时一定分析研究发病的根源所在，找出对并发症与综合性症状进行治疗的方法，以整体观念，辨证论治。要以方守法，以法统方，以创法外之法与守方内之法为原则。同病异治，灵活配方组合药物。

2. 新医学气功治疗失眠症

对失眠症患者的治疗，是以"动生阳、静生阴、卧生智"为主旨，以长寿在于运动、长寿在于心静和长寿在于平衡为原则。可以选择三个小功法：①自然运动功法（初级动功）。②自然入静功法（初级静功）。③自然卧式功法。上述三种功法，是让患者运动平衡、营养平衡、环境平衡、动静平衡、身心平衡和阴阳平衡，以达到治愈失眠病的目的。

（1）青少年失眠：医学气功显速效

现代孩子们的功课太多，压力太大，如果失眠，千万别乱吃安眠药。因为药物毒性大，会伤害孩子，影响其生长发育，使其细胞组织缺氧，特别是会阻止其神经细胞正常灌氧，影响肝、肾功能，并发很多症状，如头晕、乏力、视物昏花和身体脆弱，最终导致学习成绩下降，废了前程。

新医学气功的功法，主要是能提高神经细胞的灌氧量，还能营养脑细胞。与此同时，唤醒沉睡的脑细胞，提高记忆力，让孩子该睡的时候很快入睡。只需听一首歌、练几个小动作、轻轻点几个穴位，就能给孩子一个好睡眠。孩子有了自然睡眠的方法，定时睡，定时起，思路清晰了，思维敏捷了，学习成绩也就好起来了。

（2）中年男人事业兴，要练医学新气功

男人到了中年，被各种事缠身，家事、国事、私事、公事，整天忙得不可开交，累得精疲力尽。生活与工作压力越来越重，睡眠时间却越来越少。白天工作紧张，记忆力减退。晚上入睡难、易醒、多梦，睡眠质量差。大部分人安眠药吃了不少，可就是没有理想的好睡眠，整天无精打采，生活上愧对妻子。

修炼新医学气功2~3个星期之后，效果就能显现出来。奇迹是：吃得香，睡得好，白天晚上都精彩。

（3）中年女人好颜容，修炼医学健美功

有部分中年女人失去好睡眠，主要是因为身心素质弱点多，生活与工作压力大，加上外部环境的影响，患上神经衰弱症、精神分裂症、抑郁症或心理障碍性并发症，长期下来，就形成顽固性失眠。

女人失去好睡眠，会使内分泌紊乱，随之代谢功能紊乱。体内垃圾代谢不出去，会引发便秘、月经不调、头晕、乏力、胸闷、心悸、生理性水肿、皮肤干燥，出现斑纹和皱纹多等更年期征兆，提前衰老。因此，恢复自然睡眠是女人保持容颜的秘密武器。

修炼新医学气功里的"龙功"与"雁功"，坚持2~3个星期之后，会逐渐达到自然好睡眠。此功法修炼简单、方便、安全可靠，一学就会，一练就有效果。轻松练功，自然睡眠，使身体阴阳平衡，脏腑和谐，经络气血通畅无阻。在恢复了自然睡眠的同时，也提高了各细胞组织和器官的灌氧量，恢复了免疫系统的功能，调整了新陈代谢，就可以睡得沉，吃得香，皮肤自然细腻有光泽。

（4）老年人修炼气功好睡眠，益寿又延年

人老了，体质慢慢退化，退行性病变多发、高发。睡不好觉的老人们，会出现各器官生理功能紊乱或下降，会提前衰老，甚至早亡。患上失眠症，会出现诸如记忆力减退、头晕、脑胀、眼花、耳鸣、下肢无力、胸闷、心悸、血压升高和血糖波动等病症，甚至还会并发心脑血管系统、内分泌系统和呼吸系统诸多病症。

新医学气功的三套基本功法，动功、静功、卧功，是动静相兼的入静睡眠功法，可以让老年朋友们再不要担心药物副作用的危害，会自然入静，轻松入眠，睡得好，体质棒，好似回到年轻时代一样，人快乐，身体健，益寿延年。

3. 内功点穴治失眠

神奇的内功点穴疗法，是"杨氏堂"家传治病的绝技，称《五行八法式》，有"珍藏几百年，法宝不外传"之说。内功点穴法专治：正气虚弱、邪气犯冲经脉、经虚络空、气血逆乱，上述病症影响五脏与六腑的生理功能，并累及心脑，使患者精神无主、诱发病症。这些病症，中医古籍称其为"癫狂"和"魔疯"。病因均属于正虚邪恋，病理的产物是：风、痰、火、虚、瘀等，病机属于痰火扰心、痰迷心窍等。这些病症可以使脏腑功能下降或紊乱，使得气血不和、心脑血管供血不足或缺氧。现代医学称其为神经衰弱、神经官能症、精神分裂症及心理障碍性并发症，重则导致患者顽固性失眠。

治疗顽固性失眠症，用内功点穴疗法，轻轻一点，就有热、胀、酸、重、麻、凉感。患者感到脑无杂念，心静如水，随后静空入眠。运用此疗法的医学气功师必备的条件：一是要有中医学和西医学相关知识；二是要有推拿和针灸方面的临床经验和较高的医疗水平；三是懂得并会修炼医学气功道家内丹术，有三层以上的功底。

三、治疗抑郁症的妙药是自然疗法

抑郁症是精神不卫生引发的精神病。中医有云：情志不舒则生郁，言语不投则生嗔，谋虑过度则自竭。可见，这在古代属于一种"精英病"。中医有六大辨证分型：气郁、血郁、湿郁、痰郁、火郁、食郁。而到了现代，抑郁症却成为困扰中国乃至世界的一大社会问题，发病率逐年上升，患者轻则影响其正常生活与工作，重则感觉生不如死，甚至自杀。

1. 抑郁症的认知疗法

既然是心理疾病，那么最有针对性的治疗方法自然是心理疗法。心理疗法的重要方法之一，就是"认知疗法"。

"认知疗法"的三项原则是：①你的一切情绪，都是你的思想或认识所产生的。"你目前的思想状况怎样，你也就感觉怎样。"②当你感到抑郁时，是因为你的思想完全被"消极情绪"所控制，整个世界好像在黑暗的阴影笼罩之下。你往往相信事实真如你所想象的那样糟糕。③消极思想几乎总是带有严重的歪曲性，它是一切你所认为的痛苦产生的惟一原因。

当你感到沮丧时，你可以根据下面10个方面去分析思考，你会发觉你是在愚弄自己。

（1）绝对化的思想。把一切事物都看得泾渭分明，无休止地怀疑自己。

（2）过于普遍化。由于有过一次不愉快的经历，就认为在别的事上也会同样倒霉。

（3）精神过滤。仅看到事物的消极一面，脑海中就总是想着它，认为每件事都是消极的。

（4）自我轻视。有自卑心理，遇事总想着自己不行。

（5）武断地乱下结论。

（6）放大与缩小。即把自己的缺点放大，优点缩小，歪曲本来面目。

（7）情感上的推论。认为自己的感情似乎就是思想的根据。

（8）应该论。经常认为这件事应该做，或那件事必须做。

（9）乱戴帽子。如果你选择并为之努力的目的达不到，就认为是自己的失败，而不去想是选择有错。

（10）个人化。无论干什么事，总被责任问题所缠绕。

针对上述情况，你可以这样去改变认识：你的感觉不是事实；你能对付；不要以你的成就作为看待自己的根据。

2. 治疗抑郁症的妙药是运动

美国杜克大学医学中心最近的研究证明，每周运动3次即能够有效治疗中老年抑郁症，而且复发率很低。更令人欣喜的是，这种简单的"运动疗法"实际上比传统的药物疗法更为有效。研究者们对156名50岁以上的抑郁症患者进行了连续16周的观察，结果发现，使用运动疗法的患者比仅用药物治疗，或药物治疗与运动疗法相联合的患者在疗效方面要好得多。

研究证明，运动能加强新陈代谢，疏泄负性心理能量，能防止抑郁症的发作；运动有助于增强体质，产生积极的心理感受，能较快地振奋情绪、消除抑郁症的一系列症状。

所以，"生命在于运动"，抑郁症患者欲摆脱困境，就离不开运动。

可供抑郁症患者选择的运动项目有：

（1）跑步

科学研究证实，跑步时大脑分泌的内啡肽是一种类似于吗啡的生化物质，是天然的止痛剂，并能给人以欣快感，对减轻心理压力具有独特的作用。跑步时间选择在傍晚为宜，速度每分钟120步，每周至少3次，每次持续15分钟。

（2）跳绳

能增加身体的协调性。由于在跳绳过程中头部的位置在上下快速移动，可有效加强前庭功能，能产生良好的心理感受，提高自信心。速度为每分钟30～60次，隔天1次，每次持续10分钟。

（3）健身舞

在动感的音乐声中，使躯体得到尽情的舒展，注意力得到加强。每周3次，每次持续20分钟。

（4）散步

宜在优美安静的环境中进行，能改善心肺功能，提高摄氧效果。建议每天步行1500m，并力争在15分钟内走完。以后逐渐加大距离，直到45分钟走完4500m。

（5）太极拳锻炼

太极拳由于其具有独特的"形神兼备，内外兼修"的运动特点，对抑郁症状有明显的改善作用。为提高疗效，打太极拳时要尽量做到心、意、气、形合一。抑郁症患者参加太极拳锻炼具有非常重要的意义，可以在很多方面使病情得到改善。

（6）集体运动

如传球活动、拍球运动或体育游戏等。集体运动要求团队合作，对改善抑郁症患者的人际关系具有特别重要的意义。另外，由于体育游戏带有一定的竞争性、情节性和趣味性，能改善游戏者的情绪，培养他们的活泼愉快、开朗合群的个性和团结互助、勇敢顽强、机智果断的心理品质，使身心得到健康的发展。建议每周至少参加一次集体运动，每次持续时间 30 分钟。

3. 按摩也能克抑郁

日本医学专家发现，用植物芳香油揉搓身体的芳香按摩疗法，能够缓解抑郁症病情。他们说，患者在服用抗抑郁药的同时，芳香按摩疗法可作为一种辅助治疗手段。

抑郁症患者大脑前额叶血流减少，代谢功能减弱。按摩实验结果表明，患者前额叶功能出现了恢复的征兆。

下面是可供抑郁症患者自行掌握的自我按摩方法，坚持运用，同样可获得满意效果。

（1）揉关元

将两手重叠按在关元穴上，顺逆时针各转 50 圈，由轻到重，由慢到快。每日 1 次。

关元位于小腹肚脐垂直向下 3 寸处，即肚脐下四横指处。是古代四大养生穴位之一（其他三穴为足三里、膏肓、涌泉穴）。中医学认为，关元位于任脉，具有促进消化、纠正内分泌紊乱和抗衰老的作用。

（2）按压曲泉穴

有助于改善抑郁症状。方法如下：屈曲右膝关节，将拇指置于膝内侧皱褶处，穴位正好在膝关节下方。按压 1 分钟，每日 2～3 次，然后重复左腿。

4. 避免服用能引起抑郁症的药物

目前，人们对于抗精神病药物能引起药源性抑郁症已有所认识（例如久服氯丙嗪等药物可引起抑郁症）。然而，对于精神科以外的药物引起的抑郁，往往缺少足够的重视。这些药物主要有：抗高血压药，如利血平、降压灵、甲基多巴、胍乙啶、肼苯哒嗪、安定等；抗结核病药物，如环丝氨酸、硫异烟胺；抗癌药，如长春新碱、长春花碱；抗震颤麻痹药，如多巴胺、金刚烷胺等。若长期服用这些药物，或对这些药物使用不当，颇易引起抑郁情绪甚至抑郁症。这种药源性抑郁症，在临床各类患者中并非少见，若已发现，须停用这些药物或更换其他药物，以免发生不测。

5. 修炼新医学气功治疗抑郁症

主要修炼功法：拍打功及第二套排病气功法。可加练初级荷花功（坐功、站桩功）和大雁功。锻炼时应注意动静兼练，动升阳，静生阴，动静相宜，阴阳平复。如果增加医学气功师内功点穴，自养加护养，效果更佳。

第二节　内分泌系统：糖尿病的调养及气功疗法

一、糖尿病的四大类型及致病因由

糖尿病是由多种病因引起的以慢性高血糖为特征的代谢紊乱。高血糖是由于胰岛素分泌或作用的缺陷，或者两者同时存在而引起。除碳水化合物外，尚有蛋白质、脂肪代谢异常。久病可引起身体多系统损害，导致眼、肾、神经、心脏、血管等组织发生慢性进行性病变，引起器官功能缺陷及衰竭。病情严重时，可发生急性代谢紊乱。例如酮症中毒、高渗性昏迷等。

糖尿病是常见病、多发病，其患者数正随着人民生活水平的提高、人口老龄化、生活方式的改变，以及诊断技术的进步而迅速增加。及早防治糖尿病，应引起众多家庭和广大患者的高度重视。

糖尿病从西医的角度可化分为四大类：①1型糖尿病。②2型糖尿病。③其他特殊类型。④妊娠期糖尿病。中医学则把糖尿病归属于中医"消渴病"的范畴。消渴病又分为上、中、下三消。上消见口渴多饮，大多为肺热所致。中消症见善饥多食，大多为胃热所为。下消症见小便频数，多为肾虚造成。所以将其症状称之为"三多一少"，即多饮、多食、多尿、体重减少，也有些患者"三多一少"症状不明显，只是通过对血、尿的化验检查才确诊为糖尿病。

中医学认为，消渴病的病因有三个。一是饮食不节，长期过食肥甘厚味，恣纵口腹、饮酒无度等。二是情志失调，心情不舒畅。包括肝郁气滞、生闷气、性情暴烈、易怒易躁等。三是劳欲过度，生活不规律，以及房事过度等。

二、糖尿病的调养与防治

从病因上分析，消渴病既有虚的一面，又有实的一面。因为营养不能很好吸收、大量排出体外，虽然吃得多，喝得多，人却消瘦，全身疲乏无力，精神萎靡不振，治疗上应给予补养药。糖尿患者同时又有气郁气滞、肺热胃热现象。其症状是口干舌燥，五心烦热，虚汗频频等。治疗时，还应给予舒解清养药。虚虚实实，攻补两难，增加了治疗难度。所以中医治疗消渴病，要根据疾病的不同阶段、不同症状、不同原因等具体情况，采取不同的方法、不同的方药进行辨证治疗。

杨氏家族中医多代家传，对于治疗糖尿病也有独到的方法。其主要依据也就是因患者而用方，按病情而施药。看准症状，辨证施治。在治疗方法上，治上消宜润其肺，兼消其胃；治中消宜清其胃热，兼滋其肾；治下消者，宜滋其肾，兼补其肺。具体方法为：上消，肺热津伤，内热炽盛，烦渴多饮，口干舌燥，治法主要用清热润肺、生津止渴的方药。中消，胃热炽盛，多食易饥，形体消瘦，大便干燥，治法主要用清胃泻火，养阴增液的方药。下消，分为两种类型。对肾阴亏虚的，其主要症状是尿频量多，口干唇燥，脉沉细数，治法用滋肾固肾的方药。对阴阳两虚的，其主要症状是小便频数，浑浊如膏，面色黧黑，耳轮焦干，腰膝酸软，形寒畏冷，阳痿不举，舌淡苔白，脉沉无力，治法主要用温阳滋肾固本的方药。

在中医治疗方面，对糖尿病引起的白内障、雀盲、耳聋、疮疡、痈疽、肺结核、水肿、中风、厥症，也可用妙方好药施治。此外，单方草药治大病。治疗糖尿病也是如此。在辨证论治的基础上，使用单方草药也可取得良好的疗效。

除积极配合医生治疗，按时按量服药外，糖尿患者还应注意日常调养，才能取得良好的疗效。在此介绍一下"四季、三法、三结合"的调养方法供患者参考。

先说四季调养。疾病与自然界一年四季的气候变化有着极其密切的关系。糖尿患者本就口渴多饮，若逢夏季气候炎热，秋季气候干燥，病症也就可能会加重。糖尿患者原本小便频数，若遇冬季气候寒冷，汗液难发，尿液可能更频。因此，中医医生应根据四季气候的变化，对糖尿患者的用药进行加减调整。

再说三法调养。中医治疗糖尿病可以用内治法、外治法和以茶代饮法进行综合治疗。内治法，即根据糖尿病患者不同的症状表现，可采用汤剂、成药间断交替选用。外治法主要有三种：①药浴法。选用活血化瘀的中药，包煎后浸泡双手双足。同时，用左手擦右足心，用右手擦左足心，使手的劳宫穴对足之涌泉穴，以达交通心肾、水火相济的作用。②脐腹按摩法。每餐饭后，双手重叠，用掌心按脐腹部，成环状按摩。向左右各旋转4~5分钟，手法轻重适度。③艾灸法。每天睡觉前，艾灸两腿足三里穴位各4~5分钟，以皮肤微红为度。由于糖尿病是慢性病，需长期服药，很不方便，所以采用以茶代饮法既简便有效，患者又容易操作。可选用乌梅、五味子、茺蔚子等单味或多味药泡茶饮用。

三结合的调养方法。一是控制饮食与食疗相结合。中医有"药食同源""药补不如食补"的说法。不少食品，不但具有很好的营养价值，而且对于糖尿病有治疗作用。如荞麦面、麦麸、苦瓜、牛奶、柚子等。糖尿病患者，可适当定期定量食用。二是轻视与重视相结合。由于糖尿病是人们公认的终身疾病，目前又缺少根治（即从根本上治，"治病必求于本"）的方法和药物，所以很多患者都有一定程度的恐惧心理。其实，只要积极调治，很好地控制血糖，防止并发症，患者可以和正常人一样的生活。从这个意义上来讲，要轻视它。而在治疗与调养上，则要重视它，认真对待，积极治疗。遵从医嘱，千万不要"恣情放纵"，应当保持一种平和的心态。三是劳逸结合。对糖尿病患者提倡劳逸结合十分必要。劳是适当的活动，如饭后散散步，到空气好的地方走一走，用健身器练一练，这样既能增加血液循环，促进新陈代谢，又能更好地消化吸收营养，消耗多余的能量，有益健康。但不能过度劳累，应注意休息，保持充足的睡眠。要动静结合，使身体的动静处于一种平衡的状态。

三、治愈 2 型糖尿病的自然疗法

治愈 2 型糖尿病，一是要以科学依据（视餐前的空腹血糖、尿糖及血液生化指标而定）参考用西药；二是根据中医对临床症状的辨证、分型，施用中草药；三是根据患者的年龄、基因、体质、素质等实施自然疗法。

自然疗法，主要是利用自然资源。倡导自然疗法，既可减轻患者的经济负担，又能减低药物对人体内的副损伤，更可实现康复的目标。现介绍自然疗法如下：

第一，要首选 2 型糖尿病患者。患者年龄不超过 65 岁，具备中学文化程度，且没有并发症与多发病。

第二，让患者定时学习有关糖尿病的知识，明确人体解剖知识与生理功能。让他们学习病理变化知识，熟练掌握中医基础理论内容。让患者懂得人体的经络、气血、阴阳的运行，学会按摩穴位、导引经络、与自练有氧运动。

1. 反背运动可舒展胰脏

指导两名患者，学会互相反背（背靠背）。每天早、晚各反背 10 分钟左右。这种反背式的锻炼方法，能使胰脏伸展疏松，让胰脏内、外分泌道畅通，使胰脏能正常分泌胰岛素与胰液，使胰液发挥助消化的功能，使胰岛素能正常的调解脂肪、蛋白、糖元三种物质，使其合成与分解成正比，实现治愈糖尿病的目标。

2. 按摩涌泉穴，培补元气

按摩涌泉穴可培补元气。每晚临睡前，定时用热水洗浴脚 15 分钟，后用干毛巾把脚擦干。静坐床上，用大拇指点按涌泉穴。涌泉穴在两脚心的人字纹下 1 寸处。按摩 30 分钟，200 次以上，达到热效应为止。

涌泉穴属于肾脏经络的最大穴位。中医学称其为"肾之下窍，水之下道"。按摩涌泉穴，可培补肾气，激发肾阳的旺盛。肾阳旺盛，可补充肾阴。中医学所言："善补阴者，必于阳中求阴，则阴得阳升而泉源不竭。"糖尿病发病的主要病因、病机是"阴虚燥热"。脚底按摩培补肾气、育阴，对消渴病的治疗有一定的辅助作用。

3. 点按带脉穴。可消肠排毒，消除燥热

带脉穴在肚脐（神阙穴）旁开 4 寸。取穴方法：用自己的手指，以四指宽度为标准取穴。

右侧带脉穴：体表投影，体内处在升结肠与横结肠拐角处。

左侧带脉穴：在横结肠与降结肠的拐角处。

糖尿病发生的病因是燥热，主要因素是结肠拐角处停留宿便（黏液污浊物）而积聚毒素，以致产生燥热，耗伤阴液。

操作方法：左手扶于左胁肋处，右手握拳，用力点按右侧带脉穴。有节奏地用力点按，至少连续点按 100 次。身体放松，让结肠加快蠕动。然后换左侧，操作同上。

此法可增强肠蠕动，使胃气下降，肠气通畅，排便顺畅，达到消肠排毒解除燥热的目的。

综上所述，可总结为两句话："要想长生，肠道要清"，"要想不死，肠中无屎"。

4. 荷花功（静功）可诱生人体干扰素，恢复胰岛 B 细胞

修炼荷花功初级功法：百天修炼筑基后，小周天功初步成功。修炼这一功法，可使督任脉经络畅通，使坎离相交阴阳平衡，消除内分泌的紊乱，提高免疫系统的功能。同时，又可诱生人体的干扰素。荷花功的修炼，还可提高细胞的灌氧量，使细胞带电荷上升，能清除细胞的自由基，促使细胞抗氧化，延长细胞寿命，改善微循环，降低患者的三高（高血糖、高血脂、高血压）症状。

第三节　心脑血管系统：中风病的气功疗法

心脑血管疾病是危害人类生命和健康最主要的疾病。根据近年有关资料统计，我国每年因心脑血管疾病死亡者占因病死亡者的半数左右。心脑血管疾病的发病率、死亡率、致残率、复发率都很高，并且并发症多，是威胁中老年人健康和长寿的第一号杀手。中老年人对心脑血管的发病原因及症状应该有所了解，应掌握病因，预防发病，及时诊治。本章重点推介对脑中风病进行防治的气功疗法。

一、概念

短暂性脑缺血发作（TIA）又叫作小中风或先兆中风。

本症有两个特性。其一为半身无力、酸软、偏瘫、偏身感觉异常，其二为发生有失语、失听和眩晕等症状。这些症状具有发作短暂性、反复发作性及可逆性三个特点。它是由于颈内动脉或椎基底动脉系统短暂性血液供给不足而致病，病症表现为突然发作，几分钟至几小时的局灶性神经功能缺失。由于本症起病急骤，见症多端，有偏瘫、失听、失语、昏厥、半身乏力、行动受限等症，与风善行数变的特征相似，故属中风范畴，又因其具备短暂性、反复发作性和可逆性等特点，故又称为小中风或先兆中风。

根据文献记载，脑缺血发作，即患了小中风之后，有 1/4～1/2 的患者在 5 年以内可发生脑梗死，其中半数发生在一年内，1/5 发生在一个月内。所以，做好脑缺血发作患者的诊治工作，对缺血性中风的防治，具有极其重要的临床意义。有文献资料统计，100 例缺血性中风患者中，首先出现 TIA 者有 25 例。而 100 例出血性中风的患者中，只有一例患有 TIA。因此，可以认为有 TIA 者是缺血性中风的先兆，基本可以排除出血性中风的可能性。因此，它对中风患者的临床鉴别也具有很重要的参考价值。

二、病因病机

中医学认为，脑缺血发作称小中风，属中风范围，主要因素在于患者气血亏虚，心、肝、肾三脏阴阳失调。加之劳累、饮食不节或情志所伤、五志过极等诱因的作用，导致气血运行受阻，肌肤筋脉失却濡养，或阴虚阳亢，化风而动，夹痰火蒙闭清窍，形成一系列临床证候。

《素问·调经论》中说："人之所有者，血与气耳。"《素问·五脏生成》中论述："肝受血而能视，足受血而能步，掌受血而能握，指受血而能摄。"综上所述，说明了五脏六腑四肢百骸的正常活动功能，无不依懒于气的濡养。大脑的功能正常，亦是如此。所以，任何原因引起血脉流畅失常，出现而致使相应缺血，都将导致有关脏器组织的功能缺失或失常，进而出现相关的临床症状。

本病多见于 45 岁以上的中老年人。其原因何在？古人云"气为血之帅""血为气之母""气行则血行""气滞则血凝"。45 岁以上的中老年人，血脉老化，心气多虚。心气虚弱，故血运行无力。血脉瘀滞，相应的组织器官和组织缺血濡养，功能缺如或失常。当血脉畅通，症状随之解除。若再次阻滞，症状又会重复出现。当阻滞面积增大，畅通无望，症状不能解除，且随之加重，即为缺血性中风。

过食肥甘，痰浊内生，浊瘀血脉，血液污秽，血液浓稠，血运不畅，阻滞脉管，可使组织器官发生相应缺血，出现缺血症状。近年来新兴的血液流变学检查，就是从血液黏稠、血液运行等多方面来检查患者的中风危险因子，从而指导临床。

现代医学认为，短暂性脑缺血发作，是一个多病因的症候群。它是在脑动脉硬化的基础上，因供给脑部的小动脉发生微血栓或痉挛，引起脑部缺血反复发作。脑动脉粥样硬化、颈动脉扭曲，以及颈椎病等，都可造成动脉狭窄。在头部转动或颈部伸屈时，可改变脑血流，使脑缺血发作。

脑缺血发作，与血液成分和血液流变学改变的关系也极为密切。血脂、血蛋白，特别是纤维蛋白增高、血液中红细胞、白细胞、血小板等，它们增多或变性，可引起高血脂症、红细胞增多症和高黏滞血症，使血液的黏滞性、凝固性、浓稠性、聚集性增高，均可成为短暂性脑缺血的触发因素。

三、诊断

根据 TIA 特点，诊断本病是不难的。美国卒中组织联合委员会提出以下诊断标准：

1. 颈内动脉系 TIA

（1）运动障碍：单侧或同侧上下肢无力，失灵或瘫痪。

（2）感觉障碍失语症：语言理解障碍，说话或书写障碍，失读失计算。

（3）一侧眼视力障碍。

（4）同侧偏盲。

（5）以上症状合并出现。

2. 椎基底动脉系 TIA

（1）运动障碍：单肢或多肢无力，失灵，一侧移行到另一侧，由无力到全瘫。

（2）感觉障碍：单肢或多肢有麻木感，感觉消失，感觉异常，通常包括一侧或两侧及面、口、舌的感觉障碍。

（3）视力障碍：两侧视野完全或部分缺失。

（4）同侧性偏盲。

（5）平衡机能障碍（步行及姿势）：眩晕导致的运动失调，平衡障碍，摇晃。

（6）复视、吞咽障碍，构音障碍，眩晕（伴有恶心呕吐或不伴有恶心呕吐）。

3. 仅有下列症状之一者，虽为一过性出现亦不能认为是 TIA

（1）意识丧失或失神。

（2）强直性或痉挛性抽搐。

（3）进行性运动或感觉障碍。

（4）伴有意识障碍的视力消失。

（5）伴有定位症状的偏头痛。

（6）闪光暗点。

（7）精神错乱。

（8）大小便失禁。

4. 出现下列症状之一者可疑为 TIA

（1）眩晕。

（2）构音障碍。

（3）咽下困难。

（4）复视。

附：杨氏堂医院协定诊断指标

①眩晕。②运动障碍。③感觉障碍。④语言障碍。⑤视力（单侧）障碍。⑥缺血性脑血流图改变。脑血流图呈转折或平顶波，波幅降低，上升时间延长，重搏波消失，或出现隐约的脑血流图。

凡具备上述六项中之三项以上者，加血液流变学的 JB 值 > 70 的患者，可诊断为 TIA。

四、治疗

治疗脑中风，众多医生采用传统疗法。笔者认为，本病的病位在脑。由于脑部血脉瘀滞，脑失所养，因而失聪。肢体血脉瘀滞，四肢百骸失血濡养，则使其酸软、麻木无力，失去相应功能。"气为血之帅""气行则血行"。所以，益气行气、活血通络为治疗本病的基本大法，也是古人以"治风先治血，血行风自灭"的具体应用。基于此，笔者经过多年研究实践，创立了用 5 号"631"冲剂结合运用新医学气功疗法来治疗这一病症。经过推广应用，效果良好。基本治疗方法，是以使用 5 号"631"冲剂（祖方研制）为主。同时，施用桃红四物汤等药物，并随症状而加减。气功以练荷花功为基础，可请气功师依临床症状而施功，对以下五种主要症状，分别予以施治。

1. 以微循环障碍为主的病症

RBC 电泳减慢，经显微镜检测报告，微循环模糊不清。据此，主方可加玄胡、刘寄奴、莪术和五灵脂。静脉滴注中成药剂脉络宁。本药有益气、养血、活血化瘀和通络等功效。

2. 以 RBC 压积和血脂增高为主的病症

诸如高浓黏稠血症型，可采用：①放血疗法。②将主方加泽泻、山楂、麦芽和大黄等。③静脉滴注丹参注射液加能量合剂。

3. 以 BPC 聚集性增强为主的病症

对血沉（ESR）加快、K 值增高的患者，施用的方法是：①方加刘寄奴、益母草和郁金等。②静脉滴注脉络宁。

4. 以 RBC 聚集性增强为主的病症

对血脂（EBC）增高、RBC 增高及其电泳速度缓慢的患者，施用的方法是：①方加益母草和郁金等。②静脉滴注丹参加能量合剂。

5. 以 EBC 增高为主及由几种栓塞子而形成的病症

施用的治疗方法是：①主方加刘寄奴、益母草和郁金。②静脉滴注腹蛇抗栓酶。③根据临床症状改变，泽泻可增减量煎服。

五、医学气功对小中风的功效和机理

中医治疗小中风，认为其病因表现在：精、气、血亏虚；心、肝、肾三脏功能失调，阴阳失衡；或饮食不节，胃不和则卧不安，情志所伤，五志过极，造成气机紊乱。其病机表现为气血运行受阻，肌肤筋脉失养，阴亏阳亢化风；或夹痰火蒙闭清窍，形成了小中风一系列的临床证候。故有"气为百病之始，风为百病之长"，今有"万病由缺氧也"，还有"膏粱之变，足生大疔也"。

七情内伤致病直接伤及内脏，主要是导致脏腑气机紊乱，使其升降出入运行失常，脏腑功能活动失调。如《素问·举痛论》中说："百病生于气也，怒则气上，喜则气缓，悲则气消，恐则气下……惊则气乱……思则气结也。"由此说明，不同的情志激发，对内脏气机的影响也各不相同。

荷花功是一种意想荷花的静功之法。意想荷花的纯净、圣洁，可使修炼者产生清新亮丽、爽心悦目的感觉。可帮助修炼者放松、入静，消除不良情绪的影响。

习练荷花功，可调节与改善微循环，清除自由基，能促进干扰素的诱生，能增加血流量，能提高细胞灌氧量，促进细胞的代谢与细胞的再生功能，亦能抗细胞衰老与坏死，还可防治高血脂、动脉硬化、动脉狭窄和动脉扭曲等病症。因而习练荷花功可以有效地预防和治疗小中风。

利辛县中医院运用中、西医治疗此病185例，有效率达93%，治愈率达57%。修炼荷花功，再加中、西药物，计治疗185例患者，有效率达98%，治愈率达91%。其中，年龄最大的68岁，最小的37岁。男性103例，女性82例。其中，冠心病患者60例，心肌病患者57例，神经衰弱患者61例，脑出血患者2例，糖尿病患者5例。详见下表。

药物加气功治疗组与药物治疗对照组有效率及治愈率

组别	例数	有效人数	治愈人数	有效率	治愈率
治疗组	185	181	168	98%	91%
对照组	185	172	106	93%	57%

第四节　典型病例

一、增氧运动使我全身疾病一扫而光

我从中年就是一个体弱多病之人，曾患过肺结核，1985 年又患了甲状腺炎，造成心律失常出现奔马率。由于服用激素过多，导致严重骨质疏松，上下肢曾三次骨折。

我现已七十有余，步入老年后体质更明显下降，多种疾病缠身，腰椎间盘突出、椎孔狭窄、左股骨头有损伤、左肢神经炎导致了左腿肌肉萎缩，颈椎骨质增生，骨刺压迫神经血管导致颈动脉血流不畅，脑动脉供血不良，记忆力明显减退，血压高低波动大，心脑供血不足，常发生心绞痛或心律失常，有时一分钟出现几十次的早搏，近几年多次因心脏病发作去急诊。2003 年"非典"期间因心脑病发作住院 50 天。我脾胃功能差，曾患多发性胃溃疡、慢性胃炎，饮食上稍有疏忽就会胃痛腹泻，总之，从头到脚大大小小的都是毛病。

2006 年有幸来到杨氏堂国际传统医学研究院进行按摩、服药、调理、练功，使我祛病健体、增强体质。尤其学习并坚持增氧运动的操练，现在颈椎及腰部疼痛大大减轻，活动自如了，基本消除或减轻了压迫感，双腿有力，走路轻快，乘地铁时上下台阶 108 节一口气可到底，这是我以前难以想象的事情。

现在我的体力有明显增强，面色也红润了，至 2007 年 3 月中旬我已经 2 个月没服降压药，血压保持稳定、正常。

新医学气功的增氧运动是个好功法，它简单、好学、好练，但对身体调节作用可不简单。"气行血行，气滞血瘀"。细胞氧力增强必然促进人体血液循环，使身体新陈代谢加快，身体推陈出新速度提高，这是人体生命的基础。增氧运动可自我增加人体所需的重要元素——"氧"。新医学气功的增氧运动是个好功法，坚持练习可以祛病、防病、健身、增智慧。

李烽（北京丰台退休工人）

二、杨峰医生治好了我女儿的癫痫症

我是刘翠平，家住亳州市利辛县张村镇高寨村。2009年2月10日上午10点左右，我的三周岁女儿高心如突然发呆、站立不稳，几秒钟后倒地，握拳头抽搐，眼上视，口吐白沫，十多分钟后，才慢慢恢复如常……到临村社区卫生服务站就诊，医生建议去大医院检查。第二天到市人民医院检查，脑电图、脑CT提示癫痫症（羊角疯）。医生开方（西药片）让长期吃，服西药三个月过去了，每天女儿的病仍发作。我和家人看到孩子的病痛，想到孩子的前程……我与爱人高传亭非常着急。后来经朋友介绍找到了专治疑难病症的祝经兰老师。祝老师告诉我们，如果想彻底治好孩子的病，必须中药结合气功治疗。一天早晨，祝经兰领我们找到他的老师杨峰医师。杨老师开个中药方告诉如何服，又指导了几个点穴手法。半年过去了，孩子的病从没发作。找到杨老师复诊，杨峰医生让复查一次脑电图与脑CT。查后一切正常，杨峰医生笑着说："您孩子的病痊愈了，放心吧，可以把孩子送学校上学了。"

刘翠平

2010年2月9日

三、糖尿病治愈病例

王某，女，49岁，安徽阜阳市西湖区人，患2型糖尿病3年。2009年2月头晕头痛，胸闷气急，恶心呕吐，血糖比正常值高了3倍。医院检查提示酮症酸中毒并发心脏血管病变，采用中西药结合控制血糖与纠正酸中毒，并以醒脑透窍、养心安神、清热解毒为原则治疗，3天后临床症状消失，10天后检查一切指标正常。用中药结合气功巩固治疗3个月，自感已恢复正常。停药后至今修炼新医学气功。其中3次赴医院检查化验，指标值完全正常。

第八章

肝炎病毒携带者的福音

第一节　中药结合气功治疗乙肝 270 例分析

医学气功是我国医学遗产中具有民族特色的一种医疗保健手段。它在锻炼方法上的主要特点是强调把人的神（精神）、形（形体）、气（气息）能动地结合起来，以达到防病治病、保健强身、抵抗衰老和延年益寿的目的。它既是科学的，又是物质的。所以，自古至今，人们都把气功疗法称为"祛病延年"之圣道神法。医学气功，功理较深，内容丰富。我们必须在中医药学的基础理论指导下进行研究，以推行自我保健的方法为主。同时，对用气功治病之法加强科学研究，有重点地进行临床观察。

20 世纪 90 年代，利辛县中医院气功科和肝病科开展了此项科研。我们发现，近十种疾病，特别是乙型肝炎，可用药物结合气功之法治疗，并可以达到治愈的目的。

实验结果十分清楚：仅用药物治疗的 270 例乙肝患者，三阳转阴率只有 56%；而用药物结合气功治疗的另 270 例乙肝患者，三阳转阴者达 73.3%。为什么竟会有如此不同的结果？医学气功起到了哪些作用？

根据中西医的理论指导，并依靠反复实践作为科学依据，我们认为这与干扰素的诱生有一定的相关性。习练气功，可以诱生人体干扰素、改善微循环、清除自由基，从而增加人体肝血流量，促进肝细胞代谢，增强肝细胞再生功能，且又具有改进低蛋白血症和低凝血状态的作用，又可防治脂肪肝。

乙型肝炎是由乙型肝炎病毒引起的。它以肝脏病变为主，可引起多种器官损害，是一种传染病。在五种病毒性肝炎中，乙型肝炎具有特殊性。不仅流行面广，感染率高，而且有慢性发展使病情恶化的倾向。现已确认，85% 的肝癌是由乙肝病毒（HBV）所引起的。中医学将肝病归属于胁痛、胃脘病和鼓胀等病症范畴。中医微观辨证分类，将此病分为三种类型：1 型脾虚血热；2 型血瘀血热；3 型为其他型。一是湿热蕴热，二是气滞血瘀，三是肝肾阴虚，四是脾肾阳虚。治疗原则，采用疏肝理气、清热解毒、活血化瘀和扶正祛邪等方法。现代医学治疗这一病症，广泛采用抗病毒、免疫调节和护肝等疗法。

与此同时，习练"小周天功"能调节微循环，清除自由基和促进干扰素的再生。乙肝病毒携带者自然转阴率仅有 8%。但是，坚持练功的患者则可达 30%。这与干扰素的诱生有一定的相关性。20 世纪 90 年代，我们将此作为一个课题进行临床研究，其结果为 270 例乙型肝炎患者经用药物治疗，乙肝三阳转阴率为 56%；用药物"613"冲剂加练功治疗 270 例，明显提高了疗效，增加了肝血流量，促进了肝细胞代谢，提高了肝细胞再生功能。上述疗法亦能抗肝细胞坏死，并能直接抑制病毒复制，且可改变低蛋白血症和低凝血状态，亦可防治脂肪肝。患者三阳转阴率稳定，已达 73.3%。270 例乙肝病患者中，其中年龄最小的仅有 17 岁，最大的 53 岁。女 96 例，男 174 例。急性的 35 例，慢性的 132 例，重型的 14 例。乙肝病毒携带者 21 例，早期肝硬化者 14 例，肝硬化重度腹水者 13 例，并发糖尿病者 22 例，并发心肌炎者 9 例。

第二节　浅谈治疗乙型肝炎用药与练功的具体施法

一、免疫疗法选用药

白细胞干扰素（α-干扰素）肌内注射。采用小剂量 3.2 万~8 万 U，每日或隔日 1 次，疗程 3~6 个月。对 HBV-DNA 及 HBV-DNP 的转阴有一定作用。

乙肝免疫球蛋白（HBIG）肌内注射。按 10 岁以上 1 次 600U，15 岁以上 1 次 700U，18 岁以上 1 次 800U，15 天 1 次，3 个月为一个疗程。

二、现代医学治疗

一般治疗：休息；预防隔离；饮食，宜用清淡营养、低脂和高糖、高维生素饮食。

药物治疗：用各种维生素类药物；用解毒药物；用激素。

重型肝炎的治疗：

1. 限制蛋白，宜用高糖和多种维生素。

2. 早期应用激素。

3. 降低血氨。

4. 防止出血。

5. 防止颅内压升高。

6. 用换血疗法。

三、中医学辨证分型的治疗方法

1. 脾虚血热型

症状：纳差腹胀，肢倦无力，面色萎黄，肝区隐痛，大便溏薄，舌胖而淡，质暗或见瘀斑点，苔薄白或薄腻，脉缓而细。

治疗原则：疏肝健脾，清热解毒，凉血。

方药：

（1）"631"乙肝冲剂。

（2）中药：黄芪、茯苓、桃仁、红花、丹参、虎杖、贯众、白花蛇舌草为主加减。肝气郁结者，加柴胡 10g，香附 15g，川芎 10g，白芍 10g，甘草 10g。脾虚者，用党参 10g，白术 15g，茯苓 15g，甘草 10g。若为气郁化火者，症见胁掣痛、烦热口干、二便不通、舌红苔黄、脉象弦数，可加川楝子 10g，延胡索 15g 或黄连 10g，吴茱萸 50g。若肠鸣腹泻者，可加茯苓 15g，白术 15g。若胃失和降者、胁痛而恶心呕吐者，可加旋覆花 10g，半夏 10g，生姜 5g。若大便薄者，可加焦三仙各 10g。1日 1 剂。

2. 血瘀血热型

症状：胸肋刺痛，位置固定，肝脾肿大，朱砂掌、蟹爪纹、鼻齿衄血，口干苦，喜凉饮，面色暗或面目发黄，肌肤甲错或瘙痒，小便自利量多，舌下静脉扭曲、延长、增粗，舌质红，有瘀斑瘀点，苔黄，脉弦细或细涩。

治疗原则：活血化瘀，养血行血，解毒。

方药：

（1）"631"乙肝冲剂。

（2）中药：基本方为协定处方。以大量赤芍（60～150g）为主。瘀血较重者，可加大黄 10g，桃仁 10g，红花 10g，山甲珠 10g（现用代用品，下同），当归尾 15g，柴胡 10g。若胁肋下有痞块，肝、脾肿大，而正气未衰者，加三棱 15g，莪术 15g，地鳖虫 10g。若兼瘀痰，可加法半夏 10g，陈皮 15g，茯苓 15g。血热发斑者，可用犀角地黄汤加减（犀角现用水牛角代）。肝气郁热盛者，加羚羊角（人工）；伴心悸、胸闷、头晕、心动过速、舌红、苔黄燥，加服安宫牛黄丸。

3. 其他型

（1）湿热蕴热型

症状：胸胁痞满，口中黏腻而苦，纳呆，呕恶，厌食油腻，尿赤短少，大便薄，舌红，苔腻，脉弦滑。

治疗原则：化湿利湿，清热解毒。

方药：

①"631"乙肝冲剂。

②中药：黄芩、大黄、黄连、栀子、龙胆草、茵陈和滑石为主加减。胁痛者，加枳壳 10g，郁金 10g，川楝子 10g。恶心呕吐者，加法半夏 10g，黄连 5g，生姜 5g。脘腹胀满者，加厚朴 10g。小便短赤者，加金钱草 15g，车前仁 15g。大便溏者，加焦三仙（焦神曲、焦山楂、焦麦芽）各 10g。

（2）气滞血瘀型

症状：两肋疼痛，食少，嗳气，情绪波动而症状加重，舌见瘀象，脉弦或细。

治疗原则：理气，活血化瘀。

方药：

① "631" 乙肝冲剂。

②中药：柴胡、香附、丹参、郁金、川朴、桃仁和红花为主加减。

（3）肝肾阴虚型

症状：胸胁隐痛，眩晕耳鸣，腰膝痛软，双目干涩，五心烦热，失眠多梦，盗汗遗精，舌红少苔，脉弦细数。

治疗原则：滋补肝肾，养血解毒。

方药：

① "631" 乙肝冲剂。

②中药：女贞子、旱莲草、枸杞子、熟地和山萸为主加减。肝气不疏者，可加合欢花 10g，玫瑰 10g，白蒺藜 15g。心烦者，可加酸枣仁 15g，丹参 15g。头目昏者，可加桑椹。胁痛甚者，可加延胡索 15g，香附 15g，郁金 15g。失眠者，可加夜交藤 30g。齿衄鼻衄者，可加火炒杞子 15g，地骨皮 15g，白茅根 30g，丹皮 10g，仙鹤草 30g。遗精泄精者，加柏子仁 15g。

（4）脾肾阳虚型

症状：面色白，畏寒肢冷，腰胁或下腹冷痛，小便清长，五更泄或下利清谷，精神萎靡，舌淡而胖，脉沉细。

治疗原则：健脾助阳，温化寒湿。

方药：

① "631" 乙肝冲剂。

②中药：仙茅、仙灵脾、炙附片、山萸肉、干姜、党参和白术为主加减。若转氨酶显著升高者，可加连翘 10g，龙胆草 10g；麝香草酚浊度、硫酸锌浊度增高者，可加黄精 20g，当归 10g。若腹胀者，可加炒莱菔子 10g。若胁痛者，可加制延胡索 10g，郁金 15g。若下肢浮肿、小便短赤者，可加服济生肾气丸。

四、内病外治法：用肝病敷脐膏

1. 本膏系笔者家传验方，用虎杖、蚤休、活鳖、活蟾蜍等 40 味中药熬制而成。

2. 适应证：急慢性肝炎、迁延性肝炎、肝脾肿大、肝硬化、脂肪肝、糖尿病和冠心病等病症。

3. 贴穴位：主穴神阙（肚脐），配穴期门（肝部）、足三里（外膝眼下 3 寸）。

4. 每张贴 5 天，其间如有痒感可暂时揭下，待不痒时再贴。

五、气功疗法

1. 气功功法，施用健脾疏肝系列功法

肝病患者修炼新医学气功治疗，以静功功法为主。做到心静如水、外静内动、形神合一、阴阳平复。在习练荷花功和玉蟾吞津功的基础上，再用意守健脾疏肝系列功法，可因症因人施功。

健脾疏肝功法。古人云，见肝之病，知肝传脾，当先实脾，四季脾旺不受邪，即勿补之。

2. 辨证施功

（1）湿热中阻证

治法：化湿清热，健脾和中。

功法：在练全功的同时，多练或单练"升降放松功"，意念凉水淋浴，将湿热病毒冲泻得干干净净，流入地底下。在树下练"健脾疏肝行气血"功，或专练疏肝排毒素之功，吸树之清气，将湿热之毒从大敦穴排出让树干吸收。在树下练"吐呵气功"。此功最适合体虚湿毒未尽者。泄胆降酶法最适合重症湿热中阻而活动较少的患者。

（2）肝郁脾虚证

治法：疏肝解郁，健脾养血。

功法：在练全功的同时，多练或单练"健脾疏肝行气血"之功。在树木花草多的地方练行功。心情舒展，动作潇洒。育丹功亦可健脾，吐呵气功亦可疏肝。可把育丹功和升降放松功组合在一起，达到疏肝健脾的功效。疏肝功、嘘字功均可练习。

（3）肝肾阴虚证

治法：滋养肝肾，疏肝益血。

功法：在练全功的基础上，多练或单练"育丹功""吐呵气功""筑基功""吹字功"。但只能选其一二，如育丹与吐呵气功，或筑基与吹字功等。

（4）瘀血阻络证

治法：活血化瘀，祛瘀通络。

功法：在练全功的基础上，多练或单练"升降放松功"。意念温水沐浴，温通经络以消瘀。练健脾疏肝行气血之功，改善肝内微循环。再者，活肝、揉肝、升降按摩、疏肝、交通三焦，均有活血化瘀、祛瘀通络的功效。

（5）脾肾阳虚证

治法：健脾温肾，化气利湿。

功法：在练全功的同时，多练"升降放松功"。意念温水沐浴，亦可温补脾肾。多

练"育丹功"。意念丹田温暖红色。多练"三才十四贯顶"。暖气贯顶，温补脾肾最速。自我调整有素，练吐呵气功亦有作用。若下肢浮肿、小便短少者，将升降放松功、育丹、升降按摩组合，或将筑基、健脾、交通三焦组合练习，亦有显著效果。

3. 气功按摩

（1）脏腑鼓荡排浊气

姿式不拘，坐、卧、立均可。闭目、放松入静。注意力集中于上腹部，意守3~5分钟。尽量把肝胆脾胃的位置、形态、大小都想象清楚（开始想不出来不必勉强，更不要着急，次数多了就会逐渐想象出来）。然后，吸气时想肝胆脾之气分别由上腹两侧向中间聚合于胃，呼气时原路返回。如此一吸一呼、一聚一散做36次。再把注意力集中于肝胆脾肾和膀胱，并尽量想象出它们的位置、形态、大小，意守3~5分钟。然后，吸气时存想膀胱之气分两路上升，经左右肾分别到达脾、肝、胆，呼气时原路返回。如此吸升呼降做36次。再把注意力集中于肝胆脾肾和涌泉穴，意守3~5分钟。然后，吸气时存想左右涌泉穴之清气分别沿下肢上升，经左右肾到达脾、肝、胆，呼气时存想脾、肝、胆之浊气沿原路下降，分别经左右涌泉穴排出体外，排得愈远愈好。如此吸清排浊做36次。最后注意力集中于肝区，意守3~5分钟。

意守时行自然呼吸，鼓荡时行深慢的腹式呼吸。但要注意循序渐进，不可强行过度吸气，以免导致头晕、胁痛不适。肝胆、脾肾、膀胱，诸脏腑的位置、形态、大小，可以向当地医生请教，或查阅人体解剖学图谱。

此法为实施按摩的预备功。由于意念与呼吸相配合，增加腹腔内变化梯度，有利于改善腹内脏腑经络的气血循环，达到理气活血、祛瘀生新的作用。

（2）按摩三焦培元气

姿式不拘，闭目或开目均可，全身放松入静。

意守鼻尖3~5分钟（高血压者可不意守），然后两手大鱼际相互搓热，分别按于鼻部两侧，轻轻上下往返搓擦。一上一下为一次，做36~108次。

意守肚脐3~5分钟，然后两掌对搓发热，左掌在下，右掌在上，重叠按于肚脐，稍用力顺时针方向揉按36~108圈，再换右掌在下左掌在上逆时针方向揉按36~108圈。

意守涌泉穴3~5分钟，然后右掌稍用力拍打左涌泉穴36~108下，再顺逆时针方向各揉按36圈，换左掌对右涌泉穴拍打36~108下。再顺逆时针方向各揉按36圈。最后意守肝、胆3~5分钟。

肺开窍于鼻，按摩鼻可通宣理肺，增强上焦气化功能。肚脐为先、后天交接之门户，有经络直通五脏六腑，按摩此穴可增强中焦的运化功能。涌泉为肾之下窍、水之下源，按摩此穴可通调水道，增强下焦疏泄功能。三焦各司其职，真元之气自可培补。

（3）按摩肝穴理肝气

足掌部位有人体各内脏器官的体表反射区（穴位）。肝胆反射区在足掌第四、五跖趾关节部肌束隆起的稍后方，如拇指腹大小的范围。肝胆病患者，此处有明显的压痛，患者可以以压痛处为穴。

取坐位，全身自然放松。开目，意守肝穴 3～5 分钟。然后以左手拇指按于右肝穴，另四指置于足背与拇指相对，用力点压 36～108 下。换右手同样方法点压左肝穴。稍停，以同样手法揉按左右肝穴，按顺、逆时针方向各按 36～108 圈。最后以手掌稍用力拍打左右足心各 36 下。

不论点压、揉按，都要用力。但不是用拙力，要有弹性，一紧一松。发力时，肝穴有酸痛感。松肝穴时，肝穴则有胀痛感。若指力不够，可稍事休息或松握拳，以第二指关节突代替拇指施术亦可。

此法可反射性的活跃肝脏气血循环，使郁结之气得到疏解，消除头晕及肝区疼痛不适。

（4）按摩肝区纳清气

姿势不拘，以仰卧最好。闭目，放松入静，意守肝区 3～5 分钟。然后，以左手拇指对准右侧期门穴，中指对准右侧章门穴，右手中指对准中脘穴，三指同时用力点压 36～108 下。稍停，两掌重叠，左掌在下右掌在上按于肝区，顺时针方向揉按 36～108 圈，再换右掌在下左掌在上逆时针方向揉按 36～108 圈。最后，左掌护于肝区，右掌护于肚脐，注意力集中于肝脏，自然呼吸。吸气时，存想外界清新美好之气从四面八方进入肝脏。呼气时，存想清新之气被肝细胞吸收，使肝脏的形态和功能都恢复正常。如此存想意守 10～30 分钟。收功时，叩齿 36 下，两手轻轻搓擦头部，拍打胸背部，活动活动肢体，最后慢慢睁开眼睛。

肝区表面的皮肉毛窍有经络直通肝胆，按摩此区可以起到疏通肝胆气血通道和活跃气血循环的作用。思维存想与呼吸相配合，以心理效应激发生理功能，增强肝细胞活力，使受损伤的细胞得以修复，坏死的细胞得以再生，使肝脏形态结构及生理功能都完全恢复正常。

气功按摩既可治病，又可强身。为治病者，每日做功 2 次，四节必做。为健身者，每日 1 次。选做脏腑鼓荡及三焦按摩两节即可。若由他人代为按摩，患者必须要求做好放松、调息、入静、意守。若由气功师施术，运气于手掌和手指发功按摩，疗效会更好。

第三节　家传方结合新医学气功治疗肝硬化腹水

肝硬化腹水属当前四大疑难病症之一，中医称"鼓胀"。分气鼓、血鼓和水鼓三类，治疗甚为棘手。

20世纪90年代以来，利辛县中医院肝病科与气功科对肝硬化腹水的治疗以中医、西医和自然疗法三结合为原则，总结临床经验，积累并参阅疗效资料，攻克难点，研创出治疗的新方法。现专项介绍如下：

肝硬化腹水成因不一，缠绵反复，变化多端，虚实错杂。就本病整体而言，"本虚而标实"。本虚，肝、脾、肾损伤；标实，为气、血、水互结。就主症腹水而言，则又以水停为标，气滞血瘀为本。治疗原则：中满者，泻之于内，治虚不忘实，治实不忘虚，攻补兼施，双管齐下。

由于肝的生理功能是主疏泄、主藏血，脾主运化而统血，肝伤则会使气机郁滞而致血失调畅，脾伤则升降紊乱而致血失统摄，故气滞、血瘀应责之肝脾，固脾属土而能治水，为津液化生转输之枢。肾蒸腾气化而主水，司膀胱开合，为水液代谢之动力所在。脾虚则津液不行，而致水泛中脘。肾虚则温化无权，而致水湿潴留，故水停应责之脾肾。三者之中，由气滞而致血瘀、水停，故腹水前期病机重点在肝。肝病既久，不仅乘伐脾土，损及化源，而且子盗母气，下劫肾阴，以致脾肾皆伤，先后天之本不固，故腹水退后病机重点在脾肾。病至晚期，肝、脾、肾气血阴阳虚衰，还可病及心、脑，出现抽搐及昏迷之危候。

"腹水期以治水为先，勿忘行气活血。"在肝硬化腹水病理变化过程中，气滞、血瘀、水停相互搏结，难解难分。虽有气鼓、血鼓、水鼓之分，但彼此间并无严格界限，无非侧重不同，程度有别而已。因此，临症首当审查气、血、水三者之先后主次，再定行气、活血、治水之轻重缓急，相辅相成才能治疗自如，取得满意疗效。

由于腹水是本病最突出、最主要的证候，应以治水为先。然而，水之根在气滞血瘀，单治水而水未必能去，即使有所消退，亦必复起如故，越治越难。所以，治水必兼行气、活血。

一、健脾化湿利水法

此法适用于以脾虚湿滞为病机重点的腹水症。

辨证要点：腹胀满，面黄肌瘦，食少纳呆，便溏尿少，舌胖淡，苔白腻，脉缓。

方药：主方以 3 号 "631" 益肝冲剂加平胃散加味。以用五苓散健脾化湿利尿为主，辅以平胃散行气燥湿醒脾，加三七、丹参、郁金活血，焦三仙消导，使脾运恢复，气化水去而血行，腹水得消而诸症可平。

修炼气功：以新医学气功中的荷花功为基础。学练基本功法后，使督任两脉通顺。再意守膻中穴、中脘穴、神阙穴、关元穴，从上到下，每一个穴位停留一个呼吸场。呼气时，气沉丹田。意守丹田荷花在放光，光照三焦（上焦即心肺，中焦即脾胃，下焦即肝肾）。意想光就是气，正在向自己的三焦发气。功理：中医学认为 "三焦者，决渎之官，水道出焉"，说明了三焦功能统领元气（脏腑之气、经络之气）。"气化复则湿自除，上源清则流自洁。" 其功亦是使脾运恢复，气化水去而血行，腹水得消而诸症可平。

二、温肾理中行水法

此法适用于以脾肾阳虚为病机重点的腹水症。

辨证要点：腹水大而形寒肢冷，腰膝酸软，倦怠乏力，口不渴，食少便溏，尿少或清长，舌淡嫩，苔白滑，脉沉迟。

方药：2 号 "631" 益肝冲剂加真武汤合理中汤加减。以用真武汤益火消阴、化气行水，理中汤温运脾阳以安后天之本，加泽泻利尿消肿。枳实、沉香降气破滞，三七、琥珀活血行瘀，使脾肾阳复，气行瘀散，则腹水可除。

修炼火花功。在修炼新医学气功基本功法的基础上，可加练意想火花。意想心脏中有一个小火球，红红的小火球，像刚出山的太阳那样红。把小火球慢慢移动到膻中穴，然后到中脘穴，继续移动至神阙穴至关元穴。然后，分成两个小火球继续移动到气街。两个小火球顺着腿下行于足，从足面顺脚底沿后向上，行至长强穴。两个小火球合成一个小火球，聚在命门处，停留在 9 个呼吸场。此后，向上慢慢地沿督脉到大椎，沿陶道至风府、哑门，再至百会、天庭、印堂、人中、承浆、天突、膻中，最终再移向心脏。意想小火球化为一团红色的氧气，温暖的氧气，融化于心脏。心脏内脏气十足，通过心脏的功能将气推动至全身，使全身上下有一种热流冲击感，非常舒服。然后，慢慢收功。注意，意想小火球移动时，小火球每走一个穴位，需要停留一个呼吸场。练火花功的功理，主要是心阳通于肾阳，肾阳鼓舞心阳，带动脾阳上升，使心肾沟通，水火相济。如此练功，故有清阳出上窍，浊阴出下窍，达到阳复、气行、瘀散、利水之功效。

三、下气分消逐水法

此法适用于健脾化湿，温肾利尿无效而形症俱实的顽固性腹水症。

辨证要点：腹大胀满，肚脐凸起，脉络显露，小便短少，大便秘结，舌胖瘀紫，苔白腻或滑腻，脉沉缓或沉迟，按之有力。

方药："631"益肝冲剂，西瓜炭合消水丹（家传验方）。将甘遂10g、沉香10g、琥珀10g、枳实15g、麝香（人工）0.15g等共研细末，装入胶囊，每粒0.4g。每次服4粒，于清晨空腹时用大枣煎汤送服，每日1次。

方解：甘遂——以泻腹水而破瘀血为主；枳实——以破结气而逐停水为辅；沉香——降逆气而暖脾胃，使腹水从两便去，则滞气散、经隧通，诸症即可缓解。

修炼气功。在修心养性的基础上，自推揉足三里穴、涌泉穴。这样可以调动经络，培补元气，增加食欲，也可请气功师给予内功点穴或推拿。推拿，从中脘往下直推至气海、关元、中极，每次推300下。定期发内功，以达到热效应为宜，以获取温肾健脾、行气利水之功效。

四、行气活血消水法

此法适用于气滞血瘀为病机的腹水症。其中，气滞重于血瘀者，症见胁腹胀痛，食后尤甚。腹水不多，小便如常，舌淡瘀滞，苔腻少津，脉弦或沉弦。

治则：解郁、行气、活血。

方药：主方以"631"益肝冲剂合四逆散加减。柴胡疏肝解郁而升降，枳实破气散结而降浊，赤芍、白芍养血活肝而通络，炙甘草和胃缓急而安中，加三七、郁金、蜂房行血祛瘀，白术、茯苓、陈皮健脾化湿。

如血瘀重于气滞者，症见腹大胀满，胁痛如刺，肝掌、蜘蛛痣，衄血者或呕血便血，唇舌瘀紫，脉细涩或沉弦。

治则：活血、化瘀、消水。

方药：3号"631"益肝冲剂，配血府逐瘀汤加减。以桃红四物汤养血，活血祛瘀。柴胡、枳壳、牛膝疏肝理气降浊。水蛭、虻虫、三七逐瘀消症。益母草、泽兰行气消水，使瘀血得除，则气行血畅，腹水消退。

修炼气功。可修炼荷花功坐式功法、卧式功法，多练荷花功站桩。功理是以静功内养为主。内养吞津，培补元气，以达到气行、血活、健脾、利水之功效。

五、甘遂敷脐泻水法

此法适用于腹壅盛而体虚不胜攻之鼓胀患者。在内服方药的同时，取甘遂 100g，研细末粉，每次用 5～10g，以蜂蜜调匀敷肚脐上，覆盖 2～3 层纱布后用胶布固定，每日一换。肚脐下有腹主动脉分支通过。甘遂粉敷脐可迅速穿透吸收而产生逐水效应，使腹水从二便散去而无任何毒副作用。

其次，水退后以健脾补肾为主，勿忘调肝理气。

由于气滞血瘀水停的原因在于肝脾肾损伤，因此腹水消退后即当扶正固本，健脾以筑堤防，补肾以疏下源，调肝以补气机，使"水精四布，五经并行"。

六、健脾益气缓肝法

此法适用于脾气亏虚、肝气偏旺而乘脾者。辨证要点是腹胀便溏，食少纳呆，贪荤则泻，倦怠乏力，舌胖淡有齿痕，苔腻或中有裂纹，脉细缓，或右寸关细弱而左寸关弦细。方用香砂六君子汤加味。以香砂六君子汤益气健脾，加佛手、香橼，疏肝解郁，丹参、郁金、三七养血活血，生谷麦芽、神曲、山楂开胃行气，使脾气健旺，肝气条达，则水得土制、气行津化而腹水不作矣。

七、温肾健脾暖肝法

此法适用于脾肾阳虚而阳虚内盛者。辨证要点是腹胀便溏或五更泄泻，泛恶少食，四末不温，小便清长或短少，舌胖淡瘀滞，苔白滑腻，脉沉细缓，尤以右关尺为甚。方用附子理中汤合香砂六君子汤，健脾和胃为辅。加丹参、郁金，活血祛瘀，乌药、沉香行气暖肝，焦三仙开胃消食，使脾肾双补，火旺土厚，阳气温运，津血调畅而无停水之患。若肾阳亏虚较重，时有浮肿尿少者，亦可用济生肾气丸合四君子汤化裁以治之。

八、滋肾养阴柔肝法

此法适用于肝肾阴虚而虚热内扰者。辨证要点是腹胀胁痛，劳累尤甚，眩晕耳鸣，目涩咽干，尿少便秘，潮热盗汗，舌瘦苔少或光红无苔，脉沉细数。方用二至丸化裁。以生地、北沙参、麦冬、枸杞、女贞子、旱莲草滋养肝肾为主，以当归、丹参、郁金养血活血为辅。加香附子、川楝子以舒肝行气，苦参、丹皮清热凉血，使肝肾两滋。

木得水涵，生发适度，气血流畅而腹水无复发之机。若肾阳亏虚较重，腰膝酸软者，可用归芍地黄汤合四逆散治之。若气阴两亏，短气乏力，汗出脉虚者，可用一贯煎合生脉饮治之。

第四节　典型病例

一、早期肝硬化治验

张某，男，54岁，家住利辛县胡集镇西张寨村。1996年3月20日来诊。轻度肝硬化，乙肝病毒携带者，谷丙转氨酶高于正常值5倍，小三阳。按常规治疗开方后，他没有钱买药。我向同事借了300元，给患者买了药，并告诉他要好好练习有氧功法。

我的学生却说："杨老师，您每个月都有3~5次这样的事情，太苦了！自己不抽烟，不穿新衣服，省吃俭用，光想着做好事，其实自己比穷人还苦。您的家人也陪着您受苦，家里没有像样的家具，您的孩子下大雪连棉袄都没有，师母没有工作，全靠您自己负担七口人的生活，杨老师请三思。"

我听了这些，笑了。心想：学生离修大道太远了，还不明白什么是舍与得，慈与善，功与德。

我让患者这个月把300元的药吃完，然后设计一个单验方，即农村地里或树上可以采集的中草药（这样可以省钱），如白茅根、蒲公英、蜜蜂房（马蜂窝），煎水送服"631"乙肝冲剂。嘱咐患者有空就练习有氧功法。

两周后，患者气色大有改变。一个月过去了，患者借到钱了，让我开药方。我又给他开了300元的中药，煎水送服"631"乙肝冲剂，配合练习有氧功法。第58天时，抽血化验，肝功能正常，"两对半"转阴。我鼓励患者坚持治疗，又过了两个月，复查后各项指标全部正常。患者非常高兴和激动，后来还送来了感谢信与一面锦旗。

【总结】

虽然给张某治病付出了金钱与时间，但是却有很大的收获：第一，明白了乙肝病毒并不可怕，中草药单验方与我研制的"631"乙肝冲剂配合使用，可以收到较好的效果；第二，证明了新医学气功有氧功法的作用；第三，明白了舍与得、功与德的意义，给学生们树立了一个好的榜样。

二、典型病例 4 例

病例 1

王某，女，30 岁，农民。住址：安徽省利辛县胡集镇。1997 年元月 30 日上午 9 点 10 分来院就诊。

患乙肝病十年余，转入肝硬化 3 年，腹水 3 个月，伴四肢不温，腰酸足肿，咳唾白色泡沫痰。血检：谷丙转氨酶（ALT）45U/L，麝香草酚浊度试验（TTT）16U，总胆红素（TBIL）20μmol/L，血浆总蛋白 68.5g/L，球蛋白 40.9g/L，HBsHg、HBeHg、抗-HBc、HBv（PCR），均为阳性。经 B 超检查，拟确诊为肝硬化腹水。其脾大，腹膨隆，腹围 78cm，移动性浊音（+）。肝肋下 3cm，边钝质硬，巨痛，有结节感。脾肋下 1.5cm，肝掌，双下肢凹陷浮肿。舌淡瘀滞有齿痕，苔薄腻，脉微细。

此症属脾肾阳虚型肝硬化腹水，治疗用温肾理中行水、加用行气及活血软坚之法。方药用"631"乙肝冲剂，真武汤合理中汤加味内服，甘遂粉调蜜外敷脐部。加发内气治疗，坚持习练新医学气功，加用推拿法。发功，开膻中穴，推中脘穴直下关元，点按足三里，揉涌泉穴，每天发功 2 次。7 天后，水从两便去，足肿消除，腹胀、咳嗽减轻，精神饮食好转。再服用药物 6 剂，发功 10 天，腹水退尽，腹围正常（为 68.5cm），四肢轻温。继用温肾、健脾、暖肝之法善后，用济生肾气丸合四君子汤加味，蜜合为丸常服。教她练新医学气功，以静功为主。练完后，坚持经常按摩期门、章门、膻中和中脘等穴，点按三里和涌泉穴。

1997 年 5 月 30 日复诊，肝功能 A/G 恢复正常，PCR 转阴，肝脾肿大恢复，腹水未再出现。追访一年，获知她三阳转阴，肝功能 A/G 一切恢复正常，现已正常参加劳动，练功从未中断。

病例 2

武某，男，36 岁，农民。住址：安徽省亳州市利辛县中町镇，1997 年 3 月 15 日前来就诊。形体消瘦，面色萎黄，头晕，乏力，纳少，腹胀，厌油恶心，胁隐痛，口苦黏，小便时黄，脉细数。查肝功能：TBIL19.1，TTT8，ALT67，HBsHg+。两对半：HbeAg+，抗-HBS-，HbeAg-，抗-Hbe-，抗-HBC+。

治以清热解毒，益气养阴。方药以"631"乙肝冲剂为主，用一贯煎加茵栀黄方。加之患者本人坚持练新医学气功，并接受发内功治疗。

1997 年 5 月 20 日复诊，诸症全无。查肝功能正常，两对半转阴。3 个月复查一次，连复查 5 次，转阴稳定。到目前，练功从未间断。

病例 3

张某，男，48 岁。安徽利辛县某厂厂长。患乙型肝炎并发糖尿病，来诊前每年住一次医院，已在上海一家医院住了 3 次。其女儿患丙肝，儿子是乙肝病毒携带者，他们询问专家。专家说："乙肝没有治愈的，只能维持。"他们常年服药，精神状态很差，张厂长还患了抑郁症。他找到我求治，我告诉他："只要坚持练新医学气功并按时吃药，你的乙肝病不出 8 个月就能治好。"张厂长听后信心大增，遵照医嘱按时服药，带着女儿和儿子坚持练新医学气功。3 个月后，儿子的乙肝"大三阳"转阴；5 个月后，女儿丙肝病痊愈；6 个月后，张厂长的糖尿病稳定，7 个月后其乙肝"小三阳"转阴。

病例 4

高某，男，43 岁。安徽利辛县第一中学干部，主诉乙肝"大三阳"，下半身患牛皮癣，遍访多家医院均未见效。他练习新医学气功和服用杨氏堂家传验方"乙肝冲剂"，58 天后到医院化验，"大三阳"转阴，牛皮癣消失。从此，他对练习新医学气功信心大增，患者本人表示愿为新医学气功奉献终身。

附：患者感谢信

扫码了解更多案例

第九章

防治癌症、艾滋病经验之谈

第一节 癌症发病前的三个阶段

一、病毒携带期

分清三种体质的人，有利于鉴别有无病毒携带。

1. 无病毒携带之"特异体质"人

精力充沛，思维敏捷，睡眠时间少。出生时哭声响亮，身体无畸形，皮肤色正、红润。吃奶、喝水都大口饮下，大小便定时。婴儿期至幼儿期不爱哭，爱玩，接受事物、知识能力强，天真活泼，聪明，不生病，即使发热感冒拉肚子，也往往不治而愈或康复很快。

这类人体质好，气质好，气色好，目光有神。胃肠吸收能力强，体内不缺乏微量元素。在成长阶段，学习好。不管学习什么知识，看上去不花工夫，大部分时间因好奇心、尝试心就能学到很多课外知识。特异体质的人，中枢神经细胞充氧快，预感性很强，判断事物准确。女性在35岁之前，男性在40岁之前，体检都是一切正常，特别是血液常规与生化检查，指标全部正常。因为体质好，有用不完的力气，大部分人爱助人为乐，付出多，且不求回报。

此类人虽然得先天实力，但是到了中年，因为不注意健康的重要性，随心所欲，易感染恶习与顽疾，感染后不知道自己有隐患，不注意体内已报警的隐病信号，所以容易卒死。病因一是"生气、上火、生毒"，二是传染恶病毒、虫菌之类。

这就是"先天充足，后天未养"，聪明反被聪明误，自大，不听忠言，不学养生的结果，还有一部分是"过劳死"。

2. 先天不足，潜病携带之"差异体质"人

所谓差异体质，与特异体质相反，这类人工作、学习、生活都是一般般。因为先天不足，全靠后天调补，力气没有那么大，气色、气质没那么好。特别是喝酒时，因为肝功能弱，所以易醉，多干点活就累，睡眠时间长，且嗜睡，嗜酒、烟。因为先天不足，体内常常缺乏微量元素。此类人未到40岁，平均35岁体检指标70%以上都多少有点不正常。这类人特点：聪明，在吃、穿、用方面追求完美，性格温柔，身材好。

3. 病毒携带之"变异体质"人

虽然先天不足，但外表看上去却很好，显得很精灵、能干。工作赶不上差异体质，学习成绩一般般，用功不浅。这类人体内携带病菌与病毒，如各类肝炎病毒：甲肝、乙肝、丙肝、丁肝、戊肝病毒，其次是人类乳头瘤病毒（HPV），还有肺病毒、腺病毒、性病毒，以及易变的真菌、念珠菌、胃内幽门螺杆菌等，这类细菌与病毒随着天气、地气、内脏、气血变化而变化。潜在的虫、菌、病毒都在分期暴动，吃细胞营养。所以，这类人时常感觉累、乏力，力不从心。虽然也想与朋友交往，也想做点大事，但体质不争气，随时都有不适感觉。比如，与朋友谈好并约好时间去做某件事，可是到了该去的时间，身体突然不舒服，只有爽约。所以朋友会骂他，说他说话不算数，老是变来变去，不可交也，实际上是他自己身体不争气，心里有苦难言。所以我们把这类人称为"变异体质"。如果有人能懂他的心身，关心他、爱护他、支持他，帮助他调理身体，只要身体棒了，他干什么都没问题，山南海北随意逛。

二、先兆信号期：症兆、征兆、梦兆

先兆信号期，也叫先兆期。癌症先兆期分为三种：症兆、征兆、梦兆。

1. 症兆

凡是久治不愈，也就是不能除根的病症，大部分都是癌症的先兆期。如：慢性肝病、慢性胃轻瘫、慢阻肺，以及慢骨病的类风湿、痛风等。

其次，三高症与五高症及罕见病、怪症，病症只是标（是果），要注意的是病根（病因）。病因就是后台，后台就是元凶与帮凶。帮凶是寄生虫、细菌、病毒，后天感染并发症的罪魁祸首都是这些帮凶。元凶是遗传基因。如果能找到"元凶"，消除了"元凶"，再打掉帮凶，消灭病魔就简单了。

2. 征兆

癌症发病前三至五年，患者是有预感的。

（1）如肺癌患者，发病前十年就出现皮肤病。部位大部分在阴部与阳部。如发生感冒，可能延续二十天以上，吃药打针虽有效，但复感快。特别是鼻炎、咽炎很难根除。

（2）如胃癌患者，发病前十至十五年就有征兆。腹胀、厌食、厌油、吐酸水、有烧心感觉。脘腹时常难受，未受凉、未吃不易消化食物、未生气，莫名其妙地心烦、胃不适。这些症状有规律性地出现。

（3）神经细胞瘤、内分泌细胞瘤、血管瘤发病前十年就出现征兆症状，如莫名其妙地全身各部位出现游走性疼痛，部位不定，大部分出现在夜间，睡眠中被疼痛折磨醒，醒后运动一下又好了。

3. 梦兆

凡是大病、慢性病、奇难病，在发病前五年大部分都有过神奇的梦兆。

（1）肺癌梦兆。发病前五年梦境：咳嗽咳血、发热不退、药物治疗无效，必须手

术，然后惊醒，或悲伤大哭醒，或从高空坠落惊醒。此类梦境可连续出现。此外，有部分梦兆（梦境）是拾金子、担挑金钱，累得喘不过气来，累得心慌，喘息而醒。

（2）子宫癌梦兆。梦境出现结婚不成，或腹痛难忍，习惯性流产后遗症，或做爱时阴痛大哭而醒。

（3）卵巢癌梦兆。梦境出现怀孕生子，剖宫产或腹痛，阴道大出血等。

（4）胰腺癌梦兆。梦境出现上腹隐痛、背痛、腰痛、厌食、恶心、腹胀、消化不良的胃滞、纳呆等，发福梦境，好似看电视连续剧一样的连续梦兆。大约半年后出现胰头癌。

（5）胃癌食道癌梦兆。梦境出现常与好朋友、亲戚在一起吃饭，醒后想起这些人早已过世；或梦到与朋友、同学聚会，有很多美味佳肴，准备吃饭，却有急事或出现意外事，没有吃就惊醒了。时常出现此类梦境。大约五年后会出现胃病，治疗不当转入胃癌。

（6）肝胆癌与乳腺癌梦兆。梦境出现与亲人吵架、打架，与外人纠纷、打官司，一直不能了结；还有一部分人梦到狗大哭如哭丧、羊上房子、牛伤人等。有此类梦境的人，一年后发肝病、乳腺病，三年后转入肝癌与乳腺癌。

（7）膀胱癌与肾癌。大部分梦境都跟水有关系，污水、恶水、钓鱼、摸虾、蛇咬或身上沾溅污水等。

（8）肠癌梦兆。梦境出现公厕太脏，无法解大便，但是又难忍大便，肚子痛，拉不出，被大便憋醒；还有部分梦境是在人多的地方，很想排气，又不能放，憋得难受，梦醒了。连续做这种梦。

三、信号报警期

1. 乏力，"疲劳病"，感觉很累。休息后还是累，好像身体被掏空一样，主要是癌细胞在吞噬体内营养物质。警示：白血病、肺癌、肝癌、再生障碍性贫血。

2. 体重突然下降。在 6 个月内体重可减 10% 左右，主要是癌细胞在大量吞噬体内营养物质，慢慢地患者食欲也下降。注意：食管癌、骨癌、胰腺癌。

3. 疼痛。凡是癌症引发的疼痛，疼点固定，有剧烈性，用止痛药无效，镇痛药物可缓解。注意：肝癌、胆癌、胃癌、骨癌、肠癌、脑癌痛伴神经性症状。

4. 难以解释的肿块。节结与囊肿，有软也有硬，大多出现在淋巴区（颈区、腋下、腹股沟、小腹内淋巴池）及睾丸部位、乳腺、甲状腺等。注意：这些肿瘤的先兆与风险。

5. 原有乳腺增生与肿块，突然改变。肿块边缘不整齐，肿块凸凹不平，皮肤呈橘皮样，汗孔粗大，皮硬。注意：乳腺癌。

6. 不明原因大便次数增多，一天 6～10 次，1～2 个月后脾脏肋缘处可触及，肝脏边缘不齐。注意：原发性肝癌。

7. 不明原因下肢水肿，女性腿脚水肿明显，阴道分泌物增多、改变，排尿少。注意：早期子宫癌、卵巢癌、肾癌、肝癌。原因：肝癌影响蛋白质合成障碍，可引发腹水、肾癌，尿蛋白丢失所致水肿。

8. 女性早期宫颈癌，性交后分泌物有血丝出现，不在月经期。

9. 绝经后阴道出血警惕癌症。

10. 中年妇女不规则出血。注意：子宫肿瘤。

11. 阴道异常出血预示 9 种疾患：①生殖系统炎症。②子宫肌瘤。③子宫内膜异位。④子宫内膜癌。⑤卵巢肿瘤。⑥子宫颈癌。⑦脑垂体瘤或空蝶鞍综合征。⑧下丘脑肿瘤。⑨功能性子宫出血。

12. 晨起第一声咳嗽，咯痰带血，然后无咳中止。注意：早期鼻咽癌。

13. 饮食动作突变，饮食不下，吞咽梗噎不顺，感觉食道干，难吞下，随后食入即吐，食物带出黏痰液。警示：食管癌，属于中医"噎膈"的范畴。

14. 原有胃病，突然改变，食下即吐，吐出物是上两餐吃的食物状。警示：胃癌。

15. 口腔白斑，有黏膜白斑，颊、舌、唇为多见，13%～15% 有变癌的可能。

16. 久治不愈的牙龈、舌边、咽喉溃疡，颜色突变，溃烂深层。警示：癌变。

17. 大便颜色突变。大便色深黄、红，5 分钟后变黑色，最典型的颜色是酱色。注意：早期肠癌。

18. 大便形状突变。变扁，1～3 个月后变扁细，呈宽面条状，说明痔疮变异，息肉增长。警示：早期肠癌。

19. 小便改变，尿色酽茶（第二天残剩的茶水颜色）或血尿，次数改变，变多或变少，排尿有异常感觉。注意：膀胱癌、前列腺癌。

20. 持续性发热：发热有定时性，有潮热、盗汗、咳嗽。注意：肺癌。

21. 不明原因发热，高热持续，夜间腓肌疼痛。注意：白血病、恶性淋巴瘤。

22. 皮肤痣、各种皮肤病突变（色变、质变），脱毛，渗出液、溃烂或痛，用一般抗炎抗病毒药无效。警示：皮肤癌。

23. 带状疱疹。肤色黄如橘色，白色汗毛，汗斑，手掌角化，面部蜘蛛痣或皮肤瘙痒，淋巴结肿大与结节。警示：肺癌、肠癌、乳腺癌。

24. 体表淋巴结肿大，无痛，质软，全身不适，低热，乏力盗汗，皮肤痒或肝脾肿大等。警示：霍奇金病（网状细胞瘤）、淋巴系统瘤，可转移至肾、骨等浸润恶化。以上癌症报警信号，实际已近成癌期。

25. 拍照时或洗出照片上有一只眼睛闪射白光点，如幽灵般的白光晶亮点，很可能是眼睛视网膜神经母细胞瘤，要抓紧去医院检查。

第二节　防治癌症和艾滋病纲领

当前，各国医学专家呼吁"打倒癌症，消灭艾滋病"。生命需要阳光，幸福需要安康。消灭当代瘟疫、世纪绝症，必须以预防为主。中医防控传染病原则有十二个字，"未病先防，既病防变，既变防逆"。西医的原则是"控制传染源，切断传染途径，保护易感人群"。我们要坚守防控原则，中西医结合。我建议以"三个行动"、分"三个期"、用"六大治疗方法"来控制癌症，防控艾滋病。

一、"三个行动"

1. 防控工作要得到世界卫生组织的重视，得到全球政府部门的支持，重点是大力支持医学界人员的科研工作。

2. 医务界人士要大力宣传防控传染病知识，精心科研，做好中西医医养结合为特色的防控工作。

3. 希望全世界各国人民都学习传染病知识与健康实施方法，全民注意个人卫生，提高自防能力，接受疫苗，多做有氧运动，坚持科学食疗，提高生活水平，升华健康人生。

二、"三个期"

1. 正本清源期

（1）做到先天无毒，后天不染，身心健康，思维敏捷。

1）先天无毒：要以婚前体检、婚后调理、有病治病、无病防病为原则，方法是科学食疗，有氧运动，微笑快乐健身。另外要用疫苗，提高免疫力，诱生人体干扰素。

同时，还要科学养胎，饮食清淡营养，以无热无毒的素食为主。胎教加有氧运动分三期实施，1~3个月，4~6个月，7~9个月（参照第十二章第七节内容）。

2）后天不染：青少年无毒、无病，一生快乐康寿，五福临门。实施人工免疫，疫苗接种；加强传统文化教育，包括家教家规教育；实施健康方法与健身操。

（2）儿童开发智慧，要多学知识，培养高思考力、高领悟力、高想象力的人才，为国家培养栋梁。

2. 切断传染途径期

切断传染途径，清除携带期人员病毒，还应防控先兆期与加强报警期的治疗。

3. 保护易感人群期

保护易感人群，积极治疗艾滋病防控期与癌症期。

三、"六大治疗方法"

1. 利用自然资源，倡导自然疗法。自然疗法包括笑疗、歌疗、情疗、食疗、理疗、有氧运动等。"养生保健贵在新，有氧运动才是真。"

2. 科学食疗，要因人体质、血型、病情、病种的不同，用不同的食疗方法。饮食平衡，多蔬少肉，主要培养肠道有益菌，益生菌可以杀死癌细胞。不偏食有利于肠道各种有益菌的生长。平衡膳食，要有富含低聚果糖、低聚水苏糖、低聚木糖、低聚异麦芽糖的食物，以促进肠道的双歧杆菌等益生菌的生长。益生菌有解毒抗癌作用。

3. 实施疫苗要分期，按照防控期、治疗期和治疗的辅助期分期实施。

4. 运用西医西药的单向治疗与靶向治疗，手术治疗，对症治疗与支持疗法等治疗方法。

5. 多种治疗方法相结合。例如一个肝炎患者，本身有肝炎病毒，如再有新的病毒侵犯与感染，病毒里应外合，攻击性特别强，所以在中医治疗期间要采用正治法、反治法、标本同治法，异病同治法、同病异治法，还有特殊的有特色的治疗方法。

6. 运用新医学气功疗法，要因患者的年龄、体质、病情、兴趣而实施不同功法，此外，还有民间的治疗绝招。

中医药的治疗大法是整体观念，辨证论治。辨证论治要分型治疗，根据患者气血情况、发病程度、体质、病种、病毒的毒力、年龄、内脏功能来实施治疗。例如，一个患者本来容易感冒，气管长期感染有炎症，肺部有感冒病毒，感染艾滋病时毒株力量特别大，强攻弱点，所以肺部易感染艾滋病病毒、肺受到大面积严重危害。

笔者建议以中医、西医、气功三结合治疗为大法，以防控为原则，医养结合，医养相同，药食同源。诊病贵在精准，治病重在效果。

笔者在治疗癌症、艾滋病期间总结出，凡是患者对医生心诚、信任，治病就容易有好的效果，并且患者会受益无穷，正所谓"心诚则灵"。

笔者在临床治疗中也发现，癌细胞有五怕：怕氧、怕饿、怕笑、怕正，怕打掉它的帮凶。

四、九种和癌症是"好朋友"的人

为了清除当代瘟疫，消灭世纪绝症，请癌症最喜欢的九类人，不要再执迷不悟，快与癌症断交吧。

1. 会享受的懒人。

2. 贪吃美食的人。

3. 爱生气、恼、怒、怨、恨、烦的人。

4. 不改病前恶习的人。

5. 不接受预防与防治的人。

6. 胆小怕病的人。

7. 守财奴，要钱不爱命的人。

8. 缺乏健康知识的人，乱投医、乱投药的人。

9. 喜欢治标不治本的人。

如果这九类人远离癌症，不与癌症为伍，不支持癌症，癌细胞只会自取灭亡了。所以我有一句话送给患者："我不病，谁敢病我；我不气，谁敢气我。"只要有正气存内，就不怕邪气了。所以战恶病必先斗心魔。

艾滋病虽有"当代瘟疫""世纪绝症"的称号，但并不可怕，最可怕的是携带这一病毒的人恶习不改，生活不检点，使得性病传播。

20世纪90年代，我开始学习艾滋病的治疗，接治艾滋病患者，实施临床对症治疗。在实践中总结点滴经验，编写了医案与治疗方法，以中医药结合新医学气功治疗为主，取得了一些成绩。2001年8月26日至27日，我参加了在香港举行的"世界疑难杂症及艾滋病会议"，并宣读了我的题为《获得性免疫缺陷综合征的疗法，浅谈艾滋病的具体施法》的论文，讲解了治疗艾滋病的方法。这篇论文获得了"当代疑难杂症研究奖"（详见本章第三节）。这次国际医学研讨交流会主要是推广治疗艾滋病经验，树立治疗艾滋病的信心，让医务界看到消灭艾滋病指日可待，同时也让疑难病患者看到胜利的曙光，感觉有治愈的希望。

二十多年过去了，经过全球医学界研究人员和医务人员的不懈努力，虽然对癌症的治疗有了很大的突破，但是对艾滋病的治疗并不理想。主要原因和今后要进一步加强改进的地方有：

第一，单向治疗有局限性。单向治疗就是靶向治疗，单向药物副作用大，提高免疫细胞 T 细胞、B 细胞资源力度不足，单药单方运用没有协同作用，即使有，也很小。

第二，医务人员要认识中医学的整体观念、辨证论治理论；加强学习脏腑气血辨证，卫气营血辨证，六经辨证，三因（因人、因病、因时而实施药物）治病，以及病机十九条的理论知识与运用方法；明白三因制宜（因地制宜、因时制宜、因人制宜），正治法与反治法，以及同病异治、异病同治的方法，达到相体裁衣式地实施理法方药的效果；加强和谐临床各科的专长技能；明白"灵魂病需要文调，肉体病需要武打"的辨证治疗方法；懂得医养结合方法，找到患者的追求，发掘患者的梦想；和谐中医、西医、气功三结合治疗大法，利用"陆海空"三战，取得"打倒癌症，消灭艾滋病"之战的伟大胜利。

很多人不是死于病，而是死于无知和无智。知识的力量是强大的，用知识武装起来的人是不可战胜的！

第三节　浅谈治疗艾滋病施法

一、现代医学对艾滋病的认识

艾滋病的全称为获得性免疫缺陷综合征（英文缩写为 AIDS），是由艾滋病病毒（人类免疫缺陷病毒 HIV）通过性和血液引起的性传染病。

人体处于正常状态下，体内免疫系统起着良好的防御作用，抵抗着各种病原体的袭击。一旦受 HIV 感染之后，人体的这种良好防御系统便会受到破坏，致使防御功能减退，此时病原体及微生物得以乘机经血液和破损伤口长驱直入侵入人体。此外，体内如有不正常的细胞，例如癌细胞，也会同样乘机迅速生长，大量繁殖起来，发展成各类癌变。也就是说，艾滋病患者主要表现为免疫系统受到损伤，机体抵抗功能下降，以致诱发严重感染和出现一些少见的肿瘤，最终导致死亡。

此病于 1981 年由美国首次报道。它是由人类嗜 T 淋巴细胞Ⅲ型病毒所引起，具有高度致命性。80% 的患者于确诊后 2～3 年死亡，被称为"当代瘟疫"和"超级癌症"。本病的特点是患者细胞免疫力严重缺陷，可累及全身多种器官。传播媒介为各种体液、分泌物。其中，以性接触为主，又借输血和吸毒传播。女性患者在怀孕和哺乳期会殃及胎儿和婴儿。

感染本病后，因个体细胞免疫缺陷程度不同，其病症表现也不同。初病年龄一般为 20～49 岁，许多患者受艾滋病病毒初染时约 90% 无任何自觉症状，潜伏期平均长达 5～10 年，并依个人治疗与保护程度而有差异。感染者在这段时间，不会出现任何症状，如常人一般生活起居与工作。直到体内免疫系统被艾滋病病毒完全破坏，方致命发病。但有一部分人感染早期可出现发热、头晕乏力、咽痛、关节疼痛、皮疹和全身浅表淋巴结肿大等类似"感冒"的症状。有些人可能发生腹泻、体重减轻和盗汗等病症。这些病状通常持续 1～2 周后就会消失。此后，患者便转入无病状的潜伏期。在很长的潜伏期中，感染者虽无自觉病状，外表一如常人，但全身免疫系统仍在继续受到艾滋病病毒的破坏。到免疫系统功能再也不能维持最低的防御能力时，各种对正常人不会引起疾病的病原微生物便会使患者发生条件性感染，引发脑、肺、胃、肠道和其他部位的病变及症状。一些恶性肿瘤，也因患者抵抗力极低下而发生恶化发展。

二、艾滋病临床分为三期

第一期：人类免疫缺陷病病毒感染期

艾滋病病毒感染者，为艾滋病患者的 100 倍。这些人可以完全没有症状，或仅有慢性淋巴结病综合征，T 细胞功能正常，人类免疫缺陷病病毒抗体检测为阳性。Ⅰ 期感染者的血液、精液、阴道分泌液、乳汁和伤口渗出液中，有大量艾滋病病毒，具有很强的传染性。

第二期：艾滋病相关综合病期

患者出现持续性的淋巴结病和一定程度的 T 细胞功能缺陷症。其临床表现：①过敏性皮肤反应迟缓。②皮肤黏膜损害（口腔白色念珠菌感染、皮肤单纯疱疹、带状疱疹及真菌），数目超过两个非腹股沟部位的淋巴结病，持续时间超过 5～6 个月。③全身浅表淋巴结肿大，体重下降，3 个月之内可达 10% 以上，最多可降低 40%，患者消瘦特别明显。④持续性腹泻。⑤持续发热，体温超过 38℃，持续 3 个月。⑥疲乏无力，反应迟钝，智力减退，精神异常。至少有两种临床症状和两项艾滋病检查异常。特别是 T 辅细胞数目下降，以 T 抑制细胞比例不正常，人类免疫缺陷病病毒抗体检测阳性者，可诊为艾滋病相关综合征。

第三期：艾滋病期

1. 年龄在 60 岁以下。

2. 无已知能引起免疫缺陷的原因。

3. 患者的人类免疫缺陷病病毒抗体检测或病毒学试验为阳性。

具备上述三种情况的同时，有下述三条之一者可确定为阳性：①组织学或病原体证实的条件性感染、卡氏肺囊虫性肺炎、慢性腹泻，病程大于 1 个月；肺和气管白色念珠菌的感染。②肿瘤、卡波西肉瘤，组织学证实者（包括 60 岁以上的人），病理不能分类，或呈弥漫性 B 细胞，或免疫表现不定的非何杰金淋巴瘤；条件性感染后，患3 个月以上恶性淋巴网状细胞瘤者。③13 岁以下儿童，虽未出现条件性感染，但有经组织学证实的患慢性淋巴细胞间质性肺炎者。

虽具有上述任何一种症状，而人类免疫缺陷病病毒抗体测定为阴性，T 辅细胞正常，或 T 抑制细胞比值正常者，则可排除患有艾滋病的可能。

三、现代医学对艾滋病的治疗

机会感染的病原体可分为细菌、病毒、真菌和原虫类。屡次重复各样条件感染，特别是呼吸系统、消化系统和神经系统的感染，以及不明原因的发热，还有出现恶性肿瘤（多发卡波西肉瘤）等症状，均可视为患了艾滋病。

治疗方法如下：

1.抗病毒疗法。使用药物，如叠氮胸苷（AIT）、双脱氧肌苷，还有脱氧胞苷和三氮唑核苷等药物。

2.增强免疫药。白细胞干扰素（α-干扰素）、白细胞介素2（IL-2）、免疫球蛋白（HBIC）。

3.抗感染及抗肿瘤。隐孢子虫病可选用螺旋霉素，弓形体病可选用乙胺嘧啶，真菌可选用两性霉素B及氟康唑。

4.其他疗法，如联合化疗。

四、中医辨证施治

艾滋病在中医学中属于"狐蜮""阴阳毒""急劳""虚羸"等病症范畴。

临床治疗必须慎重。主症病情轻者，证症未必悉具。重者则各种症状大多俱呈或先后相继发生，或合并感染。发病慢者常逐渐加重，亦偶有急剧发病，很快恶化者。由于毒力迅猛，各脏腑受到严重损害，临床症状甚多，变迁不一。所以有"学者惑于多歧，医者束手无策"之说。

总而言之，具有传染性者，有疫毒、毒痧、尸痧、脑疳、沙虱毒、犬毒和虫疮等名称。总病机：正虚邪恋，耗气劫液动血。治疗要"谨守病机，各司其属。有者求之，无者求之，盛者责之，虚者责之。必先五胜，疏其气血，令其调达，而致和平，此之谓也"。

治疗原则：杀其虫，排其毒，以绝其根；调阴阳，补其虚，以复其真元。

临床辨证施治分为六型：血热血瘀、湿热毒蕴、热毒入络、阴虚毒旺、正虚邪恋、毒邪流窜。

1.血热血瘀型

症状：胸胁刺痛，肝脾肿大，虚极羸瘦，腹满不能食，经络营卫气伤，内有干血，肌肤甲错，面目暗黑，小便自利量多，舌下静脉扭曲增粗，舌质红，有瘀斑瘀点，苔黄，脉细涩。

治疗原则：缓中补虚，活血化瘀，养气行血解毒。

方药：复合抗毒散合复合抗毒胶囊主之，大黄䗪虫丸合犀角地黄汤加减。

2. 湿热毒蕴型

症状：腹泻难愈，呕恶，纳呆，口苦，口腔溃疡，咽痛，尿赤浑浊，淋沥不止，尿道口溢脓，附近淋巴结肿痛，女性宫颈充血、触痛，阴道有脓性分泌物，外阴瘙痒糜烂，伴发热、头晕、乏力，舌质红，苔腻，脉滑数。

治疗原则：清热利湿，解毒。

方药：复合抗毒散主之，导赤散、八正散、甘草泻心汤、赤小豆汤加减。

外用法：苦参汤洗之，用雄黄熏（家传验方）。

3. 热毒入络型

症状：高热，寒热往来，头痛，神烦少寐，知觉异常，时有谵语，肢节肌肉疼痛，颈部、腋下、腹肌沟淋巴节肿大疼痛，口渴或口不渴，尿赤涩、大便干，舌质红绛，苔黄燥，脉滑数有力。

治疗原则：清营凉血，解毒开窍。

方药：复合抗毒散、抗毒胶囊主之。蟾蜍液滴鼻（家传验方）。清营汤加服安宫牛黄丸、紫雪丹。肌内注射：牛黄醒脑针。

4. 正虚邪恋型

症状：咳逆，喘息，少气，晨起咳重，痰中夹血，反复难愈；心悸，头晕，自汗，盗汗，面浮唇淡，口舌生糜，咽痛，牙龈肿溃难愈；少食纳差，五更腹泻，腰膝无力，大肉尽脱，小便不畅；女性带下多，经少、经闭，外阴疱疹；男子阳痿早泄，舌质淡或有齿痕，苔白腻，脉沉细或虚大无力。

治疗原则：滋阴育阳解毒。

方药：复合抗毒散主之，补天大造丸化裁，一粒珠加减。

外用药：牙疳散（家传验方）、五虎散。

5. 阴虚毒旺型

症状：咳呛气急，咯血反复发作，咽干、咽燥、咽喉痛，五心烦热，午后颧红，潮热，骨蒸盗汗，腰膝酸软无力，甚则男子梦遗滑精，女子梦交。舌红或红绛，苔薄黄少津，脉细数。

治疗原则：滋阴降火，解毒杀虫。

方药：复合抗毒散、复合抗毒胶囊主之，百合固金汤、秦艽鳖甲散加减。用獭肝散（家传验方）。

6. 毒邪流窜型

症状：全身各处皮肤，如上下肢和胸腹部出现片状红色紫斑（卡波西肉瘤），颈、腋下、腹股沟淋巴结肿大；腹腔、小腹多见肿块，拒按、隐痛，带下多红白相兼，或四肢内静脉循行部位有多发性硬结节，蚕豆大小不等。舌质红绛，苔薄黄燥，脉滑数或牢脉。

治疗原则：扶正祛邪，清热解毒，活血化瘀。

方药：抗癌灵1号合复合抗毒散主之，膈下逐瘀汤合化积丸加减，鳖甲煎备用。

五、自制验方：复合抗毒散、复合抗毒胶囊

在研制出"抗癌灵"的基础上，又从中草药中精选出冬虫夏草、海马、蟾蜍、虎杖和七叶一枝花等中药，研制成"复合抗毒散"和"复合抗毒胶囊"两种治疗药剂。

功能：复合抗毒散，有增强人体免疫功能，抑制病毒，对消溶病毒成分有良效，并有排毒性强的功用。

主治：艾滋病、病毒性肝炎、肝癌、肺癌，亦可治疗消化系统的癌症和宫颈癌等病症。

服法：①复合抗毒散，一次5g，一天3次，饭前半小时用蜜糖水送服。②复合抗毒胶囊，一次1~2粒，1天3次，饭后1小时用蜂蜜水送服。

六、注意事项

对治疗艾滋病、各种癌症及三大血液病，必须注意用好四个大法：三辨、三法、三忌、三要。

三辨：一辨其部位与性质，二辨其气血阴阳亏损，三辨其湿、痰、气滞血瘀。

三法：一因人、因时、因病选药治（癌）毒，二扶正固本以抗毒，三祛邪化积以制毒。

三忌：一忌烟、酒与含有毒素食物，二忌破血、强制利水与捂汗，三忌乱投医用药。

三要：一要合理进行食疗和药疗，二要鼓励患者有战胜病魔的信心，激发及培养患者树立起乐观精神，带领患者坚持修炼增氧运动，三要提高患者的心理素质、道德品质，使其能够适应周围环境，从而达到康复目标。

艾滋病患者与HIV携带者，切切注重以下事项：

1. 戒烟、戒毒、禁酒，不用含酒精的食品，不食用辛辣油腻食物和长期腌制品以及油炸烧烤食品。

2. 青壮年患者应注意节制房事，要检点自己的行为，杜绝过不正当的性生活，同时应慎用血液制品。

3. 如原有其他病史与合并感染，在用西药治疗中，禁忌药物参见本章第四节第六条内容。

第四节　癌症、艾滋病防控三十六条

盛世良方，预防为主。

灵丹妙药，医德为先！

我自 1976 年治愈第一例肺癌晚期病患者至今与癌症打了四十多年的持久战。近五十年来，本着中医、西医、新医学气功三结合的治疗原则，治愈了很多患者，也积累了丰富的经验，写出了大量资料。在癌症的治疗方面，我把癌症分出五个期，即携带期、信号期、报警期、癌症期和中晚期，实行分期治疗，每个期都总结出独特治疗方法。尽管如此，我感到有了病再治疗实在是太累了。这一点我深有感触。患者得了癌症，不光患者自己受罪，家人也非常累，经济上也有很大损失。即使坚持治疗，治好了，患者也要受很大折磨。所以我的结论是，"治病不如防病，打假不如防伪"；"盛世良方，预防为主。灵丹妙药，医德为先"。所有的病，遗传基因病，如先天性心脏病、癫痫症、脑瘫，还有一些无形的病症，治疗都不如提前预防。

因此，我总结出"癌症、艾滋病防控三十六条"。我们要坚持中医所讲的防治原则，做到未病先防，让民众了解健康知识，掌握科学化的生活方式，因体质、体形、血型与病种食疗，生活检点，把好进口与出口平衡关，利用自然资源，倡导自然疗法，多做有氧运动，提高自身的免疫功能，让"正气存内，邪不可干"。

总纲领：讲文明，讲卫生，讲知识（健康知识），讲道德，讲科学养生。

第一条

禁：吸毒、熬夜、嫖娼、赌博。

熬夜的坏处：①大脑自己吃自己。②越来越胖。③熬夜脸。④伤肝（少年熬夜，中年伤肝）。⑤癌症找上门。⑥耗阴，伤精气，损肾。

第二条

生活检点，不随意乱性，禁肛交、口交及同性恋。

第三条

忌：酗酒（酒精中毒伤肝、肾）、吸烟、高盐饮食、饮浓茶等。

第四条

慎用血液制品。

第五条

养宠物，尤其是与宠物亲密接触时，要注意卫生，给宠物定期消毒，按时打防疫针。因为寄生虫、细菌和病毒是艾滋病的帮凶，它们严重破坏人体的免疫系统。此外，要坚决消灭四害：老鼠、蚊子、苍蝇、蟑螂，预防虫媒传染病，包括出血热、皮肤病、乙脑、丝虫病、痢疾、霍乱等。

第六条

如有其他病史（十种病毒携带者）与合并感染，在西药治疗中禁忌以下药物：锑、汞、砷等金属类药物；乙醚、吗啡、各类安眠药、巴比妥类及麻醉类药物；保泰松、扑热息痛及消炎痛等解热镇痛消炎药物；磺胺类、呋喃类药物；四环素、氯霉素、红霉素和氨苄青霉素等药物；异烟肼、对氨基水杨酸钠和利福平等抗结核病的药物；其他，如驱虫药、抗癌（化疗剂）和利尿药物，不宜长期服用。

关于服用药物禁忌，请参考笔者编著的《养生益寿与自然疗法荟萃》第52页内容。

第七条

注意无形干扰源致病。无形干扰源被称为无形杀手，或隐形杀手。请参考笔者的另一本书《人体奥秘与保健养生》：①科学使用电器，增强防护保健意识（371～426页）。②顺应自然节气，适时调养（192～226页）。③人体生命科学篇（85～131页）。④养花益寿，防毒花毒草释放毒气（258～262页）。⑤日常睡眠与人体保健（324～370页）。⑥饮食、喝水与养生益寿（271～323页）。⑦心志、环境、爱好与保健养生（227～270页）。⑧性保健知识与房事养生（474～538页）。不明性，会短命。⑨恶土质与恶水质：易生癌症。⑩空气污染：大气污染、汽车尾气、抽烟产生的烟雾、粉尘、瘴气、氡气等致癌率高。

第八条

注意小便细节：可防癌。

1. 女性小便

注意公共厕所卫生，不宜在公园草坪与恶水质、恶土质处溺便，以防感染导致癌和艾滋病。

2. 男性小便

一是要站式；二是要放松；三是要排净小便，不急穿裤子，急走、急坐、急卧，因为原尿潴留膀胱，尿沉渣碱性物质易粘膀胱下三角漏斗区，久之生毒垢，毒垢久之易变毒瘤。此外，憋尿易患肾积水。

第九条

大便要顺其自然，排便也要有科学性，要定时。解大便久蹲，解大便时抽烟、看书、看手机，意念不集中，易生痔疮（直肠息肉），久之癌变。此外，超过排便时间，强忍不便，易生毒素，损伤肾。

第十条

排矢气要顺其自然。"矢气"又称"虚荣"即是屁，"有屁不放，憋坏内脏"，屁就是毒气。

第十一条

八种患者少吃肉或不吃肉（五脏病、三高症、过敏）。

1. 心肌梗死、冠心病、心脏搭桥或支架、心肌炎。

2. 肺气肿、肺心病、肺性脑病、结节、肿瘤、肺癌。

3. 肝炎、肝硬化、肝癌、肝胆梗塞、血管瘤。

4. 脾、肠、胃炎症，溃疡，肿瘤。

5. 肾炎综合征、癌、功能不全、功能失常。

6. 过敏体质（各种过敏原）病症（皮癌）。

7. 三高症与痛风（尿酸高）、酶原高。

8. 各种肿瘤、癌症。

第十二条

服西药：忌烟、酒、茶叶。

第十三条

三高症与溃疡病不可服用激素类药（可的松、地塞米松）。

第十四条

心脏病忌：炸鱼、浓茶、红烧肉。

第十五条

高血压忌：咸菜、腐乳、腌制品、皮蛋、空心菜。

第十六条

胃病忌：辛辣、烧烤、腌制品等。

第十七条

痛风病忌：海鲜等。

第十八条

腹泻忌：螃蟹、萝卜、葱头及油腻食品。

第十九条

感冒忌：油腻、高蛋白食物。

第二十条

糖尿病禁：激素药、注意甜蜜杀手（甜食）。

第二十一条

美味佳肴易致癌，少吃为佳。

第二十二条

吃饭姿势要正确，千万别蹲姿吃饭，易患胃肠癌。

第二十三条

不可暴饮暴食，"肠壁横懈，则生痔"；更不可"饮食自倍，乃伤脾胃""膏粱之变，足生大疔"，膏是肉食，粱是精美食物，多吃伤脾胃，易生疔疮、肿瘤。

第二十四条

要吃三净肉、有鳞鱼。不吃疫死、病死的动物肉。《金匮要略》曰："六畜自死，皆疫死，则有毒，不可食之。"吃病疫（瘟疫）动物肉，病毒太多，食后生癌瘤，还能遗传给下一代，如血癌（白血病）高发，以及骨癌、肝癌、脑瘤等。

第二十五条

房间要安静，空气无毒。男女做爱期间，如受意外惊吓，做爱期中断，易发前列腺癌。

第二十六条

悲伤大哭过久，易发胃病，日久易发胃癌。

第二十七条

B型血的人：少吃美食与零食，注意甜蜜杀手与无形杀手。易发囊肿、节结、肺癌、三高症，难根除。生殖系统癌症多发。

第二十八条

A型血的人：注意爱吃的东西少吃，适量为宜，饱食暴饮易伤脾胃；大怒则伤肝。肝癌与消化系统癌多发。因为A型血和B型血的人，肠细而长，易吸收毒素，三高症与心脑血管病多发。

第二十九条

AB型血的人：不偏食，不嗜食。注意："多思多忧"耗气伤阴，心脾两虚，脑神经易缺氧。易发脑病、心脏病、胃轻瘫及神经细胞病、血管病、乳腺癌。

第三十条

O型血的人：不能暴饮暴食与偏食，多食、多饮，消化系统负荷重。易发肠癌、肺癌、血管瘤、皮癣、皮癌。

第三十一条

吃素食的人注意：不要用高温油爆炒蔬菜，丙烯酰胺是致癌的第二元凶，包括油炸过火的食品。

第三十二条

发霉的粮食，包括小麦、大豆发霉，大米变质，甘蔗变色，水果类坏斑点等，内含黄曲霉毒素，是致癌的第一元凶。

第三十三条

防长期过度日光照射与灯光照射。强度紫外线可损害皮肤，致皮癌。

第三十四条

家族遗传基因癌常见有六种：肝癌、肺癌、食管癌、胃肠癌、乳腺癌、甲状腺癌。有癌症家族史的人要预防。

第三十五条

女性更年期综合征使用特异激素替代治疗，要因自己体质使用，做到适当适量，可提高生活质量。不适当的使用会增加乳腺癌、子宫癌、卵巢癌患病风险。

第三十六条

凡是已经感染幽门螺杆菌、念珠菌、真菌及人乳头瘤病毒、艾滋病病毒、乙肝病毒、丙肝病毒、肺病毒、梅毒及其他性病的人都要注意防范，这些细菌和病毒可以随时变异致癌。

此外，养生保健还有十个不：不贪心，不贪吃，不熬夜，不愁虑，不嚣张，不随意，不性急，不生气，不乱淫，不乱行。

养生保健贵在新，有氧运动才是真。要想快乐健康长寿，方法简单，就一点点：

饮酒少一点，浓茶淡一点，

早餐丰一点，晚餐俭一点，

肉食减一点，蔬果丰一点，

吃饭慢一点，排便快一点，

忧愁少一点，微笑多一点，

坐卧正一点，正步多一点（走路不快不慢很均匀）。

附：人类夺命杀手

1. 美艳杀手——新房子、新家具、美容品。

2. 美食杀手——"膏粱之变，足生大疔"。

3. 无情杀手——癌瘤、恶性病毒、菌、虫。

4. 无意杀手——亚健康人群与慢性活动性疾病患者。

5. 爱情杀手——艾滋病、狐蜜、梅毒。

6. 甜蜜杀手——糖尿病、甜食。

7. 怨恨杀手——贪欲心重、恩将仇报。

8. 毒性杀手——慢性病、长期用药、药源性副损伤。

9. 无形杀手——无形干扰源。

10. 有形杀手——痛风、类风湿。

11. 慢性杀手——五劳七伤。

12. 友谊亲情杀手——性病、皮肤病、烈性传染病。

13. 信息传递杀手——精神疾病。

14. 网络故障杀手——遗传基因病。

15. 紧急威胁杀手——烈性传染病。

16. 职业杀手——化学、物理性毒素。

第五节　诊治癌症经验之谈

一、关于癌症

1. 癌症的发病率

中国这 20 年来每年有 280 万人死于癌，平均一天 7500 人死亡，中国癌症患者 70% 死于这六种癌症：肺癌、胃癌、食管癌、肝癌、乳腺癌、直肠癌。这是世界卫生组织的统计。

2. 不同人群发病不同

穷人患癌——多见于肺癌、肝癌、胃癌、食管癌。

富人患癌——多见于乳腺癌、肠癌、子宫癌、前列腺癌。

女性患癌——乳腺癌、肝癌、胆癌、子宫癌、卵巢癌。

男性患癌——肝癌、脾癌、淋巴癌、血管癌、膀胱癌、胰腺癌。癌症"重男轻女"，男性比女性高发 40% 以上。

艾滋病 HIV——生殖器癌、肺癌、皮肤癌、卡波西肉瘤多见。

3. 白血病

白血病又叫血癌，其实不是癌，而是特殊的病毒，因遗传或感染的毒素由外向内、由血入骨后引致。白血病（恶性贫血）分急、慢两型。

4. 不同情绪的人，发癌部位有区分

肺癌——大多数患者对死亡有恐惧心理。

右乳腺癌——大多数是跟一般人（外人）对立，持久生气。

左乳腺癌——跟亲人对立，生气生毒，气郁血瘀聚致癌。

肝胆癌——被人欺辱，未能复仇，压抑，气滞血瘀。

直肠癌——同事纠纷，未得到理解，压抑。

骨癌——家族或单位，复杂矛盾，纠结，内伤七情。

肾癌——由性起源，也有与水有关事情，发生矛盾。

总之：情绪发癌，生气上火，久之为炎，炎聚成毒素，毒素转发毒垢，毒垢久聚成毒瘤，然后成火瘤、瘿瘤，最后成癌。

5. 癌症病因多，病机复杂

用西医的病理检查与中医的辨证分型，癌症病因可系化一百多种。总病因不外乎内因、外因、不内外因。先天遗传、后天感染为两类致病因素，虫、菌、毒为感染根源。诱因为六种毒素。总病机四个字，"正虚邪恋"。

例如，女性"乳腺病"就有很多因素。主要有：①晚婚晚育。②房事无规律。③做流产后，增生的乳腺组织不易萎缩，因为怀孕六周时，胚胎绒毛分泌的雌激素和孕激素会刺激乳腺增生。④不正确母乳喂养。⑤情绪波动，气郁化火，气滞血瘀。长期抑郁、恼怒、忧愁、思虑等情志刺激，导致内分泌系统紊乱，使全身腺体出现失职（兴奋或抑制），激素水平失衡，特别是抑制卵巢的排卵功能，使孕酮减少，雌激素作用活跃，过度刺激，从而导致乳腺病多发，包括乳腺炎、乳腺增生、乳腺纤维瘤、乳腺囊肿、乳腺癌等。可以说，乳腺病是女性的"阴晴表"。

6. 癌症的治疗

因人、因病实施中、西、气治疗，相体裁衣才是明白医生的治病真谛。气功疗法以初、中级功法为基本功法，因人、因病施功。

治疗大法：①清热解毒：杀其虫、灭其菌、解毒、消毒、排毒、清毒、绝其根。②活血化瘀：调气血、畅循环、扶其正、充其氧、提高免疫。③扶正祛邪：养其心、健其身、扶正祛邪培其本。

二、新医学气功科研发现：关于脑病与脑瘤

脑病，如老年痴呆（阿尔茨海默病）、脑梗、癫痫、脑肿瘤、脑瘫、慢阻脑病、神经细胞瘤、脑垂体与松果体囊肿等，大都是感染所致。

1. 主要传染源

细菌、病毒及寄生虫等病因。

2. 病机与发病

感染后，由血液进入脑部，蛛网膜受阻力，病原体难出脑颅腔。

3. 部分病原体，通过神经内分泌细胞遍布全身各处

机体内具有神经内分泌表型（肿瘤细胞）可以产生多种带毒的激素，通过细胞遍布全身各处，形成肿瘤细胞，发生在体内任何部位，最常见的肠、胃、胰腺、乳腺、生殖系肿瘤与囊肿。所以神经内分泌肿瘤发病率逐年上升。现代医学科学家正在用仪器验证，情况基本吻合。

总结：临床治疗发现，血管瘤、腺体病、神经细胞瘤及多囊肿，癌细胞根源在于脑部。

病机：神经内分泌细胞释放到机体内各个部位而发肿瘤时，肿瘤发生之前（一年

内）多有梦先兆。我们用功能看到了细菌、病毒、寄生虫感染所致的脑病，治愈了几万例顽固性失眠、抑郁症、精神分裂症、顽固性头痛、脑梗、狂症、癫疾。听力下降、视力减退、远视、近视、记忆力突然减退，这类病种与感染病毒、细菌大有关系，有实证、虚证之分。我们能治愈这几类脑病，主要条件是能看得清楚，有明确诊断，像打仗用枪一样，看得见，瞄得准，打得稳。

三、抗癌与防控艾滋病疫苗糖块

一粒疫苗糖丸，或一针疫苗，它们的主要作用是唤醒防控部队的总指挥官，让警察时刻注意，抓捕敌人。

原理：

1. 癌细胞最怕饿

所有免疫细胞，有益病毒与细菌都需要真气（纯氧）。调养方法：①需要武魂式有氧运动。②科学食疗按血型，饮食有节，饮食有洁。③中草药作为免疫调节剂，可解毒、增氧，防控 20 多种相关蛋白突变，亦备有杀虫、消毒之功效。

癌细胞（坏细胞）喜欢毒素、浊气、腐气。好比一个坏人想干坏事，找不到同伙。这就是饿死癌细胞的道理。

2. 把癌细胞化敌为友

有部分癌细胞在群体里并不是癌细胞，只是被癌细胞包围（围困），所以要解救这部分细胞，对它们扶贫、增氧。这个就是开发垃圾变宝贝。

还有一部分癌细胞并不想坏，它们站在中间，可是立场不稳。好比穷人并不想去偷盗，它们本质不坏。所以要教育它们、支持它们，挽救这类细胞。但是，只能扶贫，不能扶富。因为它们得富后会享受、变异。这就是和谐癌细胞，化敌为友，防控癌细胞。

根据三十多年来临床实施经验，笔者总结出：

（1）练新医学气功功法（内丹功）的人，不仅一人得益，而且全家受益，家人没有死于癌症与心脑血管病的。

（2）癌症患者吃中药存活 5 年以上的，占 50% 以上。

（3）吃中药加练新医学气功，存活期 10 年的占 78%。他们大部分是年纪轻、体质好、未手术、未化疗、未放疗的患者。有部分是手术未化疗的患者。手术后化疗的患者成功率低，存活期为 3～5 年。

在治疗中转移、突变患者，主要原因：①未练新医学气功。②不练有氧运动。③嗜恶习不改。④偏饮偏食。⑤情绪不稳定，性格不改。⑥不愿学习健康知识。这些是个人因素。此外，还有家庭因素及环境因素。

第六节　癌症、艾滋病致病因素之我见

要想消灭癌症与艾滋病，最重要的是首先要了解它、认识它，如兵战，"知己知彼"，才能"百战不殆"。首先要搞清楚发病因素，即病因，还有发病病机，病情症状，再用整体观念，进行辨证论治，辨明虚实、真伪，最后再立法、用方。病因就是后台，找到病的后台，抓住病的弱点（证据），才能打败它、消灭它。

病因主要有两大类，先天和后天病因。先天因素，主要是遗传病；后天因素，是诱因素，指后天感染。

一、先天病因——遗传病

遗传病属于先天潜病，很多种疾病被证实与遗传有关。遗传病是出生前埋伏于人体内的定时炸弹，虽然十分隐匿，但也难免不露痕迹，往往从某些特定的外形和神态上刻下抹不掉的"痕印"。

遗传性疾病的产生是由人体的生殖细胞遗传物质发生病变所致。遗传和变异是生物的特性，遗传包括生理、病理及气质的传递。遗传性疾病的因素有两种，一种是染色体畸变，一种是基因突变。目前，遗传性疾病已发现 3000 多种，医学界有防治能力的有数百种。人体从内到外、从头到足都可以发生遗传病、足见遗传病对人类的威胁比较大。

先天性疾病并非都是遗传病，有些先天性疾病是在胚胎时即得的疾病，属于胎生病。如：妊娠前 3 个月母体有病毒性风疹，胎儿可能要患先天性心脏病。母亲在怀孕阶段服用激素，可导致儿、女产生生殖系统癌症。遗传性疾病是指父母亲代生殖细胞中的遗传物质发生病变引起的疾病。

遗传疾病分为两类：

1. 染色体病

由于染色体畸变所致的遗传性疾患称染色体病，发生机制为数目和结构的变化。

染色体存在于细胞核中，每一个细胞中都有 46 条染色体（共 23 对）。受精卵的发育过程是从有丝分裂进行的，有丝分裂包括染色体、单体进入子细胞。人体染色体中有一对为性染色体，22 对为常染色体，性染色体决定着性的发育，常染色体则决定着智力和形体组织。

性染色体病指由 X 或 Y 染色体数目异常或结构畸变所引起的疾病。主要特征为性发育不全及显性畸形，包括先天性睾丸发育不全综合征（克氏综合征）、先天性性发育不全综合征（特纳综合征）。性染色体病多于常染色体病。

常染色体病指 1~22 对染色体畸变引起的疾病。主要影响人体智力及形体发育不全和畸形。如愚型或伸舌样白痴（三体综合征）、共济失调症、狂躁症、抑郁症、视网膜母细胞瘤、舞蹈病、白血病、家族性结肠息肉、多囊肾、早秃、痛风、软骨发育不全性侏儒症、原发性癫痫、白化病、甲状腺肿呆小病、原发性糖尿病、原发性高脂血症、B 型地中海贫血等病均与染色体异常有关。

2. 基因遗传病

基因遗传病由基因突变引起，分为单基因病和多基因病。

（1）单基因病：仅为一对染色体上单个基因或一对基因发生突变，又称孟德尔遗传病。有显性和隐性之分。常见的有血友病、蚕豆病、新生儿溶血病、原发高脂血症、肾性尿崩症、肾性糖尿病、抗维生素 D 性佝偻病、假性肥大型进行性肌营养不良、先天性肌强直、婴儿湿疹等。

（2）多基因病：此为一对以上的基因发生变化所致疾病。皆为显性，发病率高。最常见唇裂（上腭裂）、腭裂、精神分裂症、先天性巨结肠症、先天性畸形肢足、先天性幽门狭窄、先天性髋关节脱位、脊柱裂、各型先天性心脏病、无脑儿、早发型糖尿高血压、冠心病、消化系统溃疡、哮喘等。

总结：染色体畸变引起的遗传病仅 400 多种，而基因突变引起的遗传病有 3000 余种，几乎是染色体病 10 倍。另外，遗传病必须有遗传基础（基因条件）才能遗传。每一种病的遗传方式也并不相同。许多遗传病必须有一定的后天条件才发病。后天环境条件既对遗传型疾病有诱发作用，同样也有牵制作用，甚至有阻止作用。

当前我们医务界肩负责任：防控、阻止、改变遗传基因病在后天的发生。

消灭恶病魔必须早防，"先下手为强"，防控遗传病工程前移为上策。

综上所述，染色体的组合与形成，单基因与多基因生成突变，出现以后胎儿生病（先天病）。早在几千年前的《黄帝内经》就已记载了人体生成与防控胎病发生："人始生，先成精，精成而脑髓生，骨为干，脉为营，筋为刚，肉为墙，皮肤坚而毛发长"，说明人体生成"来源于先天，禀受于父母"。

中医学的防治原则：《黄帝内经》曰："人生而有病癫疾者……病名为胎病，此得之在母腹中时，其母有所大惊，气上而不下，精气并居，故令子发为癫疾也。"《诸病源候论》也说："又人在胎，其母卒大惊，精气并居，令子发癫。"如：视网膜母细胞瘤、神经纤维瘤、家族性腺瘤与结肠息肉，各类癌症都和遗传有关，特别是肺癌、骨癌、白血病、乳腺癌，都必须注意家族史、遗传史，才能早期发现、早防控，为上策。《金匮要略》曰："六畜自死，皆疫死，则有毒，不可食之。"这是说胎儿期的孕妈吃有毒的肉食品，胎儿中毒，后天得病。如血液病，各种血管、淋巴毒瘤。如孕妇情绪不稳定，后期孩子易患精神病。如孕妇天天想不要这个孩子，后期孩子情绪波动时易自杀。

对胎儿病的防治细节与全面学习，请查看《女性养生的奥秘》与《小儿常见疾病预防与治疗》。这两本书能让您彻底明白儿童遗传基因病的防治方法。孕妇要防治经、孕、产等病，从生理与心理养护。医者父母心，多个家传验方倾情奉献。

二、后天病因——感染

人来到这个世界上（地球上）都是有使命的。从开始哭第一声，就自然地把肺张开，开始呼吸空气（氧气）。开始喝第一口水（奶汁），就把胃气打开，让胃开始工作。

有经验的妇产科医生，首先查看婴儿有无畸形，有无变形，再观察皮肤，听哭声，听心率（律），观看喝水动作，这些细心观察，主要是找有无先天遗传病情（正常与异常）。此外，还要想到婴儿出生时体位与出生日期，这些都有讲究。通过这些因素，可测婴儿的性格、潜能。最重要的是出生地点与生长环境。如果父母给的是一个健康体质，在出生地点第一声哭的时候，吸进肺的是新鲜空气，肺部灌的是纯氧，喝的第一口水是纯净的，生成环境是山清水秀的地方，那么可想而知，这就叫命运好，"我命在天不在我"，山清水秀出人才。反之，出生时辰不好（阳气转阴气），时辰是阴气重，天气也不好，出生地土质、水质、空气都是浊气（有细菌、病毒），先天有遗传病（父母体质差），生活环境更差，如工业粉尘、高压电辐射、恶水质，父母生病，家庭贫穷，命运不好，只有靠自己拼搏，这叫"我命在我不在天"。

1. 环境毒素

（1）当一个人的出生地有感冒病毒，如果免疫功能不强，可能会发生感冒，如治疗不当，可能会发展成支气管炎，甚至肺炎都有可能。如果生活用具有肝炎病毒，可能会被传染肝炎。如果被艾滋病病毒所困，生小病注射药物，或外伤破皮出血，可能会感染艾滋病。

（2）生活在恶土质、臭水源的地方；养带毒、带菌的小动物；久住阴暗潮湿地方；有高压电、电器辐射；有工业粉尘与化学性、物理性气味的场所，带毒气的花草、树叶释放花香毒气等。特别是地下氡气，致癌最快。

（3）环境毒素的病毒、细菌、寄生虫都很多，无处不到。当前医学界专家研究病毒一千多种，特别是肝炎病毒有五种，HAV、HBV、HCV、HDV、HEV，加上艾滋病病毒（HIV）、人乳头瘤病毒（HPV）、幽门螺杆菌（HP）变异为（HPV）等，这些病毒致癌、致恶性肿瘤最快，发病急、恶化快、转移快，患者死亡率高。

（4）天气、地气突变（变异）可影响一般常见病毒与细菌突变（变异），还有外寄生虫叮咬，释放毒素（毒液），内寄生虫暴动与吸血所致癌变。

（5）日光照射与灯光昼夜照，造成多种机能的DNA随机突变，使黑色素堆积，引发黑色素瘤。

2. 生活带来毒素

（1）饮食不节：中医学所言："饮食自倍，乃伤肠胃。"用现代语言讲，即"甜蜜杀手"。美餐是无形杀手。中医讲"膏粱之变，足生大疔"。这里明确指出，多吃过量的精美食物与膏脂的肉食品，会生疮疔、痈疽（癌瘤）。

（2）饮食不洁：中医学所言："六畜疫死亦老死，不可食之，食之有毒。"说明带疫毒（病毒菌）的动物肉不可吃，老死的动物肉也不可吃，因为有毒素。

现代化饮食有毒素，如过期食品、发霉粮食、变质的果蔬、饮料激素。如腌制食品，有黄曲霉毒素；高温油炒菜后产生丙烯酰胺。油炸过火食品有毒素与重金属等。总之，大部分癌症是吃出来的，"癌"字作证明。

3. 生理毒素

生理卫生，人人皆知，注意生活与生理卫生，主要是靠自己。女性与男性最好是以德养性，以性积德，生活检点，少发癌症。应注意感染与传染，公共厕所、公共浴池等场所，都要注意防范病菌、病虫、病毒传染（交叉感染）。

4. 心理毒素

如能懂七情，调情志，心理平衡，才能快乐人生。中医说，喜伤心，悲伤肺，忧思伤脾，惊恐伤肾，怒伤肝。这是外环境过极，引起五脏情绪波动所致。有一部分人是内环境所致，心理素质差。爱生气，主要是拿别人过错惩罚自己。如，大怒别人，伤自己的肝胆；恨别人伤自己的心脏；埋怨别人伤自己的脾胃；烦别人伤自己肾脏；常恼别人伤自己的肺。主要是怒、恨、烦、怨、恼久之内生毒素。毒素多了，堆积成毒垢，毒垢太多生毒瘤、生癌。

5. 药物毒性

很多人不是死于病，都是死于无知。患者生病前不懂防病知识，生病后乱吃药、乱投医，大部分医生都是专科医生，不是全科医生，医术有限，对复杂的奇难病症束手无策。患者的追求只有开方用药治标，久之病未愈，药物毒性残留在细胞、组织里，并发多症，导致死亡。

6. 其他因素

职业病，如接触粉尘烟雾，肺癌高发；油漆工，皮癌多发，油漆里含有化学与物理毒素。

此外，如恶水质，皮肤外伤感染，致皮癌、骨癌；电光、激光、X光致癌。

第七节 典型病例

一、肺癌治验

1998 年 12 月 28 日，广东省人体科学研究会邀请我给广州市老年大学的老干部讲养生课。

课后，很多老干部请求我办学习班，讲授如何调理身体，其中有一小部分年轻人。有一学员叫陈科，男，35 岁，家住广州市番禺大石。他说参加学习班的主要目的是想给他岳父看病。他岳父邱志焱，今年 71 岁，患有慢性支气管炎、肺气肿，去年病情加重，经 CT 检查，提示肺癌晚期，并转移肝脏。后在医院进行放化疗及药物治疗，病情稳定后回家调养。两个月前复发，住院治疗一个月无效，已下病危通知。

患者现症：阵发性咳嗽，咯鲜血。陈科说："医生建议我们放弃治疗，上了您的课以后，我觉得您对疑难病的诊治有自己独到的见解，方法多，相信您对我岳父的病一定有办法。"

我觉得他是个孝子，答应他今晚就去看看他岳父。老人很瘦，三凹体质，咳嗽时满口黏痰，带鲜血，舌质紫暗，舌苔黄黑，脉弦细数。上腹部软胀，下腹部有几处硬块。我马上想到了中医理论"大实有羸状……至虚有盛候"，这是虚中有实的症状。整个结肠内全是堆积的宿便，肺与大肠相表里，大肠燥结，导致肺气郁闭，故咳痰咯血。

我问患者几天没解大便了，他说天天都想解，就是便不出来。他老伴说，可能有七八天没解大便了。我笑着对陈科说："我今天教会你给老人治病，不用药物，就可以缓解他的症状。每天给老人点穴，如果手法不到位就没有效果。一百天后，我用药物把他的肝脏、肺脏的垃圾清完，就会慢慢好转了。"

我开始动手给患者点穴，做导引，每一个动作、每一个穴位都跟陈科讲解，具体到穴位的功能、经络的运行等。刚做完一次治疗，不到二十分钟，老人就要解大便。瞬间排出量很大，形如羊屎。便后让家人给他饮蜂蜜水，喝了不到半碗，老人想要吃饭。老人喝了一小碗汤，又吃了些米饭和两个鸡蛋，饭后我把处方开好，大概二十分钟，我又给他点穴一次。刚做完，老人又要解大便。第二次大便量不多，先解的硬，后边的软，排便后又让他喝点蜂蜜水。喝完老人想睡觉。我交代他家人，老人睡觉时不要惊动他，可能要睡到明天中午才会醒，醒后先给他喝点白开水，再吃点东西，配合中药调理。

一周后复诊，我给他制订一个抗癌方案，配合练习有氧功法。老人存活了 8 年，

2007年秋去世。

二、晚期腹腔淋巴瘤治验

1994年9月10日上午，我收治了一个晚期腹腔淋巴瘤患者。患者是利辛县孙集中学校长栗某的爱人。

一年前，患者左侧腰部开始无原因的疼痛，到医院检查，没有发现问题。服用止痛药，只能缓解症状。辗转去了多家医院，最终确诊为腹腔淋巴瘤。住院三个多月，不能控制疼痛。后来去了上海肿瘤医院，治疗两个多月无效。

栗某说："杨医生，你说她这种病为什么一直痛？什么药都止不住。还有，她不是很痛的时候，吃饭还行。疼痛剧烈的时候，大小便都下不来。还有，她的腹部水肿是发病后三个多月才开始的，用什么样的利水药都无效。"

我又问："什么时间疼痛最严重？比如一天之内是夜里最痛还是上下午最痛？"患者自己说："早上轻，上午也还行，下午三点钟后开始严重，感觉还有内热，但是体温不高。特别是夜里，一点钟后不吃止痛药根本忍不住，更谈不上睡觉了。"

我听了这些情况，又把她的住院病例、检查项目全部看完，才开始给她看舌、诊脉。我看了她的眼神，又用听诊器进行望、触、叩、听，检查完后我笑了，原来如此，我心中有数了，治疗起来很简单——中草药治疗＋练习有氧功法。

先安排好住处，给她开了中药，让学生教他们练习有氧功法。晚上十点，我去看她，她说："下午一直练习有氧功法，没感觉到痛，也没吃止痛药。晚上九点开始又痛了，吃了止痛药，现在能忍了。"我又问她："中药吃了没有？"她说："晚上七点吃了一次。"我告诉她："晚上十二点后再吃一次中药，明早还要吃，明天好好练习，放心休息。不要吃肉食与凉菜，不要喝凉水，别用凉水洗手。闭目养神，就像你没有病一样，多练习微笑。你和爱人要多聊高兴的事，多想美好的回忆。"

第二天晚上，我看了她的面色、舌色，又诊了一次脉，症状有所好转。我告诉她，一周后加强有氧功法，争取把止痛药停了。两周后再加强有氧功法的练习，争取把大肚子去掉。嘱咐他们早点休息，不要着急，按时吃中药，坚持练习。

第三天晚上，我陪他们练习有氧功法后，从头到脚用内功给她点穴，疏通其经络。患者手心发热，全身发热，面色红润。我告诉她："从现在开始，不用吃止痛药了。"她高兴地说："杨医生，您刚才给我点肚脐两边的部位，我感觉整个腹腔哗啦响一下后，好像气一下子通了。我现在身体特别轻松，头脑也很清醒，感觉一点病都没有了！"我笑笑，走的时候告诉她："明天中药换方子了，好好练习，按时吃药。"

又过了五天，我晚上又去看她，教她排浊气的有氧功法。一个小时之内，她排矢气（屁）十多个，小腹一下子瘪了下来，她特别高兴。我告诉她："明天再换处方，是善后调理方，你们带药回家慢慢吃，好好练习有氧功法，一定要坚持。一个月后再来找我看看。"

一个月后复诊，一眼看去患者已经吃胖了，精神十足，根本就不像是一个患者。

总结：

此病主要是奇经八脉中的四种脉络紊乱所致。第一是督脉、任脉、冲任功能紊乱，它们三者是一源三歧的关系；第二是带脉空虚，不能约束它们，日久致病。

中医学认为，冲脉有病，出现气上逆、腹痛；任脉紊乱，男患七疝，女患瘕聚；督脉空虚者，脊柱强直，重发昏厥；带脉发病，腹胀，腰无力，如坐水中，甚则腰痛。四脉络紊乱，互相影响，引发为气乱、气滞、血瘀，重则肾不纳气等，导致疼痛的发生。

治疗大法：

第一，理气调气和血，配合练习有氧功法，达到和谐气血、沟通经络之目的。让患者补益氧气，唤醒经络细胞，使四种脉络和谐衔接，发挥其生理功能，故疼痛消失。

第二，以炭剂（五罗炭、西瓜炭、三仙炭、封髓炭）清除体内垃圾为宗旨。内功点穴，恢复带脉功能及三焦功能，统领元气，达到清阳上升、浊气下降之目的。

第三，善后调理，活血化瘀，消炎排毒，培补正气，清除残毒，达到"邪去正安"的目的。

三、胰腺癌转移至肝治验

李某，男，75 岁，安徽省利辛县人。因患胰腺癌做了手术，复诊时经 CT 检查癌细胞已转移至肝。患者面色萎黄、身体虚弱、行走困难、无食欲，每天只能喝一点汤和牛奶。2009 年 7 月找我就诊。我采用中西气结合方法，并施用家传验方，一周后饮食增加、疼痛减轻，可以独立行走，起居自如，两个月后感觉身体完全康复。2009 年 12 月通过 CT 和血液检查，癌细胞消失，所有指标完全正常。

【结语】

癌症患者的心语："我们在健康面前，都是穷人。"

肿瘤发生的病理产物：痰气交阻。

发病机理：气机紊乱，肝气郁结，气机逆乱→肝气横逆犯脾→脾失健运→痰浊内生→痰气互结→循环上行（气滞→血瘀）→梗塞→结节（节结）→囊肿→积瘤（肌瘤）→癌症。

总之，癌症是内源性疾病：①基因突变。②内环境紊乱。③病毒变异。④细菌突变。⑤年龄大，体质虚弱，治疗难度大。

有三种人不怕癌：①心理异常的精神分裂症患者。②有信仰人士。③练习内丹功夫者。

癌细胞有五种天敌：①癌细胞最怕你不吃垃圾食品。②最怕清新氧气。③最怕你不生气。④最怕你身体能量不透支，没有并发症。⑤最怕你没有坏习惯。

治癌：要以中医、西医、医学气功三结合为原则，出其不意，攻其不备，快速高效，精准突破，强化正气的威力。

第十章

特色诊治罕见病和疑难杂症

第一节 罕见病治愈总结

微雨众卉馨，繁启万物春。

春雷惊蛰始，智慧时代欣。

罕见病泛指一类发病率极低的疾病。罕见是不凡之意。2008 年，欧洲罕见病组织定 2 月 29 日为"国际罕见病日"。当前，罕见病全球超过 7000 种，占人类疾病总数的 8% 以上。中国罕见病群体的数量近 2000 万人，并以每年 20 万人的速度递增。

我认为，对罕见病诊断治疗研究应该是医学界与功夫界（道医）科研人员的责任。要利用中医、西医与道医的方法来诊治（中医、西医、医学气功）。在诊断工作上，要重视人体全息功能，研究侧重物质、能量、功能及信息传感预测，观察病先兆的信息动态，分析病因，找到发病的无形干扰源。

审查病因要追踪三个方面：一是要审查先天遗传基因，二是要审查后天不良基因，三是无形干扰源。研究人员要明白，凡是病症都有根源，病症不过是一个标而已，本在人体内潜伏。

我过去说了一句话，所有的妖魔鬼怪 98% 都有"后台"。

在治疗罕见病的过程中，我观察总结出，世上病种千千万万，有这种病症，就有治疗这种病的方药。好像开密码箱一样，要有细心，慢慢找号。所以研究人员要胆大心细。

我在临床治疗中发现，凡是慢性奇难怪病与罕见无名病，95% 以上都是慢性病症。它会给时间，让人们研究它。

近 50 年来我和学生们治愈常见的疑难患者近十万例。我最感兴趣的是治疗无名病与罕见病。如阳旦症、乳泣症、红汗症、奔豚症、阴吹症、腹泣症、颤抖症、摇头滚球症（春蚕吐丝症）、五软症等。

一、一剂药让奔豚症患者疼痛消失

季某，男，57 岁，阜阳市口子镇化围子村人。来诊时疼得嗷嗷叫，嗓子都喊哑了。主诉：1 年前抗旱打井时着凉，当时浑身发冷，小腹疼痛。3 个月后头痛 2 个小时转为小便部位痛，2 个小时后又往上走，头又痛。反复上下疼痛，十分难忍。到过北京、上海各家大医院，因为诊断不明，无法治疗，已痛一年多。到底有没有人能治他的病？一位老人提供的线索，使他有了一线希望。老人告诉他："新中国成立前也有人得过像你这样的病，是一位老中医给看好的，老中医名叫杨敬典。"季某得知这个消息打听到杨氏堂，他的儿女们用架子车将老人拉到杨氏堂，一齐跪下求救老人一命。我的祖父杨敬典治好过这种病，但我未见过这种病，能不能治好，一时心里也没底。我翻阅古书，还向父亲杨月琴请教。他也是当地老中医。父亲告诉我，此病属冲、任、督三脉紊乱，叫"奔豚症"，必须综合治疗，效果才好。我给患者开了中药，才吃一剂，患者疼痛即止住；再配合内功点穴、针灸，三剂药后病症消失。

二、三剂药治好阳旦症

吴某，女，38岁，安徽省利辛县邮电局职工。12年前生小孩后患了一种怪症，白天和正常人一样，可是每天太阳下山后，她就开始打寒颤、抽筋、口吐白沫、全身疼痛，第二天早上太阳出来后症状消失。我给她做了检查，诊断为"阳旦症"，古书有载。这种病是因生小孩月子里患重感冒，感冒长期没有治好，损伤了元气，造成阴盛阳衰。我用"回阳救逆法"，服用"阳旦汤"，患者服了三剂便症状消失。

三、3个月治愈月经倒逆症

武某，女，26岁，从未来过月经，每月周期性鼻子出血。从21岁开始，5年来每月周期性腋下生疮，3天后疮熟化脓，出脓后疮好。其两腋下轮流生疮，非常痛苦。我诊断此病是"月经倒逆症"。原因是冲、任二脉失调，气逆上转，故导致鼻衄出血。气逆妄行，气滞血瘀，瘀久生疮，肉腐成脓。我对其分阶段进行调理，生疮前调经化瘀，生疮后调气血，采用清热解毒、引血下行、调经和血法，3个月后，月经正常，病痊愈。

四、五软病之一蚕食症诊治分析

2016年11月7日下午5点接诊一蚕食症患者。

患者：朱某，女，38岁。住址：杭州市滨江区。

症状：颈软，无力支撑，头左右摆动（如蚕食叶）。脊椎酸痛，难受，乏力。

主诉（父亲代诉）：女儿1978年出生，医院出生，出生时新生儿窒息，医生急救，定位三度窒息，经治疗转安。从小到大体质一般。20岁之前胆小，怕事，易惊。受过3次特殊的惊吓。一年前突然发生这种症状，头不能自主定位，颈软无力，头左右偏位。去过好几家大医院，名院专科，名医体检，不能定位、定病，也请过名医会诊，也没有说出病因、病名，更没有治疗方法，至今都无法解决此症状。今天请求杨医生治疗，希望都寄托在您这里。

诊断：颈软无力支撑定位，左右换位头偏位。声音低微，面色无华，口角时抽搐，时有头勾后仰动作，表情痛苦，脊柱酸痛，姿势不正，难受，肌肉松软，舌淡薄无苔，脉象细弱无力。

病因病机：新生儿三度窒息，心脑血管细胞缺氧后遗症所致心气虚，后天调养不足，气血双亏，影响五脏精血亏，髓海不充。心气虚，易惊，胆小怕事。肝血虚，易情绪不稳定。脾气虚，气血乏源。肺气虚，朝百脉失职，心脑细胞灌氧不足。肾精虚，三髓空虚（骨髓、脊髓、脑髓），骨痿，髓海空虚。故此症属蚕食症，归五软症范畴。

治疗大法：中医、西医、医学气功三结合为原则。

2016年11月9日开始实施中医治法：益气补血安神宁心，滋补肝肾，健骨益髓。

西医：弥可宝、新 B_1、谷维素、护肝片。

新医学气功：内气外放，热效应 T 值；教练有氧运动。

医学气功学生郭翎霞、徐誉展、李沛锴、焦竣俐、章再亮、丰志红发功治疗后，当场有效。

中药方剂：八珍汤、金匮肾气丸、归脾汤、补心丹、金水宝等方化裁，加减变通。

2016年11月23日，患者父亲电话汇报病情：近十多天，效果特好。头偏有时可以自己支撑，有自主权了。有时不自主地有点偏。

电话调方待用。嘱12月15日再复诊换方。药方加减变通后，以小剂量再巩固一个月。

忠告：鼓励患者要有战胜疾病的自信心，多练有氧运动，达到自养、自愈。另外，要科学饮食，按血型食疗，营养均衡。祝早日康复！

附：患者感谢信

扫码了解更多案例

第二节　疑难杂症的气功疗法

一、再生障碍性贫血的气功疗法

1. 用中医结合新医学气功（荷花功）治疗 96 例再障分析

再生障碍性贫血（简称再障）在中医学中称"虚劳"和"血症"。中医学认为，血液的生成与心、肝、脾、肾四脏的关系最大。因为"心主血""肝藏血""脾为后天之本，为气血生化之源"。血者，水谷之精也。"肾为先天之本，肾主骨生髓、藏精"，血为精之化。其中，与脾肾两脏关系最为密切。所以，治疗再障应从脾肾入手，以中医理论为依据，结合新医学气功，采用中医和气功结合的疗法，可获得满意效果。

实践证明：中医药结合新医学气功治疗"再障"，确有许多新方法，也有较好的疗效。我用中医药与气功疗法治疗此病患者 96 例，其中年龄最大的 56 岁，最小的 6 岁，女性 65 例，男性 31 例，急性再障 27 例，慢性再障 69 例。其中，并发血小板减少性紫癜的 9 例，并发病毒性心肌病的 18 例，并发子宫肌瘤的 7 例。详见下表。

中医药气功治疗组与对照组有效率及治愈率

组别	例数	有效人数	治愈人数	有效率	治愈率
治疗组	96	81	63	84.38%	65.63%
对照组	97	80	—	82.47%	—

再障有慢性再障和急性再障之别。根据临床表现，慢性再障有阳虚型、阴虚型、阴阳两虚型、气血两虚型、心脾两虚型和瘀血型六种。急性再障有虚劳型和湿热型两种。

2. 中医对"再障"的辨证治疗

（1）慢性再障

1）阴虚型

主要症状：低热，盗汗，手足心热，眩晕耳鸣，失眠多梦，出血，舌红少苔，脉细数。

治疗原则：滋阴补肾。

方药：左归饮、知柏地黄汤、大菟丝子饮加减。

2）阳虚型

主要症状：面色㿠白，形寒肢冷，腰酸软，出血少，舌淡胖边有齿痕，脉沉细。

治疗原则：温阳补肾。

方药：右归饮、河车大造丸、十四味建中汤加减。

3）阴阳两虚型

除贫血外，兼有上述阴虚与阳虚证状。可选用治阴虚与阳虚的方剂。根据阴虚及阳虚的程度不同，选方药加减变通用之。

4）气血两虚型

主要症状：心悸，气短，神疲乏力，头晕眼花，唇甲淡白，面色苍白，舌淡少苔，边有齿痕，脉细弱。

治疗原则：气血双补。

方药：八珍汤、归芪补血汤加减。

5）心脾两虚型

主要症状：面色萎黄，心悸，健忘，多梦，纳差，腹胀，便溏，舌淡，边有齿痕，苔白，脉细弱。

治疗原则：补益心脾。

方药：归脾汤、柏子养心汤加减。

6）瘀血型

主要症状：贫血，胁痛，以刺痛为特点，皮下青紫有瘀斑，肌肤甲错，面色晦暗，舌质紫暗，有瘀斑，脉细涩。

治疗原则：活血化瘀。

方药：桃红四物汤、复元活血汤加减。

（2）急性再障

对急性再障的治疗，急性期可将滋阴凉血、清热解毒与益气血的治疗方法合用。方药：将犀角（水牛角）地黄汤、五味消毒饮和归芍地黄汤三方加减合用。恢复期可参用上述治疗再障之法。

3. 新医学气功对再障的扶助治疗作用

实践证明，治疗急性再障，除采用以上中医辨证施治疗法以外，在治疗过程中，还可以施用气功锻炼和理疗，其作用也是相当重要的。

新医学气功的治病机理：以新医学气功的静功（荷花功）为主去练功，让人们意想荷花是纯净、圣洁的象征，会给人们带来清新亮丽、爽心悦目的感觉，能让患者放掉杂念与烦恼事。同时，还会提高患者的心理素质，使他们增强战胜病魔的信心。

通过对荷花功的基础修炼后，再练小周天功使其发挥功能，让督任二脉畅通。然后，先是以意守命门穴为基础，其次是按摩关元穴、神阙穴和涌泉穴，使这些穴位有发热感。这种疗法，称燃烧玉炉。因此，故有"正道修行延年鬃，玉炉烧炼益寿丹"之说。采用气功疗法的机理是：玉炉燃，肾气旺；肾阳可鼓舞三焦气化；三焦气化强，可激发脏腑的生机。同时，也能激发体内与骨质的潜在能量，调动储能与骨质四大酶元，增强红骨髓的造血功能，提高黄骨髓的造血能力，催化红细胞的成熟，增加红细胞、白细胞、血小板及血红蛋白。

坚持习练新医学气功，还可以提高细胞的灌氧量，使细胞变形能力增强，促进血液代谢，清除体内自由基，延长细胞的寿命。

修炼新医学气功，使经络畅通，气行血行，起到了活血化瘀的作用。持之以恒地修炼荷花功，可使习练者气充血盈，气血旺盛，精充神清。这是因为气能摄血，气能摄津，气能摄精，气能生血，血能御精，血能载气，精能化血，精能化气，精、气、血可以互生互化。

4. 对再障辨证施治的几种治疗方案与体验

本书作者根据多年来的临床经验，对"再障"辨证施治，采用了如下几种方案治疗：

（1）侧重于补先后二天

肾为先天之本，肾藏精、化精、生精。脾为后天之本，也是气血化生之源。可见脾肾二脏与气血化生的关系最为密切。治疗再障，主要是健脾、补肾，方能获取满意的疗效。

同时，配加修炼荷花功，意守神阙穴、关元穴和命门穴，以此来培补元气，提高气血运行与骨髓造血功能。

（2）关键是阴阳平衡

中医学认为，"阴平阳秘，精神乃治""孤阳不生，独阴不长"。在用药的基础上，多观察临床症状、舌苔脉象，审察气血阴阳的偏盛偏衰，谨守病因与病机。运用方药，要采用阴阳平补的正治法或反治法，也可将两法同用。治疗时，善补阳者，阴中求阳，阳得阴助，泉源不竭；善补阴者，阳中求阴，阴得阳助，化生无穷。谨察阴阳所在而调之，以平为期。

其次，医学气功师要定期定时用内功导引经络。可在带功时用内气外放之法来调整患者的气血，也可定时用内视之法，观察患者的脏腑功能、骨骼及气感颜色的变化，据此调整经络气血运行的境况。

（3）凉、温、热的治疗规律

用中药治疗"再障"患者，一般都要符合凉、温、热的治疗规律。大部分患者在患病初期，有明显的发热和出血症状。此时，需先用凉药进行控制治疗。之后，发热逐渐消失，而有贫血的临床表现，治疗宜多用温药。经一段时间后，患者的血红蛋白即开始上升。但一般血红蛋白升到一定水平后，又会停滞不前，须再加用附子、干姜、肉桂等中药治疗。大部分患者的血象再次出现上升，会达到完全缓解。

此外，气功师在带领患者修炼荷花功的同时，要多让患者先练排病气功法和甩病气功法。气功师还可定时施用内气外放，促使患者增强血液循环，以达到热效应 T 值为标准。

（4）应用活血化瘀药的治疗

对于病程延长、久治不愈的顽固性"再障"病例，可在补脾治疗的基础上，加用活血化瘀的中草药，因为活血化瘀药有激发骨髓造血的作用。这缘自瘀血不去、新血不生之道理。

用新医学气功修炼，可让患者早、中、晚多练。吸清气，聚氧气。施用排病气的功法，应以用捧气贯顶的功法为主。在练功的同时，加用意念。这正是：手下云雾头上化，全身浊气平面下，热浪冲开涌泉门，排到深渊散冷崖。

（5）对出血患者的治疗

对"再障"出血患者的治疗，一是要分辨出出血部位。可根据衄血、尿血、便血、肌衄和吐血等状况，同时观察出血的颜色。二是辨证察看出血的性质。如血热性出血，治疗时要用凉血止血之法。瘀血出血，治疗时要设法活血化瘀止血。气虚出血，治疗时要设法益气摄血。血虚阴虚出血，要采用养阴补血和收敛止血等方法治疗。

其次，修炼气功，宜练静功。以静默和静思之法为主。气功师带功治疗，要依据患者的病情，指导其练功。发功要因人因病施功。应特别注意：不能对 5 岁以内的小孩发外气。

（6）对发热"再障"患者的治疗

大部分再障患者，多见于阴虚发热与外感（感染）发热。阴虚发热多为低热，以潮热、盗汗、舌红、脉细数为主要症状。治疗原则，以滋阴清热之法。注意：古代医学称"子火阴虚生内热"，"子火"易养不易害。"子火"之症可以治疗。然而，治疗需要用滋阴、养阴、育阴之品。可用青蒿鳖甲汤、知柏地黄汤和一贯煎等方加减。外感发热常为高热。以高热烦渴、头胀神昏、舌红少津、脉搏弦数为主要症状。治疗可用清热凉血解毒之法。古代医学家称这种病症为"贼火"。贼火宜驱不宜留。治疗时，可辨证施治，采用解毒、清气、清营转气和直接凉血等方法。方药以银翘散、白虎汤、清营汤和犀角（水牛角）地黄汤等，应根据不同病位及性质进行化裁。

在此，特别强调一点。对发热再障患者进行治疗，要明确诊断，要正确分析病因病机。可同病异治，又要谨防并发症再燃。

利用中医治疗"再障"，要有整体观念，要辨证施治。运用同病异治之法，要谨守病机，各司其属。运用新医学气功治疗，应根据患者的年龄、性别，以及病程的长短、病情的性质，加以用药与施功。与此同时，设法激发患者的追求与梦想，帮助患者解除压抑，解除患者对本病的顾虑，调畅患者的情志，使他们树立起乐观和积极向上的抗病精神。此外，还可以根据患者的血型、性格，采用食疗之法。

在治疗过程中，要注重防治并发症。诸如此症所并发的心肌病、肝脾肿大、肿瘤和肺炎等病症。注意预防意外事故发生，敬告患者生活要检点，牢记服中、西药物的禁忌，注意选择练功的环境，发挥好练功技巧，运用好练功方法，以获有良好的感受和效果。

二、中药结合理疗治疗类风湿关节炎 146 例分析

类风湿关节炎，是以慢性、对称性多滑膜关节炎和关节外病变为主要临床表现的一种自身免疫性疾病。病因迄今不明。该病自发现至今，已有两百余年。这些年以来，虽然治疗药物和治疗方法层出不穷，如经典的金字塔治疗方案，近年来所采用的上、下台阶模式和锯齿模式，以及使用了生物制剂等疗法，使治疗方法和效果均取得了不少进展，但是，因为无法针对原发病因进行治疗，上述所用之法，只能暂时抑制炎症，仍难抑制病程的进展，预后多不佳，且长期服用西药还有较大的副作用。因此，对治疗类风湿关节炎的研究，仍是目前国内外医务界的一个热门课题。为了探索治疗该病的新方法，利辛县中医院自 1995 年 6 月至 1997 年 3 月，采用针灸、中药浴、蒸药、外敷和推拿按摩等综合疗法治疗本病计 146 例，都取得了较为满意的效果。现报告推介如下。

1. 临床资料

本组均为利辛县中医院肝病肿瘤科和气功科 1995 年 6 月至 1997 年 3 月收治的住院患者，共 222 例。男性 96 例，女性 126 例。年龄最小者为 20 岁，最大者为 81 岁，平均年龄为 37 岁。随机分为治疗组 146 例，对照组 76 例。全部患者均符合美国风湿病协会于 1987 年制定的类风湿关节炎诊断标准。中医分型参照 1988 年在昆明召开的全国中、西医结合治疗风湿性疾病会议所制定的中医分型标准，即将此病分为风寒湿型和湿热型。

2. 治疗方法

治疗组均采用综合外治疗法治疗。根据不同的病情、病期，予以辨证施治。采用针灸、中药浴、中药外敷和推拿按摩之法治疗。外用中药基本方：雷公藤、海桐皮、鸡血藤、威灵仙、透骨草、赤芍、川芎、仙灵脾、牛膝、当归。风寒湿型加用：姜黄、桂枝、细辛。湿热型加用：黄柏、知母、桑枝。加用药物用水煎供药浴用，或装布袋内蒸热外敷。

中药浴：浴半身用小缸，缸高约 50cm。浴全身用大缸，缸高约 80cm。药浴时，先加入 40℃左右的热水，再将煎好的中药放入。让患者入缸浸泡，直至水不热时出缸。出缸后，再予以全身或局部按摩。

蒸药外敷：将配好的药装于布袋，先用水浸泡，再放入蒸笼蒸 30 分钟。外敷蒸药前先行针灸。取出蒸好的药袋，趁热放在根据患者病患部位而特制的架子上，使药袋距患处约有 2cm。敷约 20 分钟，再行推拿按摩治疗。

对照组：西药选用一线药物，如阿司匹林、消炎痛、布洛芬、保泰松。二线药物，可选用青霉胺等。三线药物，可选用可的松和强的松等。以上药物，应按患者的具体病情和按常规治疗方式施用。

3. 治疗结果

按照国际上通用的美国风湿病学会于 1987 年所制定的类风湿关节炎的疗效标准：①晨僵不超过 15 分钟。②无疲乏感。③关节无压痛。④关节或软组织无肿胀。⑤关节不痛。⑥血沉，男性小于 30mm/h，女性小于 20mm/h。以上 6 项，符合其中 5 项或 5 项以上者，即判为治愈。符合 4 项者，判为显效。符合 3 项者，判为有效。仅符合 2 项或 2 项以下者，判为无效。

4. 分析

类风湿关节炎属中医痹症范畴。《素问·痹论》中说："风寒湿三气夹至，合而为痹也。"素体禀赋不足肝脏亏损，气血两虚为内因。卫阳不固，风寒湿侵袭肌体，痹阻肌膜、筋骨为外因。西医对本病病因迄今不明，其发病常与受寒、受潮、劳累、外伤和精神刺激等诱因有关，认为可能是易感宿主与多种致病因素相互作用的结果。

从附表可以看出对照组总有效率为 78.95%，治疗组总有效率为 97.26%。经统计学处理，差异显著（$P < 0.05$）。从两组临床治疗上评价，针药综合疗法治愈率和有效率显著高于对照组，且提高了患者的生活质量，避免和减少了肝肾及胃肠道损害的副作用。

从两组临床指标来看，治疗前后晨僵、压痛指数差异显著，说明针药综合外治疗法对关节滑膜有直接作用，对患者的生活质量可明显改善。ESR、RF 在治疗前后也有显著差异。这说明综合疗法不仅能改善血液黏稠度，改善关节局部代谢，而且还能产生综合效应，能直接参与滑膜局部的免疫反应。

针药综合外治，是集针灸、中药浴、药敷和推拿按摩于一体的综合自然健康疗法。针灸能疏通经络气血的阻滞，使营卫调和，则风寒湿邪无所依附，而使痹痛遂除。药浴及药敷所用之中药中，海桐皮注入肝经血分，是祛风除湿之要药，可祛风除湿通经络。雷公藤味辛苦性温，有驱风通络、祛湿止痛之功。现代研究发现，其还有抗炎作用及免疫抑制作用。实验证明，鸡血藤有抑制 PGE 合成和释放作用，可降低血清补体活性，使抗炎物质所引起的对毛细血管的通透性增加。诸药合用共水流的冲击，以及对体表产生的按摩作用，可使血管明显扩张，使神经系统兴奋性增强。水有浮力，可减轻机体重力，使关节活动受限者更容易活动。中药蒸敷，利用中药蒸煮产生大量中药粒子，以离子特性渗透皮肤进入人体，即能产生药物治疗作用。同时，利用蒸气的物理温热作用，可使皮肤的温度升高，导致皮肤的微小血管扩张，血流加速，从而改善局部血液循环，有利于水肿的消退。这样还可以减少炎症产物及代谢产物的堆积，还能使肌肉松弛，缓解痉挛。熏蒸发汗，起到驱风散寒、除湿祛邪的作用。温热刺激，能活跃单核－巨噬细胞系统的吞噬功能，增强了机体抵抗能力，故对慢性炎症有良好的疗效。推拿按摩，既能调和全身气血，又能缓解局部肌肉痉挛，起到舒筋活络、消肿止痛之功效。

针药综合外治疗法，具有见效快、疗效好、无副作用和便于操作等优点，是提高患者生活质量的一种良好的治疗方法。详见下表。

两组疗效比较

	治愈 n（%）	显效 n（%）	有效 n（%）	无效 n（%）	总有效率（%）
治疗组 146	38（26.03）	64（43.84）	40（27.39）	4（2.74）	97.26
对照组 76	14（18.42）	20（26.32）	26（34.21）	16（21.05）	78.95

三、头痛的特色诊断和治疗

1. 头痛的病因及病种类别

头痛是临床上常见的自觉症状，可单独出现，亦可出现于多种急慢性疾病中。头痛，中医学里属于"脑风""首风"等范畴。其病因病机可分为内伤与外感两大类。内伤头痛表现：①肝阳上亢性头痛。②肾虚头痛。③血虚头痛。④痰浊头痛。⑤瘀血头痛。外感头痛表现：①风寒头痛。②风热头痛。③风湿头痛。此外，还有雷头风、偏头风等头痛。更有胖人头痛、瘦人头痛、气虚头痛、心烦头痛等，在古典医籍中共列出不同情况、不同症状的头痛计有 36 种之多。

2. 头痛的症状与辨证施治之法

对头痛患者辨证施治，除详细询问其病史，根据各种不同类型头痛症状的表现予以辨别致病因素外，尤其应注意查问患者患头痛时间之久暂、疼痛之性质、特点及部位，弄清楚是属于外感性头痛还是属于内伤性头痛，以便进行治疗。

头为诸经之会。手、足之经络皆循于头面，厥阴经上会于颠顶。颠高之上，唯风可到。脑为髓之海，唯风到处，髓将受损。故诊断头痛，可根据患者的发病部位，参照其经络循行路线，进而加以判断。这样有利于据实审因加以对症施治。如：太阳经头痛，部位多在头后部，下连于颈端；阳明经头痛，部位多在前额及眉棱骨等处；少阳经头痛，部位多在头之两侧，并连及耳部；厥阴经头痛，部位则在颠顶之上，或连与目系。至于瘀血性头痛，则头痛症状多表现为刺痛、钝痛、固定痛，或有头部外伤及久痛不愈之病史。痰浊头痛，其症状常表现为恶心、呕吐。依医者之见，诊断与治疗头痛，既应注意患者头痛的部位、特点，又应结合患者的整体情况，及其他方面的有关病症，予以全面分析，综合判断，以便弄清病症，开出处方，对症治疗和用药。

（1）外感性头痛的症状、类型及诊治方法

外感性头痛，一般发病较急，痛势较剧，多表现为掣痛、跳痛、灼痛、胀痛、重痛，痛无休止。每次疼痛，均因外邪所致，多属实证。诊治原则：宜以祛风散邪之法为主。

1）风寒性头痛

发病时症状：头痛时作，痛连颈背，恶风畏寒，遇风尤剧，口不渴，苔薄白，脉浮。治法：疏散风寒。

2）风热性头痛

发病时症状：头痛脑胀，甚则头痛欲裂，发热或生恶风，面红耳赤，口渴欲饮，便秘溲黄，舌质红，苔黄，脉浮数。治法：疏风清热。

3）风湿性头痛

发病时症状：头痛如裹，肢体困重，纳呆胸闷，小便不利，大便溏稀，苔白腻，脉濡。治法：祛风除湿。

（2）内伤性头痛的症状、类型及诊治方法

内伤性头痛，起病较慢，痛势较缓，多表现为隐痛、空痛、昏痛。病势悠悠，遇劳则加剧。时作时止，多属虚证。诊治原则：宜以补虚为主。其中，虚中夹实，如出现痰浊、瘀血等症状，当权衡主次，随症而治之。

1）肝阳上亢性头痛

发病时症状：头痛目眩，心烦易怒，夜眠不宁，兼有胁痛症状，面红口苦，苔薄黄，脉弦有力。治法：平肝潜阳。

2）肾虚性头痛

发病时症状：头痛且空，每兼眩晕，腰痛酸软，神疲乏力，遗精带下，耳鸣少寐，舌红少苔，脉细无力。治法：养阴补肾。

3）血虚性头痛

发病时症状：头痛而晕，心悸不宁，神疲乏力，面色㿠白，舌质淡，苔薄白，脉细弱。治法：养血为主。

4）痰浊性头痛

发病时症状：头痛昏蒙，胸腔满闷，呕恶痰涎，苔白腻，脉滑或弦滑。治法：化痰除涕。

5）瘀血性头痛

发病时症状：头痛经久不愈，痛处固定不移，痛如针刺，或有头部外伤史。舌质紫，苔薄白，脉细涩。治法：活血化瘀。

四、健忘症的对症治疗

健忘症，是指患者记忆力减退、遇事善忘所表现出来的一种病症，亦称"善忘症""喜忘症"。辨证分治，应依据不同患者的不同病症表现予以对症治疗。

1. 心脾不足

症状表现：健忘失眠，精神疲倦，食少心悸，舌淡，脉细。治法：补益心脾。

2. 肾精亏耗

症状表现：健忘，腰酸腿软，头晕耳鸣，遗精早泄，五心烦热，舌红，脉细数。治法：补肾益精。

3. 痰浊上扰

症状表现：健忘，头晕，胸闷，呕恶，苔黄腻，脉滑。治法：降逆、化痰、开窍。

4. 肝郁气滞

症状表现：健忘，心悸，胸闷，胁胀，善惊，易恐，喜太息（叹气），脉弦细，苔薄。治法：疏肝解郁，通络开窍。

五、痴呆症分型诊治之法

1. 痴呆症发生的原因和病症表现

痴呆，多由髓减脑消、神机失用而致，是一种神志疾病。呆傻愚笨为其主要临床表现。轻者，可见其神情淡漠，寡言少语，反应迟钝，有善忘等症出现。重者，则表现为终日不语，或闭门独居，或口中喃喃，言辞颠倒，或举动不正常，忽笑忽哭，或不知饮食，数日不知饥饿。上述不正常症状，均表现其不同于常人的一面。呆者，痴也，癫也，不慧也，不明事理之谓也。后世医家根据痴呆者的病状特点，又将这种病症称之为呆病。本病在心、脑病症中较为常见，也是中、老年人群中的多发病。而儿童则表现为弱智。儿童弱智，一是由先天不足，受遗传基因的影响；二为后天所致，即产伤及感染；三为得传染病之后留下的后遗症，尤以得乙脑和流脑留有后遗症者为最多；四为因发生意外所致，诸如因摔碰遭受外伤，因惊吓产生恐惧。

本病是一种全身性疾病。病位在脑，且与心、肝、脾和肾等脏器功能失调密切相关。

痴呆症发病的原因，以内因为主，多半是由于七情内伤、久病耗损和年迈体虚而致，是因患者发生气、血、痰、郁和瘀等病邪为患，渐使脑髓空虚。其表现，或为气血不足、肾精亏耗、痰瘀互阻和脑髓失养。其基本病机为髓减脑消、神机失用。其症状特征，以虚为本，以实为标，临床多见虚实夹杂症。据其症状表现，又可分为以下几种类型。

（1）脑髓空虚

人脑为元神之府、神机之源、一身之主。脑髓空虚，则心无所虑、神无所依，从而使其理智活动和记性减退。

（2）气血不足

心为君主之官而主神明。此种病症，多因年迈久病。因病而"消炎""解毒""活血化瘀"，久服药物，损伤于体中，使得气血难生、化源失充，使得心气虚衰、心血不足、神明失养。故为此，而致使患者神情涣散、呆滞善忘。

（3）痰瘀痹阻

七情所伤，肝郁气滞，气机不畅则血涩不行。气滞、血瘀、痰结，蒙蔽清窍。由此而致使患者或瘀血内阻、脑脉不通、脑气不能与脏气相连，或日久生热化火、神明被扰。其主要症状表现为性情烦乱、忽哭忽笑、变化无常。

2. 痴呆症分型诊治之法

依据中医学，可将痴呆症辨证分型为四类。在此将各类型痴呆症的特征及诊治之法详述如下。

（1）髓海不足型

症状表现：头晕耳鸣，记忆力和智力明显减退，懒惰思卧，齿枯发焦，腰酸骨软，步行艰难，舌瘦色淡，舌苔薄白，脉沉细弱。治疗方法：补肾益髓，填精养神。

（2）脾肾两虚型

症状表现：表情呆滞，沉默寡言，记忆力减退，失认失算，口齿含糊，辞不达意，伴有腰膝酸软、肌肉萎缩、食少纳呆、气短懒言、口涎外溢，或四肢不温、腹痛喜按、鸡鸣泄泻，舌质淡白，舌体胖大，苔白，或舌红，苔少或无苔，脉沉细弱，双尺尤甚。治疗方法：补肾健脾，益气生津。

（3）痰浊蒙窍型

症状表现：表情呆钝，智力衰退，或哭笑无常，喃喃自语，或终日无语，呆若木鸡，伴有不思饮食、脘腹胀痛、痞满不适、口多涎沫、头重如裹，舌质淡，苔白腻，脉细滑。治疗方法：健脾化浊，豁痰开窍。

（4）瘀血内阻型

症状表现：表情迟钝，言语不利，善忘，易惊恐，或思维异常，行为古怪，伴有肌肤甲错、口干不欲饮、双目暗晦，舌质暗，或有瘀点，脉细涩。治疗方法：活血化瘀，开窍醒脑。

与此同时，可根据上述症状，在进行中医辨证分型后，对症用药，也可进行内功点穴，做有氧运动。总之，要着眼于治标治本，开发智力。

六、积聚症的治疗大法

1. 积聚症的症状范畴

积聚是因为正气亏虚、脏腑不和而引起气滞血瘀、痰浊蕴结腹内而致，以腹内结块或胀或痛为主要临床特征。这类病症，即是中医学上所列举的癥瘕、疝癖、伏梁、肥气和息贲等病状。这些病症，皆属于积聚病症的范畴。

2. 积聚症发生的病因病机

（1）情志抑郁，气滞血瘀。

（2）酒食内伤，滋生痰浊。

（3）邪毒侵袭，留着不去。

（4）他病转归，日久成积。

3. 积聚症的治疗大法

治疗积聚症，应辨证施治。积症，重活血。聚症，重调气。治实当顾虚，补虚不忘实。治疗时，应攻补兼施。

（1）肝气郁滞

症状：腹中气聚，攻窜胀痛，时聚时散。脘胁之间时疼或不适，病情常随情绪而起伏。苔薄，脉弦。治法：疏肝解郁，行气消聚。

（2）食浊阻滞

症状：腹胀或痛，便秘、纳呆，时有如条状物聚起在腹部，重按则胀痛更甚。舌苔腻，脉弦滑。治法：理气化浊，导滞通腑。

（3）气滞血阻

症状：积聚初起，积块软而不坚，固着不移，胀痛并见。舌苔薄白，脉弦。治法：理气活血，通络消积。

（4）气结血瘀

症状：腹部积块渐大，按之较硬，痛处不移，饮食减少，体倦乏力，面暗消瘦，时有虚热。女子则为闭经不行。患者舌质青紫，或有瘀点瘀斑。脉细涩或弦滑，常为牢脉。治法：祛瘀软坚，补益脾胃。

（5）正虚瘀结

症状：积块坚硬，疼痛逐渐加剧，饮食大减，面色萎黄，或黧黑，消瘦脱形。舌质色淡或紫，舌苔灰糙或舌尖无苔。脉弦细，或细数。治法：补益气血，化瘀消积，补攻兼施。

第三节　疑难病治验

一、子宫偏小不孕症治验

黄女士，35 岁，家住广州市海珠区，是个子宫偏小的不孕症患者，2009 年 4 月来诊。我告诉她，要注意食疗，不吃带毒素的食品；远离电源，以防辐射；节制房事；多想开心的事，学会放松，提高心理素质；练习小周天功等有氧功法，可提高阳气，使任督二脉畅通；中药以"补肝肾，调冲任"为原则，即清心补肾，肃肺补肾，健脾补肾，疏肝补肾，使肾精充足，肾气旺盛。治疗时间比较长，一年后才能看到效果。

她突然问："为什么要节制房事？"我说："性生活多了，伤肾精（天癸），肾精亏乏了，生殖系统发育不健全。"她又问："那还能弥补吗？"我说："节制房事，练习新医学气功有氧功法，还是可以弥补的。"她哭着说："我今天才算找到真正明白的医生，认识您太晚了，我会积极配合治疗的。只有向您说实话，才能治好我的病。我从 8 岁开始，不知不觉就有手淫的毛病，每天晚上好几次。直到 24 岁结婚后，爱人身体很健康，但他还是不能满足我的需求。每天半夜两点睡不着，手淫的毛病又会犯。"

我和她说："不要难过，这的确是一种毛病，从现在开始练习有氧功法，可以帮助你改掉这个毛病，配合中药治疗，一个月后你的身体就会有变化的。"

半个月后，她打电话说："杨医生，特别感谢您！我已经过正常生活了，十天过一次性生活。"我告诉她，一定要按时服药，坚持练功。

三个月后来诊，她的气色、眼神都变得很好，尺脉有力。换方，调药三次后，她怀孕了，后来生下一男孩，三口之家前来感谢我。丈夫还特意写来感谢信。

二、新生儿破伤风治验

20 世纪 80 年代初的冬天，收治一例新生儿破伤风（脐风）。患儿住院治疗一个多月，没有效果，孩子父亲想放弃治疗，只有孩子父亲的大哥孙鸿才（住址：利辛县板集乡孙湾村东队）相信我，请求我治疗。我看后说："如果实施我的治疗方案，效果会有的，用药要经 24 小时后才可定性。现在治疗，明天有效果了，孩子会好，可能不会有后遗症。如果用药 24 小时无效，我们再放弃好吗？"大家都同意我的说法。

第一天的治疗方法：第一步，沿脊柱拔三个火罐。第二步，用艾条灸脐部（神阙穴）、脚心（涌泉穴）、劳宫穴，灸至身上微汗。第三步，内服杨氏万灵丹（家传方）。服法：用羚羊角粉（现用代用品）、防风、蝉蜕、僵蚕、钩藤煎水，送服杨氏万灵丹。

24 小时没到，孩子的鼻翼不扇动了，口噤消失了，角弓反张也大有好转，可以大口地喝牛奶了。我让家属多次少量喂养；热水袋勤换热水，加温保暖。

第二天的治疗方法：

（1）艾灸涌泉穴、足三里穴、关元穴。

（2）内功点穴，如劳宫穴、百会穴、神门穴，小孩的面色大有改变，啼哭声明显提高。

（3）安宫牛黄丸 1 粒，分 6 次服，每 6 小时服 1 次。服法：用盐水煮野山人参0.3g，煎汤送服安宫牛黄丸。

第三天的治疗方法：内功点穴；服用中药，以祛风活血、健脾胃、养肝肾为原则；继服杨氏万灵丹。

1 周后，孩子基本没有问题，主要还是太虚弱，很瘦。服用中药，以益气养血、健脾补肾为原则。

20 天后，孩子身体康复，体质、体重均衡。100 天后，孩子吃得很胖，也特别可爱。

三、脑瘤治验

1998 年 11 月，收治一位脑瘤患者，侯某，女，40 多岁，家住北京西长安街。近半年做过 3 次脑 CT，脑瘤一次比一次大。现在视物模糊，有时不管看什么东西都是黑乎乎的。我看了她的所有体检单与病例后开方，并告诉她，这种病是有希望治好的。

治疗原则：一是清热解毒，就像清除体内垃圾一样，治脑瘤必须清肠排毒；二是扶正祛邪，即提高自身的免疫功能，达到抗病的能力；三是活血化瘀，即调和气血，达到散滞散瘤的目的。

有氧功法的原理：增强肺活量，吐故纳新，清除废气，多吸氧气，提高细胞灌氧量，使毛细血管的通透性增加。有病的人多因气虚、气陷、气滞血瘀、气逆、气散、气乱等所致。气有推动作用，如果能提高气的质量，则"气行血行"；否则，气滞血瘀，瘀则不通，不通则痛。

听完我说的这些原理，她才正式接受治疗。

处方：

（1）安宫牛黄丸15粒，1天1粒。午饭后半小时服用野山人参0.03g，煎水送服。

（2）丹参35g，川芎9g，京菖蒲9g，蔓荆子10g，菊花12g，决明子10g，白芍30g，天麻9g，生龙骨15g，生牡蛎15g，炒山楂30g，广木香9g。15剂，1天1剂。煎水至200mL，早、晚温服。

（3）练习有氧功法。

15天过去了，患者头脑清醒，头不晕也不痛了，眼睛看东西特别清楚，可以辨认对方衣服的颜色了，心情特别好。我一是鼓励她好好练习有氧功法，二是嘱咐她坚持按时服药。

处方：

（1）安宫牛黄丸去朱砂，加大天然麝香、冰片、珍珠母的剂量。1个月的用量，按说明服用。

（2）纯冬瓜炭与五罗炭（家传方），1个月的用量，按说明服用。

（3）丹参35g，赤芍20g，丹皮18g，川芎9g，栀子8g，京菖蒲10g，龙牙草10g，狼牙草10g，白花蛇舌草20g，龙葵10g，青皮10g，木香9g，制大黄9g。30剂，1天1剂。煎水至200mL，早、晚温服。

再次来诊，自感身体非常好。复查CT示脑瘤0.3cm（原有1.8cm）。

处方：

（1）通窍活血方加纯西瓜炭，巩固治疗1个月，按说明服用。

（2）当归24g，川芎9g，蔓荆子10g，白芷9g，白芍20g，白茅根20g，制大黄6g，炒川朴10g，龙葵10g，石见穿10g，白花蛇舌草30g，坤草20g。30剂，2天1剂。

善后调理：学会放松，静静练习有氧功法，可降低大脑的耗氧量，多做善事，注意食疗，以素食为主，控制饮食，节制房事。

半年后，患者体质很好，气色红润。

四、脊神经炎治验

1980年，收治一例脊神经炎患者。女孩刘某，15岁，是阜阳老庙东王小寨村刘广明的三女儿。一个多月前双腿无力，右边的膝盖突然就跪下了，站起来很吃力。又走了几步，到板凳上坐下，之后就不能走路了。去省医院检查，诊断为脊神经炎。吃饭正常，这几天解小便很困难。

我拿听诊器与针灸针走上前去，给女孩做详细的检查。针刺皮肤与穴位都没有反应，双下肢皮下神经功能失常，没有知觉。我问孩子："你有什么不适的感觉吗？"孩子回答："我很想下地走路，可是两条腿像灌了铅一样，以前还能伸展，现在动不了了，连屁股也出现麻痛了，小便要用力，而且很长时间才能排出。今天快一天了，小便一点都下不来，我都不敢喝水，现在小腹胀痛难受。"我对家属说："赶快去大医院治疗，现在小便急需排尿，如果大便再不下，就说明腰以下的神经有问题了。"孩子的妈妈说："家里经济困难，大医院住不起，您行行好，给我们看看好吗？"

孩子现在小便憋得难受，要立即排尿，不然会出问题。我让学生赶快骑车到临近医院借导尿管。导尿管还没到，孩子的面色已经青紫了，呻吟声断续无力。我立即用大注射器接上头皮针管，抽尿急救，刚抽了一部分，导尿管到了，这才算解决了临时困难。之后把她安排到病房，教会她妈妈导尿等简单的护理。

处方：

（1）西药：维生素 B_{12}、加兰他敏、新维生素 B_1 等，按常规量，每天肌内注射；维生素C、维生素 B_6、细胞色素C，静脉滴注；青霉素，按常规量，静脉滴注；病毒灵口服。

（2）中药：当归20g，川芎9g，赤芍10g，白药15g，炮山甲（现用代用品，后同）6g，地龙6g，桂枝6g，牛膝10g，木瓜炭3g，黄芪20g，党参9g，炒白术9g。15剂，1天1剂。水煎，分2次服。

（3）麝香膏药：家传方化裁后熬制而成，外贴大椎穴、神道穴、命门穴、长强穴。

（4）热敷剂：家传方化裁后放食醋浸泡，再放蒸锅内，蒸30分钟后取出，包好后热敷肚脐（神阙穴）。

15天过去了，症状没有加重，也没有好转的表现。孩子说，两腿肌肉有时感觉痛。这是病症由重变轻的好兆头，我爷爷曾说："痛则轻，麻则重，麻木不仁属危症。"

我在上方的基础上，加用鹿茸、野山人参。过了半个月，奇迹出现了，孩子不用导尿也可正常排尿了，两条腿在床上可以自由伸展，孩子的心情也好了，看到了希望。

处方：

（1）西药：之前静脉滴注的药物全部停用；口服与肌内注射的药物中，加用当归针剂。

（2）中药：丹参 20g，黄芪 30g，白芍 15g，川芎 6g，桂枝 6g，牛膝 10g，炮山甲 6g，地龙 6g，制桃仁 6g，藏红花 1g，当归尾 9g，焦三仙 10g，炒杜仲 10g，鹿茸 1g。

（3）其他：外用中药继续使用；针灸停用；练习经络导引等有氧功法，1 天 5~6 次。

又过半个月，孩子可以被扶着站立几分钟了。上方继续使用，又过半个月，孩子可以下地走 3~5 分钟了，一天可以走上 10 多次。

调方如下：

（1）西药：口服谷维素与新维生素 B_1；肌内注射当归针剂与维生素 B_{12}。

（2）中药内服：全当归 20g，牛膝 20g，桂枝 6g，白芍 30g，炒杜仲 20g，黄芪 30g，山药 40g，地龙 10g，地鳖 6g，焦三仙 10g。15 剂，1 天 1 剂，煎服法同上。

（3）中药外洗：海风藤 50g，络石藤 50g，外用鸡血藤 50g，防风 30g，桑枝 100g，槐树枝 100g，荆芥 50g。煎水先热蒸下半身，再洗下半身，3 天 1 次。

（4）膏药外贴：麝香膏药外贴，加大麝香的剂量。

（5）推拿：教会孩子妈妈推拿手法，给孩子进行按摩；练习经络导引等有氧功法。

坚持治疗一段时间，孩子可以慢走 5~8 分钟，家人要求出院。走时带药：①西药：谷维素、新维生素 B_1、肝太乐。②中成药：知柏地黄丸，按说明服用。③中药汤剂：当归身 15g，黄芪 10g，白芍 20g，鳖甲 10g，山药 40g，炒杜仲 15g，牛膝 10g，坤草 20g，桑寄生 6g，甘草 6g。15 剂，2 天 1 剂。

1981 年春节后，他们全家人都来给我拜年，而且是走路来的。我看到女孩恢复得这么好，很是高兴。6 年后女孩结婚，特邀我去参加婚礼。

五、治愈脉管炎 2 例

【病例 1】

杨某，女，38 岁，家住北京莲石路，2005 年 6 月 8 日来诊。

患者诉，一年前两手十指尖痛，时轻时重，去医院检查，诊为轻度脉管炎。中西医结合治疗，病情减轻，但还是痛。用药 3 个月后仍控制不了疼痛，又换了脉管炎专科医院，用药半年，一点效果也没有。镇痛药物只能暂时缓解症状，解决不了根本问题。

我听她说完之后，开始给她诊脉。患者十指呈暗紫色，舌有瘀斑，舌尖红，脉象弦数，兼有涩脉。我告诉她："根据舌象与脉象分析，你性格急躁易怒，月经量少，色紫成块。"她说："太对了！"我又告诉她："中医诊断是辨证论治，整体观念，此病的治疗要疏肝理气，活血调经，凉血解毒，才能达到气行血行、通则不痛的目的。要分几个阶段用药，配合练习有氧功法，效果更好。"她说："只要能治好，愿意配合治疗。"

处方：

（1）全当归 24g，藏红花 1g，延胡索 6g，木香 9g，枳壳 10g，地龙 10g，全蝎 9g，炮山甲 10g，白花蛇舌草 30g，坤草 20g，桂枝 6g，白芍 20g。15 剂，1 天 1 剂。水煎，早、中、晚温服。

（2）安宫牛黄丸 15 粒，去朱砂，加麝香 0.03g。1 次 1 粒，1 天 1 次，饭后白开水送服。

（3）练习新医学气功有氧功法，调摄情绪，放飞心灵。

（4）科学饮食：不吃生冷、麻辣、油腻之品；不吃腌制食品；不吃海鲜、羊肉、狗肉、鳖肉。

复诊：患者诉，不吃止痛药，夜间可以入睡，睡眠尚可。早上起床后和下午疼痛，但是能忍，练习有氧功法后疼痛减轻。十指紫暗之色变浅，舌瘀斑渐退，舌有瘀点。脉象弱，兼有涩脉。

处方：

（1）全当归 20g，川芎 9g，制香附 10g，延胡索 9g，坤草 20g，全蝎 9g，白花蛇 1 条，炮山甲 9g，白芍 30g，甘草 9g，牛膝 20g。15 剂，煎服法同上。

（2）千禧万灵丹（家传方化裁）加通窍活血方，按说明服用。

（3）练习有氧功法，动静相兼，达到经络畅通、气血阴阳平衡的目的。

第三次来诊，患者笑着说："我的手指一点都不痛了，色泽也红润了。一周前月经来潮，月经量多，有紫色血块，乳房不胀，小腹不痛，月经干净后，身体也轻松了。"

巩固方：

（1）全当归 20g，川芎 9g，白芍 20g，赤芍 20g，桑寄生 9g，红景天 9g，地龙 9g，地鳖 9g，甘草 6g。15 剂，2 天 1 剂。

（2）千禧万灵丹，再服 1 个月。

（3）预备方：全当归 30g，川芎 9g，赤芍 20g，丹皮 18g，坤草 30g，制香附 10g，延胡索 10g，牛膝 20g，小茴香 6g，鱼腥草 20g。下次月经来潮时服用 2 剂。

善后调理：注意保暖，合理饮食，放飞心灵，坚信科学，坚持练习有氧功法。

【病例 2】

施某，女，60 岁，是我的学生的姐姐。2007 年秋来诊。

患者右下肢从外踝到脚趾都是青紫色，外踝部 4～5cm 的皮肤最为严重，已经开始溃烂了，出黏水，久不收口。每次发作，疼痛难忍。住院 1 个月，只能减轻疼痛，不能解决根本问题。发病已有 2 年，医院诊断为"脉管炎"。

我让她抓紧查血象，如大生化、癌胚抗原、血液流变、血型鉴定等，并把原来的病历全部带来，综合分析，找出病因，制订治疗方案。

一周后，我看完化验指标，诊脉、看舌后，开方如下：

（1）丹参 35g，赤芍 20g，丹皮 20g，坤草 30g，龙牙草 12g，制狼毒 6g，七叶一枝花 10g，白花蛇舌草 20g，半边莲 10g，牛角莲 9g，文王鼻 6g，木瓜 6g，牛膝 10g，炒山楂 30g，山药 30g。15 剂，1 天 1 剂。煎水至 200mL，早、晚温服。

（2）将抗癌 1 号和抗瘤散（专利方）装入胶囊，1 次 2 粒，1 天 3 次。餐后半小时白开水送服，服后 10 分钟再多喝点白开水。

（3）西药：抗炎、抗毒、抗瘤治疗；对症治疗：支持疗法，即补充微量元素为主。

（4）练习有氧功法，增强体质，提高抗病能力。

半个月后来诊，症状减轻，皮肤不渗水，肤色好转。嘱咐她坚持服药，练习有氧功法。

1 个月后来诊，大生化轻度异常，癌胚抗原指标正常。患者诉全身轻松，吃饭香，睡眠好，下肢不痛了，有时发麻、发痒，肤色变浅，溃疡已愈。

诊脉后调方：当归 20g，川芎 9g，牛膝 20g，全蝎 10g，蜈蚣 1 条，地鳖 9g，山药 40g，党参 10g，黄芪 20g，焦三仙 20g，鸡内金 20g，白茅根 30g。30 剂，1 天 1 剂。另外，将抗瘤散（专利方）和纯西瓜炭装入胶囊，1 次 2 粒，1 天 3 次。饭前半小时白开水送服。

此外，根据血型与体质进行科学食疗，坚持练习有氧功法，注意保暖。

再次来诊时，患者体征、舌象、脉象一切正常，只有肤色未能恢复到正常颜色，还需要一段时间巩固治疗。

（1）小剂量纯西瓜炭加抗毒散（专利方），再服 2 个月，以防再燃。

（2）鼓励坚持练习有氧功法，提高自身的免疫力。最后一次来诊，一切正常，无须用药。

六、脾切除术后高热治验

孙某，男，38 岁，安徽阜阳老庙镇七孔桥村人，1992 年 5 月 1 日来诊。

因肝炎后期肝硬化，脾肿大，食管、胃底静脉曲张破裂出血，于 1992 年 3 月 10 日行脾切除术。术后患者每日高热，体温 39～40℃，上、下午不定，下午较为严重。曾用激素治疗，但效果不明显，邀中医会诊。

望诊：面色潮红，高热，口渴，肠鸣，大便秘结。舌质红，舌尖有刺，苔薄，脉弦数。

诊断：邪热深入营血，瘀血滞留。

治法：清热解毒，凉血散瘀。

处方：犀角地黄汤加味。方以大量苦寒、清热药为主，活血化瘀为辅，连服 6 剂。

患者体温 38.5～39.8℃，面色由潮红逐渐转为萎黄，精神萎靡不振，肌肤甲错，苔薄，脉弦细数。

分析：术后宿瘀内结之症日趋明显，此属肝郁化火，气滞血瘀，瘀血留结脘腹。拟用疏肝通络、活血化瘀疗法，以复元活血汤合鳖甲煎加减，配合练习有氧功法。

处方：炒柴胡 9g，天花粉 15g，当归 12g，桃仁 10g，大黄 9g，鳖甲 30g，地鳖 30g，赤芍 12g，郁金 12g，生黄芪 30g，石斛 30g，沙参 30g，炙甘草 5g，羚羊角粉（现用代用品，下同）0.6g。10 剂。

1992 年 6 月 3 日来诊，患者体温降至 37℃以下，面色正常，精神渐佳，脘腹疼痛消除，胃纳改善，舌质由紫暗转为红色，脉细弱。

此后用益气养阴药加以巩固，配合练习有氧功法。口干症状消除，舌质淡红，苔薄，脉细。唯感体软乏力，余无不适。

本病辨证施治，关键在于紧紧抓住午后高热、肌肤甲错、口干、舌边青紫、面色灰暗等症状。《素问·阴阳应象大论》中说："血实宜决之。"故本例用活血化瘀法，以复元活血汤合鳖甲煎而奏效。加之练习有氧功法，能激发经络功能，使其发挥调节作用与感应传导作用，进而增强阳脉之海与阴脉之海的功能，使阴阳平复。

方中柴胡、当归、鳖甲、地鳖、大黄可疏肝清热，破血逐瘀；郁金、赤芍、桃仁可清热凉血，祛瘀止痛；黄芩、羚羊角粉可凉血泻热，清热解毒；天花粉、石斛、生黄芪可清热生津，消肿排脓，益气生肌。诸药合用，使瘀积得以消除，郁热得以疏散，从而达到疏其气血、令其条达、以致和平、瘀去热退之目的。

七、无精症治验

1981 年 6 月 18 日下午，老庙东小孙庄一个 60 多岁的女士带着一个年轻女子来诊。她们是婆媳关系，主要是给儿媳看病。老太太说："杨医生，求你给我儿媳看不孕症。她今年 25 岁，结婚 6 年了，到现在都没有小孩。你要是把我儿媳的病治好了，我一定给你送面大旗！"我笑笑说："这几年都吃了什么药？用了哪些治疗方法？"她儿媳说："中药、西药都吃，还有理疗、磁疗、通水等都做了，就是无效。"

我给她诊脉、看舌后说："女士没有病，生理功能正常，给她治病吃药是一个大错误，问题出在男孩身上。"老太太当时脸色就变了，她对我说："杨医生，我赶快让儿子来找你治疗。"我告诉她："通知你儿子检查后再来。"为防有误，我给她写了一张纸条：做"精子"检查。

3 天后，老太太带着儿子和媳妇来了，见了我就哭："杨医生，我儿子得的是无精症啊！"我告诉他们："你们从现在开始，如果想治好，一家人要高兴、要和谐，才能有一个好心情、好心态，这样希望才大。如果天天都没有好心情，没病也能生病，明白吗？"

2 天后，我给患者设计了一套治疗方案。

（1）科学食疗，无恶习，不该吃的东西绝对不吃。

（2）不能熬夜，注意调养，节制房事，一个月 2 次性生活。

（3）练习道家内丹功，静站静坐或静卧，闭目安静笑眯眯，两手掌心对肚脐，吸气均匀想白云，呼气咽唾意肚脐。很简单的呼吸运动，一天 3~5 次。

（4）中药治疗，分步施用：①中药汤剂：和谐脏腑气血。②中成药：平衡阴阳，补肾健脾疏肝。③名贵道地药材：以动物类的血肉之品为主。

100 天后，患者的身体发生了很大的变化，脉象、舌质如常人。患者诉，全身上下都是热乎乎的，感觉督脉、任脉畅通的气感很强。我又指导他进一步练习有氧功法，达到精气血互生互化互补的目的。

根据辨证调方，中药治疗安排 3 个月的用量。

我告诉他，一定要按时吃药，坚持练习有氧功法。100 天后再检查精子，可能会成功。过了百天，他的药吃完了，还带老婆一起来。我给他诊脉后说："你的病不用吃药了。"我给他老婆诊脉，很高兴地对她说："你已经怀孕了。"他们全家人都非常高兴。

10 个月后，患者送来了感谢的锦旗。5 年后，他已有了 3 个孩子，在计划生育之前来找我，说他要做绝育手术。当时我开玩笑地说："当初不育来找我，现在育多了也来找我，反正我不能替你去做手术。"

八、特殊导尿法救老人

1976 年我当赤脚医生，初冬后的一天下午，胡集镇李赵村二队的李某急匆匆地跑来，说："杨医生，我婆婆快不行了，头脸青紫，说话也不行！"我背起药箱，跟着她跑步前进。老太太确实危险，听诊心律不齐，呼吸困难，小腹鼓胀，一问才知道，她一天多没有解出小便了。

当时我考虑让人去公社医院取一个导尿管来，一来一回十多公里，又没有自行车。老太太病情重，急需排尿，时间太紧了，怎么办呢？

我当时想到古代医家张仲景用葱管导尿，我想试一次。我让家属到菜园子里拔来大葱、小葱、火葱几种葱，但是怎么也插不进去。危急关头，我又想到头皮针管。我把头皮针头拔掉，但是头皮针管又细又软，根本插不进去。如何让头皮针管硬起来呢？我让家属提来一桶井水，因为井水凉，把头皮针管放入冷一下，十几秒后快速拿出，就没那么软了，于是成功插入尿道。但是，头皮针管太细，还是排不出尿来。我取用 50mL 的大注射器，接上头皮针管，然后开始向外抽，看到尿液进入注射器，我松了一口气。

抽了 5 分钟，老太太长叹一口气，然后可以说话了，她得救了。我心里特别高兴。她的病因是肺气肿与肺心病，长期气喘，不能走路，运动太少，以坐为主，压迫膀胱，膀胱括约肌失职，导致尿闭症的发生。

我给老太太开了中药与西药调理。3 天后复诊，老太太感觉身体正常。

附：患者感谢信

扫码了解更多案例

第十一章

破解梦病因与治疗方法

新医学气功解梦、释梦疗法就是对患者所做的梦进行解释，由此辅助治疗某些心身疾病的方法。第一，首先要缓解患者紧张心理；第二，要鼓励患者充分地讲述自己的梦境，越详细越好；第三，基本摸清患者心理状态，掌握患者梦想与追求的目标；第四，制定出释梦与治疗方案。一定要向患者说明白梦兆的病因病机和梦境的根由，让患者积极配合治疗方法。

第一节　中医学破解梦病之谜

关于梦先兆，《类经》里讲到"梦寐恍惚，变幻游行之境，皆是魂"，说明梦游是灵魂在做功。气、血、精、神是互生互化的关系。古人说"练精化气，气御神，神还虚"。医古文中记载的人体的"元神""阴魂""阳神"等，其实都属于脑神经细胞与骨髓内细胞所含的气。所以说：魄门（肛门）亦为五脏始（使）。总之，魂、魄都是脏腑之气，那么人在做梦就是人体之气盛衰时因受到外环境干扰出窍，是内气出窍。每一个时辰做的梦都与经络穴位关闭与开泄有一定的吻合性。汗孔穴位，都受经络的调节。经络外联皮毛，内通脏腑。经络与神经是同源器官，它们又接受脑内中枢神经的指挥。所以说每一个人做的梦，都与每一个人的身体素质有关，与内气强弱有关，与每一个人的知识水平有关，更与每一个时辰的时间有关。

例如：身体有病做的梦是一个层次，心理素质差的人做的梦又是一个层次，文化知识水平不一样的人做的梦层次也不一样，白天与夜里做的梦也不一样，不同时辰做的梦也都不一样。为什么解梦的人要懂周易，因为解梦要按时辰，也就是做梦人是什么时间做的梦。做梦时间不同，同样的梦就会有不同的解释。所以梦有正梦与反梦。举例来说，一个人在凌晨一点到三点做了一个高兴的梦，特别高兴，大笑，笑醒了。解梦人可能要告诉他不要高兴得太早，须防有不愉快的事情。按照医学知识解释这个梦：凌晨一点到三点是丑时，这个时辰是阳气复生，也就是阳气上升之时。睡眠质量好的人，入睡时是阳气入阴，睡醒的时候是阳气出阴。在丑时阳气复生是正常的，在这个时间里做梦哈哈大笑，最后笑醒了，中医学认为，"心气实则笑不休"，这说明了笑与心脏的阳气有关。人的一身诸阴肾藏之，一身诸阳心领之。当人睡眠时，肾阴精与心阳气是平衡的，如果做大笑的梦，说明肾阴弱不敛阳，阳气上冲心脏，所以人大笑不止。大笑后可以伤心，中医学认为"喜伤心"。所以凌晨一点到三点做大笑梦不太好，是反梦，以后可能会有不好的事情出现。

按照中医解梦，亚健康人群做梦多，说明内脏气血紊乱，阳气不能正常入阴血。应及时用中药或锻炼养生，以和谐脏腑、气血、阴阳。如果是患者长期做梦，大脑耗氧量大，正气大量外耗，睡觉时间很长，醒后头晕、乏力。所以要抓紧治病，以和谐脏腑，补气益气，固精补血，养心安神，收敛固摄为原则。如果一个人身体健康，心理健康，一般的情况下是不会多梦的。有时偶尔做一次梦，那是精气，也就是正气出窍。出窍后气聚则成形，气不散，像旅游一样，出去玩一圈就回来了。醒后对梦中情景记忆清晰。过一天或几天后，梦能得到验证，即梦中事与现实发生事相吻合，梦到什么事就发生什么事。也就是说有些梦准确、灵验。

凡是病理性的梦，要运用中医学基础理论特点，即"整体观念，辨证论治"为诊治依据，分析病机，追源病因，明确主要症状，确诊立案后，再实施治疗方案，让患者积极配合治疗方法，达到预期效果。

同时还要增强患者信心，修炼正气运行法，做到"正气存内，邪不可干"。免疫功能提升，一生都能健康快乐。总之，点亮患者心灯，放飞患者的心灵，治病又补心，才是根本治疗。

第二节　调梦病要先解除心理障碍

男发梦遗，女发梦交（漏淫浊、淫液、淫精、白浊、淫淋）症，实属于神志病之一。此病其实是神经系统、内分泌系统与经络系统三家系统合并紊乱、变异而发出的病先兆信号，这种信号属于显性病症。另外一种是"隐性病患"，又称"阴性病与潜病"，笔者认为，潜病不可怕，最可怕的就是隐私病恶化。隐私病怕恶化，内疚病怕扩大。

患梦遗与梦交症的患者，往往缺乏知识与文化。此类患者不十分明白爱的知识与性的生理知识，也不知道做爱与性交的区别，不理解爱情与婚姻的关系，总之缺乏方方面面的日常生活知识。

另外，此类患者90%以上的人性格内向，不多说话。他们满脑子想的都是自己要做的事情，非常投入，特别专心，又怕别人知道自己的秘密。这种患者往往有贪欲淫欲，一开始自趣、自乐，自享，发病后自作自受。特别是梦交患者，绝对不会跟别人说此事。因为在睡梦中的幻象中与她性交的人多为自己的尊辈，或者兄长、兄弟、情人，还有的是她梦想的爱人。有些影像、幻象都是从她本人大脑高级神经信息库调出来的。这些不良信息属于心中的"情魔"，这种情魔是自己意念所造。中医学讲，"正气存内，邪不可干"，"邪之所凑，其气必虚"。她们没有立场，自己心中有鬼，就有鬼，心中有情魔，就有病魔。这类患者三大系统紊乱，导致了脏腑功能不和谐，引发血、精、气大量消耗，机体循环逐渐空虚，免疫功能下降，易合并感染其他病变。

阴精亏乏，阳气无主，所以梦交狂。部分患者想到自杀，部分患者并发血液病，部分患者心肾衰竭。各大医院查不出病因，医生只能对症治疗，用支持疗法，但是病情逐步恶化，最后定于危症、不治之症。患者知道死期后，终于说出隐私之病，但是为时已晚。

近四十年来，笔者治疗此病上千例。当从眼神与脉象确诊后，就慢慢诱导患者。具体方法是：

（1）向患者说明内脏紊乱的病因，指出哪个脏腑空虚，需用中药调理，并向其讲解服药禁忌。这样说话，忠言不会逆耳，良药不会苦口。同时教患者练习简单的有氧运动，讲解正能量（元气）藏于肾脏，养生能提高正能量的知识。

（2）跟患者讲自古至今的一些事例和故事，说明不听家人的话最后会出现危险事情。这样的故事患者家属听了也高兴，因为给家长解了忧。孩子听话、懂事、有孝心，病好得快。在诱导过程中，必要时可以讲几个传说。例如，梦交就是与鬼交，最后鬼会掏心吸血，人会死掉。然后再讲科学的性知识：男女性生活是阴阳相交，使激素分泌均衡，让免疫功能提升，是生理上的需要，是繁殖后代的必要。中医学说，"孤阳不生，独阴不长"，"阴平阳秘，精神乃治"。

（3）除了诱导隐私公开，教其有氧运动，必要时配备实施针灸，以十三鬼门穴为主而加减。如果配上科学食疗，恢复健康更快。

这就是心理疗法、药物疗法、科学食疗与自然疗法相结合的治疗梦遗梦交的方法。对于顽固性中晚期患者，以中医的特色治疗"整体观念，辨证论治"为基础，合理地实施理、法、方、药，达到治愈目标。

第三节　梦遗与梦交病实施疗法

梦遗与滑精是有区分的，有梦而遗名为梦遗，无梦而泄为滑精。梦遗男女发病有别，男人为梦遗，女人为梦交。金元时期医学四大家之一的朱丹溪认为，梦遗与滑精治法不二，故合一治也。

病因：初由手淫所致，或房事过度，单相思、梦思、梦幻、冥想、妙想而致病，发病后很难自控。特别是女性梦交越发越狂，无梦也痴狂。中晚期脏腑功能紊乱，气血精气内耗，机体功能衰竭，并发感染。大部分患者都死于血液病与心肾功能衰竭。

病机：梦中泄精是肾气不能固摄与虚劳失精，多由情志失调或与房劳过度、手淫所致，与饮食不节、湿热下注等因素有关，本病机大略有几种：

（1）相火妄动，心肾不交。《金匮要略》曰："动于心者，神摇于上，则精遗于下也。"初起心火动越，肝火随动，久则肾阴亏耗，转为滑脱不禁。

（2）湿热下注，热扰精室。《古今医鉴·遗精》说："梦遗精滑者，世人多作肾虚治，殊不知此证多属脾胃饮食厚味，痰火湿热之人多有之。"

（3）劳伤心脾，气不摄精，多由心、脾二经气虚下陷所致。

（4）肾虚精脱，精关不固。肾之阴虚则精不藏，肝之阳强则火不秘，以不秘之火加临不藏之精，不梦则已，梦即泄。

总之，病因有二点，一是情志失调，酒色过度，伤及心、肝、脾、肾。二是肾主蛰，受五脏六腑之精而藏之，所以不论火旺、湿热、劳损、劳伤、色欲，不同病因侵袭，久则伤耗肾精。

一、相火妄动，心肾不交

症状：少寐多梦，梦则伴随有心烦热，头晕，目眩，精神不振，体倦乏力。舌红，脉细数。

治法：清心安神，滋阴清热。

方药：益神封髓丹主之，可临时加减变通。如心火独亢，神浮扰精梦泄，可用黄连清心饮加减。黄连清心泻火，生地滋阴凉血，当归、枣仁和血安神，茯神、远志养心宁志，人参、甘草益气和中，莲子补益心脾，顺摄精气。如若心肾不交，火灼心阴者，予天王补心丹加石菖蒲、莲子滋阴安神。如若相火妄动，水不济火，可予三才封髓丹：三才、天冬、熟地养阴，人参宁心益气，黄柏坚阴泻火，砂仁行滞悦脾，甘草宁心益气。若肾阴虚火旺，可予知柏地黄汤加大补阴丸加减，滋阴泻火。总之，重点在清心火，泻肝热，滋阴，固涩补精。

二、湿热下注，扰动精室

症状：梦遗频作，尿时有少量精液外流，热赤泻浊不爽，口苦，时渴，心烦少寐，口舌生疮，大便臭，后重不爽，或有脘腹痞闷，恶心，苔黄腻，脉濡数。

治法：清热利湿。

方药：萆薢分清饮加冬瓜炭为主。萆薢、黄柏、茯苓、车前子清利湿热，莲子心、丹参、石菖蒲清心安神，白术健脾利湿，冬瓜炭清阳化湿、利水排毒而补元气。若脾乏升清，湿注于下，予苍白二陈汤加升麻、黄柏、柴胡。若湿热流注肝脉而不泄，予封髓丹加龙胆泻肝汤化裁。重点是：治中焦以溶其源，利湿热以分其流，气化舒则湿自除，医学养生最为尚。

此外，本型久遗，亦可耗伤肾精，形成阴虚加湿热，虚实掺杂，应标本兼顾，复方图治。

三、耗伤心脾，气不摄精

症状：梦寐恍惚，心悸健忘，面色萎黄，四肢困倦，少食便溏，劳则病重，苔黄，质淡，脉弱。

治法：调补心脾，益气摄精。

方药：妙香散加纯西瓜炭主之。妙香山药与参芪，甘桔二茯远志随，少佐辰砂木香麝，惊悸郁结梦中遗。人参、黄芪益气生精，山药、茯苓、远志、辰砂清心调神，木香理气，桔梗升清。气充神守，遗精自愈。如若中气不足，予补中益气汤加减。

注意：科学食疗，生活检点，修心练身，安神养心，补益心脾勿忘化湿升清，补肾固本之法，加练真气运行法恢复最佳。

四、肾虚滑脱，精关不固

症状：梦遗频作，甚至滑精虚脱，腰膝酸软，站立颤抖，咽干耳鸣，心烦低热颧赤，形瘦盗汗，发落步摇，舌红，少苔，脉细数。

治法：补益肾精，固涩止遗。

方药：六味地黄丸合左归饮加减。如阴损及阳，予右归丸加封髓丹加清骨散。肾虚不藏，予金锁固精丸合水陆二仙丹。

方歌：金锁固精芡莲须，龙骨蒺藜牡蛎需，莲粉糊丸盐酒下，涩精秘气滑遗无。右归饮治命门衰，附桂山萸杜仲施，地草淮山枸杞子，便溏阳痿服之宜。左归饮主真阴虚，附桂当除易麦龟。

朱丹溪：因梦与鬼交、魔交、妖交，统称梦遗，不因梦感而自遗者为精滑，其治法无二，故合之。

治疗方法：上则清心安神，中则调其脾胃、升举阳气，下则益肾固精妥也。气虚者，益气宁心安神。阴虚者，益阴养阴，清心安神。血虚者，养血补精，固精宁心安神。标本同治，同病异治，异病同治，配合自然疗法，加练新医学气功的中层功法（有氧运动），唱荷花歌，用神韵歌声唱出心中追求，让心灵永远放飞。

五、心虚胆怯

症状：少寐多梦，心悸，善惊易恐，坐卧不安，舌苔薄白，脉象动数或虚弦。

治法：镇惊定志，养心安神。

方药：安神定志丸合二仙丹加茯苓、茯神、远志、人参、石菖蒲、龙齿、琥珀、朱砂、磁石。若心惊悸、胆虚怯重，可加炙甘草补益心气。若心阴不足，加柏子仁、五味子、酸枣仁，以养心安神，收敛心气。若心悸而烦，善惊痰多，食少乏恶，舌苔黄腻，脉滑数，加用黄连温胆汤，清热痰者心自安宁，亦可加枣仁、远志以安神养心为佳。

梦遗、滑精之病进入中晚期后导致内脏功能紊乱，血气、精气、津液内耗亏虚，在治疗时多参考心悸、抑郁症、不寐症（失眠）、眩晕等症的治疗，因为脏腑在生理功能上互相支持，病理上互相影响，连累临近脏器与组织，所以在治疗时多观察病势发展，有针对性地综合施方，用多元化的治疗方法。

抑郁症、梦寐恍惚的失眠、心肾不交等病症，未发生前都有梦先兆与病先兆的出现，病到中期各系统都会出现临床症状。若郁闷症状重，首先要明确抑郁病因，郁怒不畅，肝失条达，气失疏泄，而致肝气郁结、情志不遂；肝郁抑脾，耗伤心气，营血渐耗，心失所养，神失所藏，即所谓忧郁伤神可导致心神不安。《灵枢·口问》中说："悲哀愁忧则心动，心动则五脏六腑皆摇。"若六郁伤脾，饮食少，生化乏源，则气血不足，心脾二虚，郁久化火，易伤阴血，累及于肾，阴虚火旺，由此发展成多种虚候。总病机为"升降失职，转化不运"。

治疗大法："木郁达之，火郁发之，土郁夺之，金郁泄之，水郁折之，此法调理五脏之法也。"肝气郁结，治疗疏肝理气，调经解郁，方药以柴胡疏肝散加减。肝郁化火，治疗以清肝泄火、解郁和胃，方药以丹栀逍遥散与左金丸加减。忧郁伤神，表现为精神恍惚，心神不宁，悲忧善哭，时时欠伸，舌质淡，苔薄白，脉弦细，治法以养心安神，方药予甘麦大枣汤加减。如多梦失眠，失眠又梦寐，久治不愈，影响心、脾、肝、肾功能，气阴二虚，病理变化为阳盛阴衰，阴阳失交，故失眠多梦。

施方用药：①思虑劳倦太过，伤及心脾，方药以聚氧归脾汤。②阳不交阴，心肾不交。方药以新交泰丸主之。③阴虚火旺，肝阳内扰，方药予黄连阿胶汤合朱砂安神丸。④胃气不和，夜卧不安，治以健脾、疏肝和胃。⑤梦寐内耗、心血不足。治疗大法：补血养心、益气安神。方药：柏子养心汤加归脾汤化裁。⑥心阴内耗，阴虚火旺。治以滋阴清火、养心安神，方药予天王补心丹加朱砂安神丸加减变通。⑦心气不足，推动无力，引发心血瘀阻。治宜益气，活血化瘀，理气通络。方药予人参养荣汤加桃仁红花加减变通。⑧肾阳虚衰导致心阳不振，治宜温阳补心气，安神定志。方药予桂枝甘草龙牡丹。⑨心阳不振，水饮凌心。治宜振奋心阳，化气行水。方药以苓桂术甘汤主之，或真武汤加减。

总之，治疗此病，上治痰火开窍安神，中治脾胃升降开郁为准，下治养肝柔肝、补肾固精妥也。

近年来临床实践证明：身体健康、精力充沛、聪明智慧之人，都是梦幻美景、山清水秀或在清水中游泳；右脑细胞发达之人，梦幻积极向上的事情或旅游等；左脑细胞发达之人，梦幻消极低沉的事情与悲观失望的情绪比较多；癌症患者，梦幻房子倒塌、断桥迷路及自然界变异的事情比较多；内分泌紊乱的人，性爱方面梦幻多；身体各部位疼痛的患者，梦幻意外伤害、外伤，梦幻后不久身体那个部位多会出现疼痛；月经不调或便秘之人，梦到下水道堵塞；气色不好的人，梦幻自己年轻漂亮，这是反梦。

第四节　夜游症的防治

夜游症是在正相睡眠状态中起床并做的很多下意识的动作，做完事情或出游后再回到床上睡觉，睡醒后本人什么都记不起来，根本没有留下任何印象。如果夜游症的人正在出游或做事情时把他喊醒，问他干什么去，到哪里去，他根本不知道。如果夜游症的人拿棒打人、打物或拿刀杀人、杀其他动物，把他喊醒，问他为什么要打人、杀人，他也不清楚。此类情况，就称夜游症。

一、预防夜游症

夜游症是儿童时期多发的一种睡眠障碍。这病症在各个年龄段都有可能发生。此症往往是由于学习和工作过度紧张、精神负担过重、电影电视中过于惊险刺激的镜头，或因为打电子游戏机等因素诱发，常表现为睡眠状态中起来无目的地做些下意识的动作，或在室内外行走后又回到床上睡觉，醒后记忆不清或仅有片段记忆。夜游症的患者易出现自伤或误伤。还有的在夜游中伤人，甚至杀人，应引起高度重视。

夜游症是可以预防的，其措施的制订要看具体情况。对于学生时期夜游症的预防，可以采取减轻学习负担、加强体育锻炼、在睡前不过度兴奋、不看过于惊险刺激的电视和电影、不打电子游戏和保证充足睡眠等措施加以防范。再者，在家庭中和居室内，尽量不要放置剧毒物品和锐利器具等，以防万一在夜游中出现自伤或误伤。

二、治疗夜游症

夜游症的发生主要是精神因素。

1. 情感所伤，肝失条达

情感所伤，肝失条达，故精神抑郁，情绪不宁，舌苔薄腻，脉弦。

治疗大法：以疏肝理气解郁为上。再加上自然疗法，用内功点穴，主穴以足厥阴肝经穴位为主，配以足阳明胃经穴位。

2. 阴阳失调

历代医家认为阴阳的盛衰是癫狂的主要因素，如《素问·生气通天论》说："阴不胜其阳，则脉流薄疾，并乃狂。"《素问·宣明五气论》说："邪入于阳则狂，邪入于阴则痹，搏阳则为颠疾。"《难经》说："重阳者狂，重阴者癫。"《诸病源候论·风狂病候》说："气并于阳则为狂发。"这些都说明机体阴阳平衡失调，不能互相维系，以致阴虚于下，阳亢于上，心神被扰，神明逆乱而发癫狂。

治疗大法：调和阴阳，泻南补北。泻南，南方丙丁火，心属火；北方任癸水，肾主水。也就是说，清心火，醒脑开窍，清气化痰，预防痰火扰心，蒙闭清窍，补肾益肝。因肾藏精，主骨生髓，通于脑，达到补肾养脑之功能。肝藏血，体阴而用阳，达到肝肾互补之功效。方药：通窍活血汤加左归饮化裁，最好配合修炼道家功夫（正气运行法）。

3. 痰火上扰清窍

症状：夜游狂乱无知，逾墙上屋，不避亲疏或毁物伤人，气力逾常，舌头红绛，苔多黄腻，脉象弦大滑数。证候分析：性格内向，暴怒未泄，怒则伤肝，肝火暴胀，鼓动阴阳痰热上扰心神，故出现头晕、异相睡眠。如症状加重，蒙蔽清窍，则狂乱无知，不避亲疏。四肢为诸阳之本，阳盛则四肢实，实则能游去登高，气力逾常。肝火暴盛上扰清窍，故面赤目红，舌绛苔黄，脉弦大滑数，均属痰火旺盛，阳气独盛之象。火属阳，阳主动也。

治法：镇心涤痰，泻肝清火为大法。方药：生铁落饮为主方，方中生铁落重镇降逆，胆南星、贝母、橘红等清涤痰浊，石菖蒲宣窍，远志、茯神、辰砂安神；麦冬、天冬、玄参、连翘养阴清热。

如痰火壅盛而舌苔黄腻甚者，同时用礞石滚痰丸泻火逐痰，再用安宫牛黄丸清心开窍；肝胆火盛、脉弦实者，可改用当归龙荟丸泻肝火。如属阳明热结、大便燥结、舌苔焦黄、脉实大者，可加减承气汤，以荡涤秽浊，清泄胃肠实火；烦渴引饮者，则加石膏、知母以清热，甚者酌用龙虎丸以劫夺痰火，但本方服后，往往吐泻交作，只可暂用，不可多服，以免损伤肠胃；如神志较清、痰热未尽、心烦不寐者，可用温胆汤合朱砂安神丸，以化痰安神；若火势渐衰而痰浊留恋、神志不清、其状如癫者，即可按癫证论治。

结语：夜游症，均属精神失常的疾患，主要病因病机为阴阳失调，情志抑郁，痰火上扰清窍。其病变在于肝、胆、心、脾。治疗时根据患者的症状、脉象并参考中医内科癫狂病的治疗法则。辨证要点：重阴者癫，重阳者狂。治疗与用药时，最好是加减临时变通为宜。

第五节　梦兆未病亚健康调理方法

一、三大治疗大法治愈梦兆病很理想

梦先兆病症实属现代医学所称的疲劳症（亚健康）范畴。

中医学认为，亚健康的发生是"多思则神殆，多念则志散，多虑则意乱，多欲则志昏，多事则形劳"，过度耗气耗氧所致。古有五劳七伤，今有过劳亚健康。五劳七伤的"五劳"指五脏受劳累过度，"七伤"为五脏伤，加上气血伤，总共"七伤"。如，喜过度伤心，悲过度伤肺，忧思过度伤脾，恐惊过度伤肾，大怒则伤肝，久视伤肝血，久卧伤气，久坐伤肾，久立伤骨，久行伤筋。

导致亚健康（疲劳症）的因素主要是一个"毒"字。毒的来源包括生活上的毒素，先天基因遗传带来的毒根，后天生理上毒素，心理上毒素，环境毒素，药物毒素等。人体从亚健康到最后发病，实际上是受各种患"亚健康"症的因素的影响，比如自然亚健康，星球（地球）亚健康，爱情与婚姻亚健康，知识与文化亚健康，道德素质与文明亚健康等等。这些因素影响人体健康，所以在生病之前人体发梦、报警，而且梦兆形形色色，千变万化。

1. 中医药调理梦兆病与防治梦兆疑难杂症、疑难绝症

在临床实践中，我本着西医药治标、中医药治本、中西医结合标本同治的原则，对肉体上病变的治疗，遵循中医学"整体观念，辨证论治"的治疗大法。方法不外乎以下几种：

（1）宁心安神法

梦是睡眠中的心神活动，梦证也是由"神不安"所引起，因此，治疗以宁心安神为第一要法。

（2）养血安神法

心主血脉，藏神，心血不足，则神不守舍而睡中发梦，所以如多梦，治疗当养血

安神。

（3）益气养神法

心气不足，神失所养，则梦寐不宁，阳气虚不能养神，则梦寐弗宁。因此，治当用益气养神法。

（4）交通心肾法

水火既济，心肾相交，若禀赋不足，房劳过度，心肾不交而精神散越。所以治疗宜用交通心肾法。

（5）疏肝解郁法

肝主疏泄，喜条达，藏魂。若肝气郁结，失其条达，甚或化火上炎，则肝魂不宁，魂魄飞扬，故治宜用疏肝解郁法。

（6）清热泻火法

火热之邪为发梦常见原因，因热而梦，又有热在肌表，热在脏腑之分；虚火、实火之异；在肝、在心有别。因此，清热泻火也是治梦常用方法。

（7）特殊的方法

如民间绝招，单方、验方、奇方，利用冷药治怪病，炮制怪药治绝症的奇效方法。

总之，中医药治本、绝病根较稳妥。但是一定要合理合法地施用中草药。相体裁衣的方式，才是明白医生治病的真谛。

2. 西医疗法及新医学的发展

当前医学的发展趋势主要向两极拓展。一方面向宏观和多学科综合的方向发展，并已形成了"整体医学""社会医学""宇宙医学"。另一方面，向微观和精细分支发展，出现了包括分子医学（例如基因诊断、微量元素分析等）、量子医学在内的新医学。新医学主要是在动态中研究人体的微型构造、特性、功能、以及其各种微观指标对防治疾病的作用，特别是重在研究疾病最初的发病机制和对策。主要包括：

（1）细胞膜变异与疾病。近20年来，有关生物膜的研究不断深入发展，并已广泛渗入到医学领域。

（2）血液成分变化与疾病。

（3）能量代谢与疾病。

（4）细胞电荷与疾病。

（5）自由基与疾病。

（6）循环、血液流变性与疾病。

（7）血氧不饱和与疾病。

总之，掌握新医学发展知识，深研精修微医学、环境医学、宇宙医学、社会医学等学科，学习了解它们之间的关系，对临床治疗起着至关重要的作用。很多人都认为西医治标，我认为西医是可以标本同治的。

3. 自然疗法为上策

自然疗法是利用自然资源，倡导自然疗法，它的内容丰富，理论知识深奥，以中医学与人体解剖学，自然科学与社会学等学科为基础理论。运动方法虽多，但是动作简单，易学易练易用。自然疗法包括针灸、推拿、砭石刮痧、经络导引、穴位拍打等传统疗法，也有水疗、歌疗、话疗、诗疗、画疗、舞疗、情疗、笑疗等创新疗法及有氧运动。这些疗法要因人、因体质、因病情、因地点、因时间、因天气、因环境而实施，灵活运用。（关于自然疗法请参阅第六章第四节内容。）

上面这几种治疗梦兆亚健康的方法以中医、西医与自然疗法三结合为原则，疗效显著。

二、女性隐私病及其治疗

1. 何为隐私病

日常生活中，家家都有一本难念的经，人人都有自己的苦衷，每一个人的灵魂深处都有一个特别的世界。很多女人都有隐私病。隐私病，顾名思义，即难言之隐，主要指失恋、失眠、失财、恶梦幻、内心冷伤等精神方面的失意情绪，阴吹症、会阴部下陷、子宫脱垂、痔疮等肉体方面的病痛，还有感情方面的不如意，如，拥有一个"五不的丈夫"，一个"五无的情人"，等等。

（1）情人五个"无"

无知识，无生活计划，无聊，无赖，无孝道。

（2）丈夫五个"不"

不学习，不上进，不改变恶习，不感恩，不要健康（有病不治，生活不检点）。

（3）会阴部下陷

主要是中气不足，肾阳虚所致。症状有形寒肢冷，四末不温，小腹发凉，性冷淡，或体有痔疮，地门（会阴穴）漏气与散气。

（4）阴吹症

此病是妇女最大隐私病，症状是每当走路或运动时，阴道内浊气外放，发出好似放屁一样的响声。阴吹病总病机是七情受刺激，发生紊乱，气乱久则成阴毒，阴毒内串，上攻为阳毒，下注风邪湿热之邪为"阴毒症"。代表方是猪膏发煎加减变通。扶助治疗：由医学养生师教新医学有氧运动"童子拜师功法"。

2. 隐私病的治疗

诱导患者说出自己的隐私是最好的治疗办法。难办的是患者不肯说。如果患者能说出"心累"二字，说明她有失败的情绪。凡是说自己"心里痛苦"的人，多是因为手里拽着永远不属于自己的东西。其次因为她们条件太好，不知如何选择了。我总结过一句话，凡是睡不着觉的人，都是因为：①记性好；②定的人生目标太大。因为无目标的人睡不醒，有目标的人睡不着。

虽然患者有难言之隐，但对于有经验的医生来讲还是可以明确诊断的，因为通过中医四诊合参的望诊，医生可以看出她们的心灵深处的隐私。心灵，也就是说灵魂，是人类生命的影子，生命的起落兴衰，心灵都会如影随形地表现出来。灵魂也是人生的导师，人生的成败得失，心灵都会潮起潮落地显示出来，并反映在表情上。人的正常表情十几种，非正常表情有上百种。

如果心灵脆弱，性格内向，加上自然界六淫之邪的冲击，会影响心灵，所以会发生梦幻、幻视、幻听、幻觉、幻思维。内环境紊乱多病，做事情就谈不上有效率。对于这类人的调理，首先要帮助患者成为自己灵魂的明医，再次点亮心灯。医生要大胆改革调理方式，提高自然疗法的质量，扶持正能量，帮助患者清除灵魂邪气，呵护心灵，提高抗邪能力。让患者找到新感觉，看到新希望，创造快乐的新启点。有了快乐的心灵，才能有阳光般的人生。

3. 治隐私病要养护心灵

总纲领

清洗心灵的毒素，修炼自愈宽容心。

养心先点亮心灯，感悟随缘而安心。

心灵明医以调形，平衡清静而舒心。

开发心灵超能量，积德惜福可畅心。

以静制动生慧心，静心神藏养护心。

大国心态善良心，长寿源于平静心。

人的表情、感情、热情、激情、爱情、情绪与成败得失息息相关。人的情趣取决于人的特性与体质，而特性与体质取决于自然界规律、天体能量、地球气场与时空运转；与先天父母给的元气以及血型密切相关；尤其与出生时的地气、水质、空气等后天因素关系最为密切。

所以人人都要认识自己的身体、体质、血型，做到自知者明，知人者智，知事者不怨人，知天者不怨天，知地者不怪地；人有生长壮老死，物有生长壮老已。知识可以改变命运，改变人生向上的机会和能力，明白天年，方可度享百岁。

学习养护心灵，要顺应自然规律，懂得以下几点：

（1）太阳年："繁启于春，蕃长于夏，蓄积于秋，收藏于冬"。圣人春夏养阳，秋冬养阴，智者从之，愚者佩之。

东方甲乙木，春养肝，排胆毒。

南方丙丁火，夏养心排小肠毒。

中央戊己土，长夏养脾排胃毒。

西方庚辛金，秋养肺排大肠毒。

北方任癸水，冬养肾排膀胱毒。

（2）三焦者，决渎之官，水道出焉。它的作用是统领元气，开鬼门，排废物（屁、尿、屎），洁净腑。俗话说，要想长生，肠气要通。人要保持"元气胜谷气，人瘦而长寿"，如若"谷气胜元气，人肥而不寿"。

（3）天之邪气，感则害人五脏；地之湿气，感则害人皮肉筋骨；水谷寒热，感则害人六腑。春伤于风，夏必飧泄，夏伤于暑，秋必痎疟，秋伤于湿，冬必咳嗽，冬伤于寒，春必病温。

（4）灵魂清净无邪病，血氧饱和循环通。脏腑和谐可排毒，正气存内阴阳衡。

人生如梦：要让梦变现实。人生如歌：应放歌自然，激励人生。人生如诗：要留下诗韵无穷，流芳千古。人生如画：要绘画蓝图，展现给宇宙。人生如戏：我们要演到善终。人生如白纸：要绘彩虹，别画乌云。

学习养护心灵，要明理、顿悟、开慧。人生之路很长也很短，要看准方向，认准路标，千万别失去理智。守好岗，保好家，卫好国。有时间外出多走走，学会放松，千万别拿鞭子抽自己，别把自己当驴使。养好心灵，让心灵自由飞翔。健康、富有、自由才是真正的幸福。

三、明男题，解难因

1. 明确男题原因

2010年中国体育总局抽样检测，十个省市男女平均42岁后肺活量下降30%以上，主要原因是运动量小与很少运动。

2000年世界卫生组织在10个国家抽样调查，发现45岁的男性生理功能减退，性功能下降50%以上。精液量比20世纪80年代前下降46%以上。精子成活率的数字比80年代前期下降37%以上。21世纪以来，最新数字显示，男人与女人发病比例为6∶2，女性平均寿命75岁，男性平均寿命67岁。

（1）**男人死于无知**

1）男人皮癌：暴晒。

2）男人心脏病：过劳与疲劳症。

3）男人肝脏病：不会宣泄、交谈与哭泣。

4）男人直肠病：暴饮、暴食与暴排。

5）血液症（癌）：不关心自己，任体内毒素积攒成毒垢，再变为毒瘤。

6）前列腺病：生活无规律与感染病原体。

男人早逝原因还包括性格急躁，易怒，多想多疑，不改恶习，饮食不节与不洁，不按时吃饭，狼吞虎咽等等。也与坐姿、卧式不正确有关。

（2）男人不育因素多

1）常洗桑拿：由于温度超过 35℃，损害精子。

2）烛光晚餐：在享受浪漫情趣外，也受到化学物质的危害，经肺内毛细血管吸收后沉积到生殖系统，妨碍睾丸合成雄激素及精子的生成。

3）久坐软沙发：①压迫阴部，阴囊、睾丸等血流受阻；②影响阴囊散热量，睾丸热度升高，使精子大量死亡；③前后二阴部整体受压缺氧导致气滞血瘀，引发生殖系统炎症、前列腺肥大、痔疮等病症高发。

4）频繁接触电子器件：各种电器释放出的不同波长和频率的电磁波对人体辐射是不同的，如长期或频繁接触，对神经细胞与内分泌腺体细胞影响很大，使各组织细胞灌氧受阻，严重者使性细胞损伤或死亡。

5）手淫病，白天做爱，不吃早餐与夜生活习惯，加上酒后房事，及房事无规律等都可影响和导致不育症。

2. 男题不难，女无难言

男性隐私病是一种难言之隐患，也是一种慢性杂病，其病因有：①无知识或缺乏生理知识，主要是不了解自己的体质、气质、能量，精气血消耗太大；②因体质功能、先天不足、后天未充养、感染病气所致。此类隐患病，50% 以上的患者久治不愈，心中懊恼。真所谓："隐私怕恶化，内疚怕扩大；明确诊断后，文调加武打；功效又如何，科学再说话。"

（1）男性难题不再难

男人难，凡事烦，隐患心痛口难言。

有心无力心理寒，红杏出墙不怪墙。

叹息仰面问青天，我的美梦何时圆。

辰前申后日晴空，九九采阳聚膻中。

火花燃胸暖烘烘，唤发生机回春梦。

铲除坎坷爱性路，阳关大道稳步行。

生理效应由自控，不泄不费新技能。

益肾培元阳刚气，重振男性雄风梦。

（2）女性隐患不沾边

无知女性病魔缠，地门漏气繁病染。

圆月紊乱乳腺病，小腹坠胀隐痛感。

炎症囊肿亦痔联，妇科杂症积瘤现。

四末不温体虚寒，有心无能性冷淡。

开鬼门，洁净腑，消除三尸无毒素。

天门开，地门关，阴阳相交小周天。

无病无忧真善美，沉醉幸福好家庭。

夫妻同修百年合，感恩易医新氧功！

诗解：

天门，指百会穴，在头顶；地门，指会阴穴与涌泉穴，会阴穴在肛门与阴道之间，涌泉穴在脚心；人门，指劳宫穴，在手心。患者自己点穴效果最好，医生帮助患者点穴功效最佳。天门要常开，地门要常关，人门要收发自如。人体全身穴位与汗孔统称气门。

总之，风波即大道，尘土有至情。我们一定要明白，不管做了什么梦，都要破译梦的象征。只要学会用一个"缘"字，就好解梦了。好梦坏梦都是"缘"，好事坏事都是"该"，这样心理会平衡些。我真诚希望所有的梦都能转化为吉祥的梦、祥和的梦、友善的梦、圣洁的梦，提高正能量，掌握祥和正气，消除邪气恶梦，实现美好中国梦。

第六节　精神之病要文调

传统文化要弘扬，中西医疗必和谐，

万般治疗皆下策，平衡阴阳最为尚，

福生无量得正气，清洗民间灵魂邪。

当今社会发展迅猛，有一部分人缺乏知识，心理素质不能提高，以致心理障碍性疾病高发。解决的办法是：重和谐，中西医药与中西文化要和谐，临床各科的治疗方法要和谐，人体的脏腑气血要和谐，达到气血阴阳平衡，同时清洗灵魂深处的垃圾，以身心健康为目标。中医学认为，五脏藏五志，肝藏魂，肺藏魄，心藏神。"气血者人之神也，随神往来谓之魂也。"

神志病多是从心神的意念所化生。该病的病因很多，可分为内因、外因、不内外因。临床症状：轻则失眠、抑郁、自闭；中则随心所欲，乱淫乱性；重则狂言恶语，不认亲疏，打人毁物，或杀人与自杀。该病的治疗大法：文调。分为四类：①肝气郁结证，要理气解郁，化痰开窍；②心脾两虚证，要健脾养心，益气安神；③痰火上扰证，要镇心涤痰，泻肝清火；④火盛伤阴证，要滋阴降火，安神定志。总之，神志病的治疗，以调平阴阳为原则。

中医的精髓是精神大餐，为精神不卫生的人疗愈精神创伤疮疤，让——

隐私不恶化，内疚不扩大，

调神不漏气，养神不散气，

藏神不耗氧，心静者神藏。

一、两元钱治愈儿童相思病

1995 年秋，一天下午，利辛县中医院药房主任杨凤英带亲戚来看病，是一个中年男子拉着一个 5 岁左右的小男孩。孩子狂躁不安，声音沙哑，嘴里不停地在说什么。后来才注意到他说的是"嘀嘀嘀嘀"，一直在学汽车鸣笛声。我看了一下孩子的指纹，只有轻微的青紫兼黄色，说明脾胃有点积热，脾虚又受到了惊吓。我问他家人："发病多长时间了？用什么方法治的？用了什么药？"回答："有二十多天了。没病之前，天天闹着买玩具。发病的那天，我送他上学，他就要马路上的汽车，说着就往前跑，我一把抓住他，他开始乱叫乱跑，到了学校也是那样。到中午了还是闹，医生说可能受惊了，给开了镇惊安神的药物。喝了几次不行，还是闹，第二天又去找医生，医生说可能是狂证，建议到精神病专科医院去看。"

"我带他住进了精神病医院，每天用安眠药，治了十多天，不用安眠药就会狂躁。医生说孩子小，安眠药用量大了对大脑发育不好，让我们出院观察几天。现在每天晚上还要喂点安眠药，不然他一点都不睡。杨医生，您看看他到底得了什么病？"

我把孩子拉过来，从头部开始望诊，口、脸、舌、手全都看了一遍，孩子没有大问题，但为什么要冲向马路上跑的汽车呢？可能是想要汽车。想到这里，我拿出两元钱，让我的学生到玩具店买来一个小汽车。当孩子看到小汽车，连眼都不眨一下。我对孩子说："这个小车就咱俩玩好吗？"孩子点点头，高兴了。我让孩子站好，站在桌子的一边，我在桌子的另一边。我对孩子说："我把车子推向你，你接着把车子推向我，推一百次后，如果咱俩玩得高兴，我就把这个小汽车送给你。"孩子听得非常明白，高兴地和我推着小汽车。我一直观察孩子的眼神，当他的眼神恢复正常时，说明大脑神经不缺氧了。因为二十多天了，孩子一直用安眠药。推七十多次时，我对孩子说："你头上出汗了，我给你把汗擦一下，然后我们再玩，好吗？"孩子高兴地让我擦汗。实际上，我借此机会把他头顶部的穴位点一下，如百会、四神聪等穴，以调节大脑神经，使脑神经细胞不缺氧。

走时我告诉孩子："明天下午还来看我好吗？"第二天孩子来了，我观察了一下，已经没有问题了，孩子的家长一直感激我。

第十一章 破解梦病因与治疗方法

二、青少年梦想做成年人的事

2006 年秋，我的学生高其连带着三个人（一男孩和他的父母）来诊。

我看了一下男孩的眼神，已知他属"梦遗"的范畴。我给孩子诊脉后，笑着对他说："你的想法和做法不全怪你本人，千万别责怪自己，这是一种病态反应。"刚说到这儿，他爸爸就抢着说："这孩子小时候听话，学习也好，自从上了中学就学坏了，看到女的就往上蹭。老师让我把他带走，走在大街上，他不由自主地去追一个女人，拉住人家不松手。杨医生你说得对，这是一种病态反应。"我问男孩："你从什么时候开始想这种事情的？如果不把病因说清楚，这病治不好。如果把病因说出来，以后无隐患。服药之后很快就好了，不耽误上学。"男孩看了看他的父母，我明白了他的意思，让他父母先回避，他便把他一开始的想法、做法都说了出来。

我告诉他，从现代医学的角度分析，这主要与脑垂体分泌激素偏多有关。我又把中医的辨证施治告诉他，这与人体内的气血阴阳不平衡有关，属阳亢阴虚。如"阴在内，阳之守；阳在外，阴之使"。"肾藏精"，阴虚的原因主要是手淫过多，连续伤阴精，阴虚后阳气过盛了，加上男孩又处在青春发育期，所以阳强不退。说完这些理论后，我告诉他食疗的方法，以后注意睡觉的姿势，控制手淫的毛病，按时服中药，很快就会好了。男孩同意接受治疗，也愿意配合。

处方：川黄连 15g，肉桂 3g，当归 20g，知母 20g，黄柏 20g，甘草 9g，栀子 18g，蒲公英 20g，白芍 1g，琥珀 1g。15 剂，1 天 1 剂，煎水 150mL，早、晚分服。

配合服用万氏牛黄清宫丸 45 粒，1 次 1 粒，1 天 3 次；知柏地黄丸 2 瓶，按说明服用。

注意事项：以素食为主，服药期间禁吃肉食、麻辣煎烤食品及腌制食品。

15 天后复诊，期间手淫两次，能控制自己了。诊脉后开方如下。

处方：当归 24g，茯神 10g，远志 10g，柏子仁 10g，山药 40g，炒枣仁 9g，黄柏 21g，砂仁 6g，熟地黄 20g，栀子 18g，牡蛎 10g。15 剂。煎服法同上。

按说明服用益神封髓丹（祖方升华）、开窍万灵丹（祖方升华）。建议他每天晚上睡前练习有氧功法 30 分钟，有助于睡眠。

半月后来诊，一切如常，脑袋也清醒了，从未想邪念。

三、消除可恶的梦幻影

2005 年 7 月，我在北京。家乡一位邻居打电话给我，说："我一个亲戚小孩，叫张言，十六岁，得了一个奇怪的病，每天到夜里就被惊梦吓醒，醒后睁眼就能看到梦里的可怕幻影。去了几家医院检查，都查不到是什么病，医生也无法开药。只好去求农村巫医。那巫婆说很多带迷信色彩的东西，孩子听了更害怕。现在孩子吓得整夜不能入睡。家人也非常担心，到处求医，求医也无法解决问题。亲朋好友也都为这孩子发愁。我想到您当年治愈了很多'梦遗病'，肯定有办法治疗这种怪病，所以打电话给您。您什么时候回来，我让他家人带去，您看看好吗？"我告诉他我回阜阳的时间，和给孩子看病的时间。

星期天的早晨一大早，他们都到了阜阳，找到我。我看到这个男孩长得很漂亮，但眼神发直，一脸惊恐相。我问他叫什么名字，从什么时间开始发病的。他的妈妈代诉说："我叫闫影，他是我儿子，叫张言，在县城上高中，学习成绩优秀，从不与同学朋友出去瞎闹，天天就是认真学习。所以我安排他自己吃住。今年春节后，学习成绩开始下降。他自己说天天睡不好觉，入睡就做梦。一个多月前，有天夜间打电话给我，说他做梦惊醒，睁眼也能看到奇怪的影像。我们聊了会儿，他说看不到了，又睡了。从那以后，不睡觉，睁着眼他也能看到。看到可怕的影像他会吓得大哭。到今天为止，找了很多医生，治哪方面的病的都有，谁也说不明白这是一种什么病。"

听了闫女士的话，我给孩子诊脉看舌。舌质红，苔黄腻，脉象弦、大、滑、数。我告诉他们："这个病中医学诊断为'痰火扰心'症。不用怕，一周后可控制症状，不会再出现幻影，用药一个月以后基本上就没有问题了。"

闫女士激动地说："到哪个医院，医生都说没有病。今天您能明确诊断，说出病名，还说能治好，我就放心了。只要病能治好，不管花多少钱，我都按照您的方法用药。"

我开的处方：

（1）安宫牛黄丸（同仁堂出产的）7粒；知柏地黄丸2瓶。两种中成药，按说明服。

（2）当归20g，胆南星2g，贝母9g，橘红9g，石菖蒲6g，远志9g，茯神10g，朱砂0.3g，二冬15g，玄参15g，连翘10g，山药40g。7剂，1天1剂，水煎100mL，分两次早晚服。

7天后复诊。主诉：有时还做梦，但都是生活上的事情。近三天夜里看不到幻影。很想睡觉，吃饭也香了，身体也有劲了，精神也好转。

我望舌诊脉后告诉他妈妈："首先不能耽误孩子上学，为了孩子服药方便，把中药煮后浓缩，做成快餐式，服用方便。需服用一个月的中药，重点是'补其肾，健脾胃，疏其肝，清其心'，达到醒脑开窍的目的，这样可以把病从根上治好，以后孩子学习成绩不会下降。"闫女士高兴地接受了这个治疗方案。

一个月后的星期天，闫女士把孩子带来复诊，孩子一切正常，无须再用药，消除了可恶的幻影。

四、中老年舞蹈症治验

2006 年 8 月，一天下午，来了一个奇怪的患者。石连珍，女，65 岁，家住阜阳市颍西镇。她脚动手舞，全身颤抖，嘴㖞眼斜，面部肌肉不停颤动，上下牙齿不停叩击。发病两年多，一开始只是头动，手抖动，面部肌肉抽动。到医院检查，确诊为老年舞蹈症。从去年开始加重，吃饭不能自理，说话费劲，安眠药也加大量。

患者全身抽动，诊脉难，看舌也难，我只能看看体检病例，观察全身体征，辨证为"肝肾阴虚，肾精亏乏"。因为肾藏精，肾主骨生髓，通于脑，脑为髓海，肾精虚则髓海不足，故头晕脑胀、耳鸣；肝藏血，肝主筋，肝血虚则不能荣筋，故出现抽动。肝血不足，阴虚生风，风性主动，久病不愈，精血耗亏。心主血脉，心主神志，心血虚则神无所主也，所以病情逐渐加重。

治疗大法：滋补肝肾，育阴潜阳，活血息风，养血安神，芳香开窍，充氧益气。一是要按时吃中药，二是全家人练习有氧功法，可以给患者拍打背部与内功点穴。两个月后，患者病情好转了自己也要练习有氧功法。按照这个方法坚持治疗，便可收到显著效果。

中药方：天麻 9g，钩藤 9g，菊花 9g，白芍 35g，当归 24g，龟甲 20g，牡蛎 15g，牛膝 15g，胆南星 3g，太子参 20g，黄精 20g，天冬 20g。15 剂，1 天 1 剂。煎至 150mL，早、晚温服。

西药：弥可保 3 盒，按说明服用；谷维素 1 瓶，每次 2 片，1 天 3 次；新维生素 B$_1$ 1 瓶，每次 2 片，1 天 3 次。

食疗方：枸杞子 30g，海马 1 条，海燕 1 个，白茅根 20g，核桃仁 30g，蛤蚧 1 对，冬瓜 200g。15 剂，煎汤食疗，当早餐服用。

有氧功法：我带教他们做几个小时的有氧运动，开始给患者拍打背部与内功点穴，待患者病情好转了要自己练习有氧功法，配合服用中药，才能解决根本问题。

半个月后复诊，患者明显好转，可以平稳地坐下来。我给她诊脉、看舌后开方，并鼓励她继续练习有氧功法，又教她小周天功法等。

中药方：当归身 20g，川芎 9g，石菖蒲 9g，天麻 9g，钩藤 9g，石决明 10g，龟甲 30g，白芍 30g，南沙参 30g，玄参 15g，生地黄 15g。15 剂，1 天 1 剂。水煎，早、晚温服。

食疗方：白鸽 1 只，大葱 10 根，盐少许，五大碗水，煎至一碗水，喝汤吃肉，3 天 1 次；枸杞子 30g，银耳 20g，糯米 100g，山药 50g，每晚煮粥，当晚餐服用。

第三次来诊，患者吃饭香，睡得沉，已不吃安眠药了，下午有时候面部抽搐一下，一会儿就好了。我给她诊脉、看舌后开方，以巩固疗效。

调理方：党参 12g，黄芪 20g，当归 20g，白芍 30g，知母 20g，黄柏 20g，龟甲 30g，枸杞子 20g，菊花 10g，生地黄 20g，熟地黄 20g，焦三仙 20g，白茅根 20g。30 剂，2 天 1 剂。再次鼓励她好好练习有氧功法。

一百多天过去了，她和家人都来感谢我，现在的她面色红润，心怡体壮，彻底好了，我比她还高兴呢！

五、梦交治愈医案

1978 年 3 月 28 日，有一位女患者，丈夫用小板车拉着前来找我看病。女患者面色㿠白，唇淡无光，睡在板车上不能下地走路。我看患者不能下车就主动到车边拉手诊脉。脉急，一派虚象。问她病情她不说，声音低怯无力。

丈夫代诉："我叫张家华，家住老庙镇舒桥村。我老婆叫书万珍，生病二年多了，经常头晕失眠，心烦意乱，老是睡在床上起不来，睡床上就舒服，起来干点活或做个饭都受不了。吃饭饭量也可以。到医院检查查不着病。医生无法开方用药。这半年来病情加重，心烦打人，不想让任何人到她房间。两个孩子也不敢靠近她。每天晚上让我离开房间，说她自己睡很好，很舒服。"我问他："你老婆让你离开房间自己睡有多长时间了？"他回答说："从两年前生病就不想让我与她同房，每次在一起都吵架，赶我出去。最近半年来拒绝我到她房间。"我问："她白天情绪如何？"他说："白天情绪好点。总的来讲最怕人吵闹，最想自己安静。"我又问："你有没有听到她睡时口里发出声音？"他回答："听到过，好像身上痛吧，有时有呻吟声，床也微动。"

问了这些后我再次查脉象，复诊心肺，全身体检一次，确诊为梦交病，很严重，但是还不能对患者与家属直说此病实情，只有慢慢追问患者，让其说出实情，才好治疗。时间也不能拖延，因为患者的梦交病已经入内，入内的意思是内脏已空虚，如并发哪怕是一个小小的感冒，都有可能要了她的命。

我跟她丈夫单独谈了书万珍的情况，又问了一些细节问题。张家华明白了老婆的病因，又回忆起了很多症状，他说："杨医生，你诊断得太对了。两年来找很多医生都没有您诊断得清楚。那些大医院也没有查清病症。现在我求你赶快给她治疗吧，治好治坏都不让你负责任。"我笑了，说："只有治好，哪能治坏呢？现在把她拉回家，三天后再拉来。"他说："为什么现在不给用药物治？"我说："她这个不是药能治的病。拉回家这三天你治标，三天后拉回来我治本，就是治病根。拉回家后，你和两个孩子加上她，你们四口人晚上住在一个房间。她如果骂你，让你们都出去，你就下点狠心，照她脸上打几巴掌。不过掌心要向里凹，这样打得响，但打不重。不能重打，因为她现在身体虚弱，别打出人命，只是吓唬吓唬她就行了。"张家华说："我们结婚多年了，我从不敢打她，每次生气都是她打我，我不敢还手打她。"我笑了："这次让你打她是为了治病，让她好，明白吗？"他走时还回头说："回去试试吧。"

三天后他们来了，到了门口大路上书万珍就自动下车走过来了。我问她："看你病情好多了。"她笑着说："是感觉好多了。"我说："你这次来一定把你的隐私病全部说出来。如果再隐瞒下去，要出人命的。如果你不想死就把实情告诉我。"我让张家华避开，她还是有些不好意思，但最终把实情一五一十地说出来了。她的婚姻是二换亲，即哥哥妹妹二家交换。婚姻从不幸福，因为丈夫长相丑，她心里不喜欢他，可是没办法，只有忍气吞声过日子。她本人是高中未毕业，丈夫没文化，讲话又说不到一块去。有时想能找到一个喜欢的男人，在一起聊聊天也好呀。有一天夜里做了一个梦，梦到一个小伙子很帅气，向她求婚，正梦得高兴，丈夫把她推醒了。入睡后很想再见到那位帅哥，很神奇，她真的又梦见了那位帅哥，跟之前的梦连上了。从此以后天天晚上都梦到他，真好，太美了，真不想让任何人打扰她的睡眠，她的美梦。一年后梦变成现实了，不管是白天或夜晚，入睡还是没入睡，只要闭上眼想他，他就从西南方向快速跑来，快得像飞来的一样。

她说："我有时在想，他不是人，可能是飞仙。当我问他时，他不让我问太多，只说他是天上的神仙，以后把我带到天堂过神仙的日子。他还不要我说出去。三个月前，我的身体越来越虚，躺在床上都起不来了。可是他一点也不放松，每天都要做数次爱。我有点受不了了。可他不管，我只能按照他的要求做。当我最难受时，感觉自己可能活不长了。但我突然想到我的孩子，他们还小，丈夫是个老实农民，我如果死了，他们怎么办。所以我让丈夫拉我去医院，赶快给我治病。半年前我从不想去医院治病，也不想走娘家，更不想出门。三天前从你这回到家后，张家华打了我几巴掌，我感到脑子一下清醒了许多，身上也轻松了。"

说到这里，我问她："你想不想好，想不想重新开始好好过日子，把孩子养育成人，好娶妻生孙子？"她笑了："我现在求您了，杨医生，赶快把我的病治好吧！以后孩子们都会感谢您的。"

我开始给她治病，取十三鬼门穴位中五个穴，掌握子午流注的时辰，运用补泻法，泻之不通补之虚阳法，留针三个小时，埋针神门穴一个星期。一周后来复诊，换埋针法。

三个星期后患者完全恢复健康。又过一周后，她送来贺信与贺礼。

六、梦遗治愈医案

1995年11月27日下午五点左右，利辛县工商所江福蓝带来一个病号，三十多岁。江福蓝到了科室门口打招呼说："杨医生好，这是我侄子，他有病了，想找你给看看。"我还未来得及问患者什么情况，江福蓝就先讲起来："这孩子以前不爱多讲话，就是天天埋头干活。这二个月来，就是离不开床，老睡觉，不起来去干活。家人都认为他懒，去医院看病，医生都说他没病。昨天我带他去县医院，也未查着病。今天我带他到你中医院来了。杨医生你给好好看看吧。看好了，今晚我请客。"

我开始给患者诊病。先让三个中医弟子诊。他们三人诊完脉，看完舌，都说他没有病。有一个学生说："患者尺脉（根脉，主肾）有点反常，空虚无力，轻按乃得，重按难取。"我说："此患者精神恍惚，虽闭目，但眼球在动。从气色气质气力看，全是一派虚象。舌淡无苔，无胃气也。胃为肾之关，肾为封藏之本，封藏不固为滑精症。患者精神萎靡，睡眠不宁，此为失眠多梦。"我对患者说："小伙子，快对我说实话，每晚做几个梦？做什么梦？都要如实告诉我，如果不说，'隐瞒病者死，隐瞒债者穷'。"这种梦遗滑精，时间一久，内脏空虚，死定了。

小伙子只回答了一句话："我的病都让你说完了，我还说啥呢？"我对他讲了发病原因，发病机制与病症，让他即刻开始提高心理素质，提高正气。睡、站、立、坐都要保持身体中正，睡觉时不能有手淫毛病。他听明白了。我临时给他用针灸针扎三针"埋针式"，用内功点了几个穴位，让他回去了。临走时告诉他第二天上午再来起针。

第二天上午八点钟，我刚上班，他与姑妈江福蓝已在排队复诊。我看到这小伙子很高兴，精神多了，也有笑脸了。我让他坐正，又点了穴位，疏通几条经络后又埋了一针，告诉他一周后再来起针。一周后他又来复诊，高兴地对我说："杨医生，我什么事都没有了，一切正常，干活也轻松了，吃饭也香了，睡眠也好了。"我告诉他："以后睡觉一定要守规矩，体位要正，手千万不要摸下身，再不要手淫了。"临走时江福蓝安排请客吃饭，我告诉她："不必了，我不抽烟，不喝酒，不吃肉，不吃茶，不好色，所以你就省了吧。"大家都笑了。我一生最高兴的时刻就是看到治愈患者的笑脸的时候。

【结语】

当今社会，精神不卫生的患者与奇梦幻病种逐年上升。医学气功师与精神病专科医师要想研究奇梦理论与学习治疗怪病、梦幻病的方法，可多参考《易医解奇梦——透过梦境看健康》与《中医特色诊断与治疗》这两本书，多学习有关知识。这样方可真正解决梦幻患者的心灵痛苦，有效清除他们灵魂深处的悲惨世界，让这些患者得以身心灵健康成长。只有这样，才能为社会贡献新生力量，更好地为人民服务。

第十二章

新医学，托起明天的太阳

第一节 学练新医学气功的秘诀

一、重德性，讲医德

古人说"先修人道、再修仙道"，修是修心，修持自己，也就是先学会做人，以孝道为先，再学做事。古人云：大孝之家与将门之后都守家规。守法，无恶念，无恶习，以正气为本，方可做好事，做善事，讲良心，做积德行善之事。新医学气功的学生一定要重德性，讲医德。要有无私奉献精神，不畏劳苦，一心扑救。讲医德，在治病救人时，不问患者富贵贫贱地位高低，一律平等看待，同等救治，不为名利。无邪念才是医德高尚的好医生。所以说："易医功德重职责，大医精诚为楷模，爱出爱返献爱心，福往福来福长存，功德同步最为尚，医术神奇靠纯诚，德高道深医法灵，医学气功传天下，积德行善康寿宁！"

二、重和谐，讲知识

1. 重和谐

（1）和谐文化，把古今民族文化（传统文化）再次升华。传统文化是中国人的具体形象，是中国人的身份证与通行证。传统文化是抽象的概念，而具体形象则是一种升华的瑰宝。传统文化好比是春风，给人们送来春天的温暖；就像是春雨，滋润人民的心田。西方的异性文化好比是新鲜空气。要和谐中西文化，让它们达到互动互补，能更好地为人们服务。

（2）和谐治疗方法：要和谐古今治疗方法，特别是古今的单方、验方及民间的特色治疗绝招。将这些方法与中医、西医、医学气功和谐统一，去粗取精，再通过分类、分层、分化，使之升华为科学治疗方法，对临床各科的病症，实施对号治疗。以急则治标、缓则治本为原则，完善合理的理、法、方、药，即相体裁衣式治疗，这才是明医治病的真谛。

（3）和谐功理功法：要和谐各流派、宗派的功理功法，通过去伪存真，筛选升华，将其纳入医学领域，形成一套统一的，具有完整性、知识性、科学性、可靠性、安全性的治病方法和有氧运动，以造福人类。

（4）和谐医务界人员与功夫界老师，给他们架起一个金色桥梁。通过互相学习、互相交流，来提高技艺、增强体质、统一认识、统一思想、统一方向，更好地为健康事业工作，全心全意服务于人民。

（5）和谐人体脏腑气血，让它们在生理功能上互相支持，让精气血互生、互化、互助，提高细胞灌氧，唤醒沉睡的细胞，延缓细胞寿命，提高免疫功能，达到经络畅通，气血、阴阳平衡。

2. 讲知识

新医学气功重点讲功理知识、医学知识、人体解剖知识。一定要以知识化为原则，因为知识才能改变命运，改变人生。首先要认识自己。用知识的手术刀剔开自己的肋骨，解剖自己的内脏，达到自知者明，因为最大的敌人就是自己。

其次要读懂人体说明书，因为"知人者智"。把人体说明书的十大知识内容一定要牢记。要精通社会大学知识。社会大学是一个没有固定的课堂、没有规范的课程，但是每时每刻都有大大小小的知识考试，特别是三战知识（兵战，情战，商战）与生存条件知识考试。这些知识都要熟练掌握，因为随时随地都有考试。

观察大自然界规律，与学习关于世界的知识也都很重要。认识世界和平文化才能开拓创新。应牢记世界潮流不可逆，大自然规律不可抗拒。

总之，知识是宇宙间的万事万物的生灭与常人的生活实事。能了解、分析、研究，并明确领悟其根由和因果，便是知识之人，智慧之人。所以吾总结：劳动是知识的根源，知识是生活的指南，知识是智慧的火炬，知识使人增长才干，知识可以改变命运，幸福根源在于知识。很多人不是死于病，而是死于无知。

三、明气场可生慧

首先要明白人在大自然界里生存着，所以要明白人与自然界的关系。生物与植物都离不开气场，否则无法生存。人人都是宇宙的一个分子，人人都有气场。正所谓："大千世界无真空，任何物质立场中，宇宙万物一气聚，人人有气内外通。"要明确："天有三宝日月星，地有三宝水火风，人体三宝气血精。"只有顺应自然，才能享受天年而度百岁。天气有六气，风、寒、暑、湿、燥、火；地气有四气，生气、灵气、煞气、杀气；人体也有四气，卫气、营气、元气、宗气。也就是说天气、地气、人气，气气相通，互相交换与转化。人人都在吃气、服气、用气，否则无法生存。

诗曰：

  日月同辉阴阳明，乾坤太空通天地。

  八卦太极北斗辉，五行生克宇宙美。

  中华文化神韵秘，吾道如此见日新。

  东方三气内涵全，易医气功丹通联。

  南海风光送纯氧，东海浪花催禅眠。

北国林海氧吧美，昆仑灵气开慧元。

心静神藏养，静禅可生慧。
月是故乡圆，古韵永流传。
人洁地灵处，可修长寿丹。
双手合实掌，一声好祝愿！

人生如能精选好环境，悟修大道，开悟生智慧，方可造福于民。

四、心正方向明

修炼新医学气功必备条件是，有良好的心态，心正无邪念，也就是三断贪欲。首先学会放下、放松，提高心理素质与道德素质，明确修功的目的，从生活开始，生活就是修行，千万别迷失自我，做到"人生要自在，为人要厚道，无事别找事，无中别生有"。

遇事要冷静，以静生智慧。要有大国心态，饶恕可恕之事，包容可容之人。以鲜花与杂草都是缘的心态对待万事万物，随缘而去，云水随缘而致。正如"吾果为洪炉大冶……吾果为巨海长江"。中医学讲"正气存内，邪不可干"，就是说，只要心正、身正，邪气不会干扰。修功之人要明确一句话，"见怪不怪怪自败"。我给学生讲课时，也讲道："美者不求，丑者不烦，来者不接，走者不送。"有一颗正心，平常心态，无欲无求，不过于追求功力，练功都不会出偏差的。修炼大道，魔难是有的，一层魔难一层功，一层魔难一份福。古人云："大难不死，必有后福"。功夫界有一句话："道高一尺，魔高一丈；魔高一丈，道高一尺。"也就是说，不怕困难，才能争取胜利。遇到强敌，要有"两军对阵勇者胜"的能量。

中医学里有正治法与反治法，反治法又称为逆治法。同气相求，即是说，以毒攻毒，以臭治臭，以热治热，以寒治寒，塞因塞用与通因通用。我在修炼的大道上一次次地战胜魔难，总结了一句话："逆天之道未必凶，顺天之道未必吉。"这句话主要是说对病气、病魔与恶人决不能手软。

其次，在处理一些事情时，要根据具体情况，用不同方法分别对待。如，面对困难时，要微笑，微笑里满含勇敢的精神；而面对挫折时，也要微笑，微笑里带着自信的心态，不能失去自我自信的精神内功；面对误解时，一定要微笑，微笑里露出宽容；面对冷漠场面，要带上热情洋溢的微笑；面对爱心，要微笑着表现真心。这就是笑对人生。

成功的秘诀在于永远不要改变你原来既定的目标，修功之人要有决心、恒心，不达到目标决不甘心，千万不可有疑心与邪念。

我给学生讲课时，也送给学生几句话："得手功夫切莫疑，疑心若起变途迷，行行直上山头去，柳岸花明遇自奇。"在社会大学内容里，也提到"你若失去财产，只算失去一点；你若失去荣誉，就是失去许多；你若失去理智，就是失去一切"。也就是说，不管你干什么，都不要失去方向。搞工作不要埋头苦干，一定要抬头大干。

修新医学气功的人员可分为三大类。第一类人员是为了治病，以自己身体健康为目标。带教这类人员，动作与功理都可以简单一点，让患者明确病气如何排除，然后再提高免疫功能（正气、元气）就可以了。第二类人员的修功目的是先治病，病愈后，再出功能，能给别人治病，也就是说，自己健康，也想让家人与朋友健康。第三类人员是自己本来健康，想修炼出高深功夫以造福于民。带教这后二类人员，带功老师必须身体超常健康，并有三层以上功底。当然，带功老师必须有高尚医德与责任担当，这是前提条件。首先要对学生的身体进行审查，区分出不同的体型、体形及三异体质，明确学生的目的，分类、分型后，再因人的体质、心理素质与文化层次而施功施教。施教前必须把每一套功理贯通，再施功。还要明确三调的正规性与正确姿式，即心要静、身要正、息要匀，这样才能练功效果好，不会出偏差。

第二节　开发劳宫穴的意义

一、劳宫穴的地位

人体经脉有经络与脉络，浮络与孙络。最主要的有十二正经与奇经八脉。十二正经有调节五脏六腑的气血运行的作用。劳宫穴是十二正经之一的心包络经上最重要的一个穴位，位于手掌心，当第二、三掌骨之间。握拳屈指时，中指指尖所在的位置正好就是劳宫穴。

在功夫界，劳宫穴被称为人门，是气的出入之门，功夫界人士可以收、发正气，也可以排病气，收、发自如。

另外，十指末梢有十宣穴，它们直接与心、肺、大肠、小肠、三焦、心包络有直接的联系。所以，古代经络学说称十宣穴为井穴。现代医学解剖学证明，十宣穴是经络的起始点，也属于神经末端，是神经末梢与皮下神经分布之处，更是微循环的通道，是动脉血与静脉血交换的场所。

现代医学证明，通常人体生理功能在 25～30 岁之前多是正常的，各种循环是通畅无阻的。但是，因为现代人生活水平的提高，高能量、高脂肪摄入太多，引起血黏稠度增高，血脂、胆固醇上升。所以大循环、小循环负荷加重，阻止了微循环血流量畅通。因此，过了这个年龄段，人体渐渐开始表现出缺氧症状。

如果脑细胞缺氧，可引发头晕、头痛、心悸、胸闷、失眠等症；脑神经组织缺氧，会导致远视眼、近视眼、斜视、头晕、眼花、视物不清、耳鸣、耳聋、嗅觉失调、脚手麻木、腰酸背重等症；内脏各组织缺氧，轻者出现内环境紊乱，排毒器官排毒不畅，重者因毒素继续残留，聚集成毒垢，可引起心脑血管闭塞，引起囊肿、肿瘤等，还有女性的乳腺增生、结节、肿瘤等。如果毒垢变质，即病毒变异，即为毒瘤，就是恶性病变癌。所以说，气为百病之始，千病生于无知，万病都由缺氧。

由此可见，保持经络畅通，使末梢微循环通道通畅无阻，是防病抗病的关键。这也是新医学气功开发劳宫穴目的之所在。修炼新医学气功，培训医学气功师，首先就是要开发劳宫穴。这是重中之重，基础之基础。气的出入之门在我掌中握，我的健康我做主。

开发劳宫穴有两种方法。一是通过个人不断地持之以恒地修炼。时间可长可短，根据个人身体素质。二是师父帮助修炼者打开。这样可以大大缩短开发劳宫穴所需的时间。

二、开发劳宫穴分三层

第一层：重点是给皮下末梢神经细胞灌氧，劳宫穴打开，可直接向心脑血管灌氧，其灌氧量超过正常呼吸的吸氧量。打开后，修炼2～3周后，可使视神经、听神经、嗅神经逐步恢复正常生理功能。

第二层：可使神经细胞充氧，经络畅通，调节微循环，使血流量增加。坚持修炼，可防治神经衰弱、失眠、抑郁症。对内分泌系统紊乱与神经细胞缺氧所引发的顽固性头痛、顽固性头晕、顽固性失眠、顽固性便秘、无名水肿及一些无名病，即医院仪器测不出来，不能定性、定位、定名的病变，效果显著。对现代亚健康症状的人有效。

二层劳宫穴打开后，可收、发气，收氧聚能量，排除体内污秽之气，帮助天门收宇宙空间能量，帮助地门收地气。

第三层：开发第三层劳宫穴是为培训医学气功师及提高功力打下坚实的基础。

开发后坚持高质量修炼一百天，如果是特异体质，可达到以下功力：

（1）评估环境，例如，辨认水质、土质等。

（2）特色诊断，通过信息传感诊断，即接对方气，感应诊断。尤其对神经系统、内分泌系统及心脑血管疾病诊断准确率较高。

（3）预测天气、气象，辨别地气的生气、灵气、杀气、煞气等。

（4）经过高功师父进一步培训并带实习，达到更高水平。

三、用掌辅助诊病与治病

1. 中医诊脉手法

医学气功师在开发劳宫穴与十宣穴后，经过坚持不懈地修炼，指力及触觉敏感度提高，有明医师指导，加之临床治病反复实践，对患者脉象分型分类准确度高，能弥补现代医学仪器诊断不足之处，其诊断精准度令人不可思议。在古代，大医者，是"善诊者，察色按脉先别阴阳"，故称"明医"。古代明医"诊病明，治病成"。

2. 特色治病手法

开发了劳宫穴与十宣穴的医学气功师对气滞瘀阻引发的疼痛症与外伤瘀血痛实施规范化的内功点穴、经络导引，止痛效果好。对治疗气虚型出血症、气虚血瘀型出血与外伤出血有良效。此手法还可急救危重患者。

除了止痛、止血、急救，此手法治疗范围还包括：①急腹症，急性外伤、扭伤；②梦病、抑郁、精神缺失、囊肿；③对顽固性头痛、头晕、失眠等有疗效；④对儿童受惊吓引起的并发症、弱视、弱智有很好的疗效。

注意事项：医学气功师要会保护自己，时刻运用好人门（劳宫穴）十分重要。

开放：收气要洁净，清气、氧气、生气、灵气、养气要多收聚；关闭：遇到瘴气、尸气、毒气、氡气、煞气要关闭，快速远离再换气；半开半关：感应到病气、浊气、废气或烟气要排掉、推出、散掉、甩掉。总之，要灵活运用开、关、收、发、清、排、甩、推等方法。

四、开发劳宫穴六大意义

1. 排病气治病有科学性：劳宫穴收、发自如之妙用。

2. 手法治病有安全性：调人体偏差。

3. 增功不出偏差有可靠性。

4. 提高功夫有兴趣性。

5. 临床治病、特色诊断有积极性。

6. 深入科研新领域有开拓性。

总之，开发劳宫穴，好处多多，喜事连连，用于助人为乐，造福于民，更是医德无量，福满人间！

第三节　目光与灵光

一、中医对目光的说法

目为肝之窍，《灵枢·大惑论》曰："五脏六腑之精气，皆上注于目而为之精。"这说明五脏六腑都与目有密切关系。

古人云，眼为心灵之窗。在情人面前，眼睛可以代表舌头。中医四诊，第一诊断就是望诊。望诊首先就是望神态，其次望形态，"得神者昌"。望神态、精神就是看眼神，可起"见微知著的作用"。目部的五脏相关部位，《灵枢·大惑论》曰："精之窠为眼，骨之精为瞳子，筋之精为黑眼，血之精为络，其窠气之精为白眼，肌肉之精为约束。"

后代医学家对望诊脏腑病改为"五轮"学说，目部的目内眦及外眦的血络属心，称为"血轮"，因为心主血脉，血之精为络。黑珠属于肝称"风轮"，因肝属风主筋，筋之精为黑眼珠。白珠属肺称"气轮"，因肺主气，气之精为白睛。瞳仁属肾，称为"水轮"，因肾主水，主生髓，骨之精为瞳仁。眼胞属脾，称为"肉轮"，因脾主肌肉，肌肉之精为约束（眼睑）。

中医学认为，眼为心灵之窗，肝开窍于目，早在黄帝内经《灵枢·根结》明确指出"命门者，目也"。把命门喻为"走马灯"中之灯火，火旺则动速，火微则动缓，火熄则寂然不动也。命门即是两肾之间动气，任务是调平肾阴肾阳。

医学家观点不同：

1. 左为肾，右为命门，左肾主水属阴，右肾主火属阳。

2. 命门为二肾间的动气，是生命的原动力。

3. 命门相火如走马灯，有其名，无其形。

4. 命门相火，就是真气、元气，称真火、龙火。命门火灭，人亡也。

说明：眼睛瞳仁属于肾，肾来聚养精血。眼底的视神经与肾的关系密切。眼睛的光度与命门的灯火（生物电磁光）有着不可分离的关系。眼为心灵之窗，"心明眼亮"就是这么来的。

中医学讲的脏腑与目的关系，主要是讲心、肝、肾与脑的关系最为密切。

二、脑与五脏关系密不可分

因为大脑的营养来源于心与肾脏。

1. 肾主骨，生髓（脊髓、骨髓、脑髓）通于脑，开窍于耳，主管前后二阴。脑为髓海。如果肾精旺盛，髓海充盈，则精力充沛，思维敏捷。如果肾精气不足，髓海不足，则头晕、体重、胫酸、脑转耳鸣，智商低。

2. 心主血脉，主神志，心藏神。心脏是一个血泵，每分钟要供给脑部 700～750mL 血流量。如果供血不足，脑部会缺血。

3. 肺主气，司呼吸。肺活量增大，血氧饱和，脑部组织就不会缺氧。

4. 脾胃为中焦，是气血生化之源。

所以说五脏与脑部关系不可分割。故有五脏五官九窍密不可分之道理。

三、现代医学释义道家灵光说法

道家的一些名词与现代医学名词名称不同但意义相同。例如：道家说灵珠光来自泥丸宫。这里泥丸宫即大脑中枢神经与松果体。泥丸宫的光芒时现时无，光彩颜色不一。对这种光芒道家说法不一。因为每个人的体质不一样，修炼年龄不一样，修炼地点（地气）与文化程度修养素质都不一样，所以松果体的光彩不一样。

有一部分人修炼时突然看到下丹田发出光芒，称为灵光如镜。这种光是从肾间命门发出的能量物质冲击波。道家称为"照妖镜"，是以正气祛邪之用。

还有一部分修炼者，静功意守心脏（中丹田）。心气旺盛时心藏神，神旺盛气充，气可生电，生物电可发光，可看到胸腔内有一个亮亮的珠子放光，称为摩尼珠。其实我认为这个摩尼珠的光，就是心脏内窦房结。心脏除了受中枢神经和自主神经支配以外，本身也有自动跳动的能力。其最初的起搏点在右心房上部上静脉入口处的椭圆形小结（窦房结），里边有一个零件称"兴奋窦"。兴奋窦是靠三种特殊的冲动细胞（起搏细胞、P 细胞、浦肯野细胞）冲激来完成心脏的起搏兴奋，每 0.08 秒兴奋冲动一次。这就是心脏的发动机。如果窦房结缓慢，人的心脏过缓（心率慢）。如果窦房结（起搏器）过快，称心率过速。如果起搏不规则，称窦性心律不齐。

心脏是一个主脏，是"君主之官"，是领导。如果修炼者有信心、恒心，时时在练功（静功），气血旺盛，神气十足，心脏起搏功能强壮，细胞发生特殊的磁电（生物电），生物电的光度闪闪亮，故称"摩尼珠"。

东方道学对灵光的解说，与现代解剖学吻合。道家训言，灵光来自泥丸宫。

现代医学家解剖泥丸宫，就是大脑第四回马沟下面的松果体，在松果体的前方有一个生物场，它可聚集射线，并能起到扫描图像的作用。这种作用在十万人次中，只有3～5人的扫描作用最强。大部分孩子在7～14周岁就开始退化了。如果孩子们在5周岁时开始修炼正气运行法，不但不退化，还可以激活辅助细胞的灌氧，松果体功能更强，是开发超常功能最佳时光。

松果体的主要功能，是分泌松果体素。一般人的松果体素是均衡的。如果分泌过多，人的大脑就非常兴奋，人的情绪就易激动。分泌过少，人的情绪会消极，沉迷。松果体素不均衡，还可以影响脑垂体功能，使得分泌激素不均衡。脑垂体分泌激素30多种，分泌不正常可以导致内分泌系统的好多病症。

《黄帝内经》把人体喻为房子。古代医学家解剖人体，分出三同源：神经与经络同源，性腺与肾上腺同源，乳腺与皮腺甲状腺同源。现代人把人体喻为机器、电脑、电子计算机等。当然人的大脑是一个高级总统府，它指挥全身各系统正常工作。它的设施有信息库；收发器，可以收录信息与发出信息；也有报警器，如有不良反应，内部系统紊乱或外来信息不良，它就频频发生信号或警示，高级中枢系统与小脑指挥两个兄弟单位系统工作，一是经络系统，二是神经系统。这两个系统同出一源，它们同时在指挥着各系统器官组织细胞工作，不过它们分工有区别。

四、浅谈目光与灵光的区别

目光，指正常人看东西用的，如看物体、动物、植物、景象与色彩，可以分类辨认。引申来说，有人目光短浅，有人目光深远。有人目光只看别人而不知道自己，看不到自己的人，就不认识自己，凡事不成功，就会埋怨别人。我曾经说过，最大的敌人是自己，"自己便秘不要埋怨地球没有吸引力"。有人目光雪亮，有人目光灰暗，当然除去远视眼、近视眼、斜视眼与老花眼。我从医几十年来，总结了一句话，聋哑人都可以学医、当医生，只有盲人不可以当医生，因为中医诊病与西医诊断，首位诊病的方法，就是望诊。望诊可望体型、头型、肤色、面色、神态、舌头、舌质与舌苔、五官等。望神态主要是看患者得神与失神，得神者昌，失神者亡，然后再定患者的病情。当然盲人也可当推拿按摩者。

在社会大学里，目光有心灵之窗之誉。眼神可传递信息。情人见情人，目光可以代替舌头说话。如古代有位女词人，她的爱人看她一眼，她就知道让她干什么。每当她丈夫想看书时，她丈夫目光向书架上扫一下，她就知道丈夫想看哪一本书。

如何提高目光的亮度呢？亮度来源于五脏的气血，供给眼睛的血氧饱和、充足，眼光就亮。中医学里所言"肝开窍于目"，久视伤肝血，这句话是教你保护眼睛，提高目光的亮度。眼睛该到休息时间，就让它闭目休息，养神气。如果眼睛保护有法，视神经不紊乱、无眼疾，看人、看物、看景、看色都比较清楚。

灵光与目光的区分是目光是正常人、平凡人的眼光，是看正常的有形物体景象、花草树木色彩等。灵光是拥有特殊视觉的人看无形的景色、影像时所用，也就是看地气发出来的微气光团，大自然空气的变化，微观的、细弱的能量变化的色彩等。用灵光观察人体，可以看到人体的正常气感与异常气感变化。

视力和身体不好的人做梦时看东西模模糊糊不清楚，做梦多、量大，而且都是不好的梦。梦到的事乱七八糟，生气、纠纷、打架、分离、失恋、下岗等等，醒后记不清楚，自感心累，白天无精打采，全身不适。

在健康人中，很多人性格刚直，什么事都无畏惧，处理事比较果断。有梦时都是日常生活梦，醒后记得清楚。过一段时间，梦里的事情就在现实中发生。感觉很神奇。这些梦属于生理性的梦，属于正常。

正常人到了中年以后，身体里如有潜在病（亚健康体质），例如遗传病，未病前半年内大部分都会做不吉祥的梦，发梦几个月或一个月之前自己就感到不适，然后发病，这就是病先兆。病先兆之前的梦，就叫梦先兆。

灵光，灵是灵活的灵，灵动、灵感、灵魂。这种灵气的光前面已说到，人体内三大部位可以发光。第一是命门。古代医学家赵献可与孙一奎发现二肾之间的动气发光。他们认为命门相火如走马灯，有其名，但解剖时无其形。他们又说：命门相火，如龙火，就是真火。真火所发光，这种灵光就是人体内的元气。元气光强，人体生机强，人无病。元气灵光弱，人体机能弱，会发病。轻则肾虚腰痛，阳痿早泄，女人性冷淡，不育不孕症，头晕、失眠、多梦等虚象。重则大病缠身难愈。如果命门灵光灭，人必死亡。所以他们诊病先看灵光，再诊脉象，再定生死。

第二是心脏灵光。远古时期的神农氏，可能用的是心脏内的灵光断病。这种灵光是心脏和阳气发出的灵光。心脏内的阳气旺盛的人，越能发光，这个光就称心脏灵光。

中医学具有数千年的历史。在原始社会里，人们就已经开始积累防病治病的经验和知识。《淮南子·修务训》中"神农尝百草，一日而遇七十毒"的传说便是对这一实践过程的真实写照。大量实践经验的积累构成了人们早期的基本医疗知识。当然，这些知识比较零散，尚未形成完整的体系。神农氏用灵光审察脏腑，这种灵光是心脏的灵光，此光强大，实属于"心明眼亮"的灵光。

第三是人体大脑里第四回马沟下面的松果体功能强到一定程度所发出的灵光。近代道家、佛家与功夫界、医学界人士对灵光都有认识，但观点不同。其实早在战国时期，扁鹊给齐桓公看病，用的就是灵光。

综上所述，古代明医们都是用自身高能量物质激发体内生物电，用生物电磁波的光为人民洞察五脏六腑诊病。此光就是灵光，灵光也是属于闭目未睡而梦的梦先兆灵感。

人体内三大灵光源自人体神秘的部位，关于这一点，在当今社会里，很多人都还不明白。很多人不明白自身的体质、气质及脏腑气血阴阳的生理功能，更不明白自身内部的潜在能量。同时很多特异体质的人，把自己当成患者，实际上是体内储能潜能太大，气不走正道运行，没有被开发利用。这些人轻则阴阳偏盛偏衰，导致机体生理功能紊乱，出现亚健康状态，造成失眠多梦、心悸、胸闷、排毒器官不通等症状；重则毒素毒垢毒瘤发展成癌症而死亡。如能明白自己的体质、气质、潜能，学习开发其潜能和超常功能的方法，把体内的高能量物质施放，用强大的灵光为患者诊病调病治病，将会是一件功德无量的大好事。

培养未睡而梦的特异人才、高级人才是我终生凤愿。首先要精选有素质的人才，多给他们讲医学知识，多关心支持他们，循循善诱，教他们修炼方法，给他们讲重医德、为民治病的道理，传授临床实施技能，让他们给患者治病，在实践中，因奇效而产生兴趣、好奇心，逐步到有尝试心，并有信心、决心改变自己人生，提高心灵力量，开发潜能，用开拓创新的精神，改变人生运程。

第四节 六微感功能的科学性

一、超常功能释义

大家想一下，体育比赛，拿到金牌与银牌的人，是不是超过常人？人家会的，我也会，人家不会的，我还会。各行各业（72行）都一样。第一名往往有超出常人的特别的技能和特殊才能。

新医学气功培训高级人才是超常人才，有"五通的六微感"超凡的功能，即微视觉、微听觉、微嗅觉、微触觉、微味觉、微感觉，可谓有备无患，未事先知，未病早防；运用于特色诊病，可达到精准；运用于特色治病，效果可超过常规。效果就是科学。正如现在科学发展，用卫星定位，监控功能，与中国天眼远视太空的功能，同样都是科学的。

二、超常功能原理

1. 中医学原理
中医学《黄帝内经》曰：

> 肺气通于鼻，肺气和则鼻可嗅香臭矣；
>
> 肝气通于目，肝气和则眼能辨五色矣；

心气通于舌，心气和则舌可知五味矣；

脾气通于口，脾气和则口可入谷矣；

肾气通于耳，肾气旺盛，耳可辨五音矣。

人的五官九窍，四肢百骸等都是与五脏六腑密不可分的。特别是五官与全身孔窍（穴位与汗孔），能反映内脏盛衰。人体七情应五脏（七魂六魄应五脏）。心：神－喜－笑。肺：魄－悲－哭。肝：魂－怒－呼。脾：意－忧－思－歌。肾：志－恐－呻。

2. 功夫界从三个方面说明"人体特殊视觉"

（1）开放系统

此为人体十大系统之外的三大系统之一（开放、收发、报警系统）。

（2）道与德

道是宇宙自然运行的规律。

德是善良的心态，正直做人、做事的结果。

（3）慧根

智慧的根本。正本清源，来源于先天，禀受于父母的DNA遗传基因特异体质所得，命名为慧根。慧根的物质基础：

1）得父母特异体质的精华。

2）受天体能量的净化与加持。

3）后天环境充养调摄。也就是说得到地气的灵气、生气、氧气的补充。故"山清水秀宝地出人才"。

功夫界观点："道德为根基，慧根生灵树。"灵树生仙果（正果）也就是"慧眼"。

3. 现代医学结合中医学释义特异体质

古代，有大约十万分之五的人在12岁之前可以看到常人看不到的"微观"物的图像。12岁以后，正能量消耗过大，松果体功能退化。现代人，有千分之三是特异体质，正能量大，即潜能量与体内储能量大。这类人到50～60岁，脑内第四回马沟旁的松果体仍未退化。因为先天充足，肾精充盈，肾气旺盛，命门相火（阳气）上冲于心脑，推动窦房结里的兴奋窦内的起搏细胞加速冲动，使能量场发挥超常动力，上至脑内，激发第四回马沟旁的松果体，电波开放（开放系统功能），光照印堂穴。这就是开放系统的特异性。

新医学气功培训六微感超常人才，主要挑选特异体质人才。人体有阴阳体质，五行体质与三异体质之分。三异体质指特异体质，差异体质与变异体质。

特异体质，又称超常体质，是超常人健康体质，是天生的。这类人才有一个先天的好的基础，即元气充足。元气是先天之气，写为"炁"；后天之气，写为"氣"，即水谷之气。如果父母身体健康，年轻力壮，生的孩子就先天足，身体好。《黄帝内经》

里讲："人始生，先成精，精成者，脑髓生，骨为干，脉为营，筋为刚，肉为墙，皮肤坚而毛发长。"这里的"精"指父母的精血、天癸、阴精、元气、元阳、元精。孩子出生时间足月，出生地是山清水秀，如果得到这些好的先天条件，加上后天谷气，因为出生在条件好的家庭，生活水平高，吃的食物营养丰富，这样的孩子肢体动作发育快，学会微笑的时间早，善于思考，身体健康，精力充沛，思维敏捷，力大无穷，各种感觉都很灵敏。这样的孩子就是特异体质。

如果特异体质的人，再通过修炼，不断补充氧气，提高细胞灌氧量，充实正气、正能量，脑垂体分泌激素均衡，神经细胞传递信息快。这样大脑指挥的十二对神经，包括嗅神经、听神经、视神经等，都更加敏感，功能超过常人，能闻到、听到、看到细微的、甚至是微观世界的东西。再经过高功师父开发，出六微感功能的概率会远远高于差异体质和变异体质的人。

三、六微感功能修持法

1. 功德同修

（1）功是功能、功夫；德是医德。一名医生要以医德为本，有救死扶伤的精神。要当明医，不当名医。振兴中医，有敬业精神，精益求精，医德行善，仁心、仁术，尊重生命，造福于民。一名医学气功师要以功德为本，坚信科学。科学是效果，科学是天理，科学是真理。文明发于心，德性出于根，功夫炼于身。功德同步，达到功德无量。

（2）三个放下：①放下名利——心灵健康。②放下色欲——身体健康。③放下坏习惯——医、德同步。三个贪欲：①贪色——坏身。②贪财——坏名损功。③贪烟酒肉——损气。

修功者，放下贪欲，才有真气，发功治病才有奇效。无贪欲，无杂念，才能静心学习功理知识与修炼功法，才能医德同步，健康长寿。

（3）万众皆为师，万物皆有灵。拜一切人为师，和谐万物之灵气。

2. 修炼方法

三分炼，七分修，百日筑基抛杂念。

明阴阳，知功理，功法规范无恶念。

百日康体为根基，德高道深灵法验。

特色六微分层：

个体差异由自断，阴阳五行三异辨。

文化知识测水平，心态层次慧根连。

文武分行中调和，各有千秋不一般。

重德守功：

宜：大国心态，大国大医精神，德高功高望众。

忌：①得意忘形。②得高忘本。③得财忘贫。④得爱忘功。⑤得名忘德。自高自大最"危机"。

3. "神守灵光"

（1）眯眼

能减少进入眼睛的光线数量。通过限制后，瞳孔顶部和底部的光线进入眼睛相对来讲就不会发生偏移，这样让光线更为靠近晶状体的中心位置。因此，光线能更好地聚焦在视网膜上，传送到大脑的图像也就更为清晰。

（2）闭目养神

因为"肝开窍于目"，久视，睁大眼直视易耗肝血，伤神气。如果两目微微闭观灵光，大大减少消耗肝血与伤神气（肝内氧气）。这些修炼的动作与意念性的动作试炼一次，或反复试练，方可感到"美妙"视力强光体会。100 天后，可看到"微妙"灵光。

4. 高领悟的想象力

超常的想象力是开拓创造的基础，也是开创未来奇迹的源泉。

微妙的想象力可以创造奇迹，令人不可思议，简单的有氧运动动作，能让修炼者感觉效果神奇。

第五节　人体"松果体"功能论

松果体属于人体十大系统之一的内分泌系统，是一个器官组织，位于大脑第四回马沟下方，在大脑中央部，可分泌 5- 羟色胺和褪黑激素，是一种特殊腺体。

修炼道家内丹功的人都明白，松果体是宇宙意识（自然信息）的接收器。在开启与激活的状态下，它可以接收来自灵魂和宇宙的意识，并将其转化为身体意识，从而指导一个人的思想和行为，使之完全匹配灵魂的需求。

一、在正常生理功能条件下，松果体会调整身体内的免疫能力，指挥胸腺以及细胞生产免疫能量及生命能力。当它正常工作时，人几乎不会生病，而且对饮食量还有睡眠的需求越来越小。

二、最重要的是它帮助人类同宇宙相连接。可以说松果体对人类的进化至关重要。修炼周天功夫的人都有体会，真气沿督脉上行，自然上升于脑，使脑波转化为伽玛脑波，开发超意识状态，这样大脑充满正能量，改善缺乏能量（血氧）的大脑，达到一种完全不同的境界。

三、一旦松果体向脑垂体发出直接信号，它就会开始释放两种非常强大的代谢物质。一是后叶催产素，二是后叶加压素。

1. 催产素发出一氧化氮。一氧化氮使心脏动脉膨胀，人会感觉到一种难以置信的爱和感激，然后瞬间处于完全的意识接收状态。这将有助于接收讯息。

2. 加压素使细胞吸水。食物过敏，消化不良，胃酸倒流的人得到根本性改变。所有被释放的能量会进入大脑。

对于修炼内丹功夫（周天功与海底轮）的人来说，松果体分泌的血清素（松果体素）和褪黑素与可见到的光的波长有关。一旦松果体激活超功能，内在视觉会比肉眼看到的世界更清晰。

当褪黑素变成强大的化学物质时，它们中的一种或两种对人体是强有力的抗氧化剂，抗氧化剂可以帮助抗癌，抗衰老，抗炎，有解毒排毒的作用。在这个过程中，外在的欲望逐渐消失，内在的世界变得越发的真实。

要知道一个道理，正是这种化学物质将毛毛虫变成蝴蝶，也正是这种化学物质帮助人类取得飞跃式的进化。

因此，日常要让人们多练小周天功夫的呼吸法（真气运行），有助于激活松果体功能，使之永不退化，让它焕发活力，发挥出应有功能，帮助很多人重新与自然连接，活出生命原本可能达到的最高境界。

为什么少数不修炼的常人也能看到无形的东西？

常人中，每十万分之一至三能看到光、电，主要是因为先天（父母）条件好。他们大多是在七到十二岁有这种功能。因为七至十二岁以后，松果体慢慢退化了。这类人，功夫界人称其有先天慧根，特异体质。吾认为，修炼道家内丹功可以激发先天的能量，恢复松果体功能。看到的光、电，像电灯泡一样可以照亮常人看不到的物体影像。人体大脑内收发器，在阴雨连绵天气，收到负能量，阴气重，人会有消极低沉心态，可能会烦躁，抑郁。在晴朗天气，收发器收到正能量（阳气），人会心情好，感觉喜悦，高兴。

松果体的特殊性：在晚上十点钟，松果体分泌褪黑激素，到凌晨五点钟之后，停止分泌。在这段时间里（晚十点至早五点），如果人在睡眠或练功开着灯，用灯光照明，光线辐射头部，大大影响松果体分泌褪黑素。人体褪黑素减少，易发雀斑，老年斑，严重者易发黑色素瘤。所以开灯睡觉或练功的人要注意。

第六节　修炼者病愈后还可以给别人治病

一、发掘潜能，成就人才

世界上有些不常用的或未被发现的物质，它们属于被埋没的东西。当被人们发现、开发、利用了，就会成为宝贝，能够造福于人民。相反如果这些物质未被发现，或者即使发现了也没有被利用起来，那就像废品一样被扔在垃圾堆里，长久埋没下去。

这就好比我们周围形形色色的人，大家各有千秋，每个人都有他的志向、特长。当他被伯乐相中，重点培养了或者通过自己的不懈努力、发掘身上的潜能，就成了人才甚至杰出人才和国宝。相反，就可能一生平庸无奇。

我们人体内的器官、细胞也是这样。如果没有被充分利用和发掘它的潜能，加上一些不健康习惯的影响，如抽烟、喝酒、熬夜、体能长期透支、食物结构的不合理、外界的环境污染等，积聚日久，造成细胞不抗氧化、器官受到损伤、组织坏死，逐步发病为脂肪瘤、血管栓塞、肿瘤与囊肿，彻底地成为了人体内的废品、垃圾。而如果人体内的这些器官、细胞被充分调动起来，像宝贝一样被充分地发掘了出来，开发后就会产生巨大的潜能，就能够自动抵御细菌、病毒的侵害。

人体分为阴阳体质二种，又分为五类（根据五种颜色，五色应五脏）五行体质。例如：顽固性失眠、头晕、头痛、无名水肿、无名心悸、无名发热、无名出血、无名身痛（流动性、行走不定性身痛）等，属于阴性体质患者易得的疾病。而各种肿瘤、子宫肌瘤、卵巢囊肿、乳腺增生、咽炎、慢性鼻炎等，属于阳性体质患者易得的疾病。

我在长期诊病观察中，进一步发现人体可细分为变异体质、差异体质和特异体质。由于人的身体素质有区别，加上内部环境紊乱和外邪的侵犯，自身抗御能力差，以及阴盛阳衰、阳盛阴衰等所致的五脏生理功能降低，因此可能会发生各种病变。特别是时时感觉自身有病，但仪器检查一切正常，因此难以诊断、难以治疗。它包括以下几种情况：①气场发病。②信息传感发病。③直感发病等。此类人群属于偏盛偏衰型的三异体质，属于五行的气质。通过修炼新医学气功，可以调整阴阳、提高正气、甩掉病气，达到五行平衡。使精、气、血互生互化互用。使人体的十大系统在生理功能上互相支持。这样，无论变异体质、差异体质还是特异体质的人，身体都会逐步恢复正常。既防治了肿瘤、梗塞，又能够延年益寿。

其中的特异体质者，通过坚持修炼新医学气功，每次给细胞大量灌氧，把体内储藏的能量开发利用起来，把沉睡的细胞唤醒并加以灌气，提高了细胞的带电荷能力，激发了免疫细胞的能力，从而使体内未被利用的潜能被大量激发出来。因此修炼新医学气功后，这类人有可能在病未痊愈时或痊愈后，出现超凡思维、超常功能、超常能量这类功能，并且在医学气功师指导下，运用其功能给别人治病。

二、典型病例

新医学气功改变了我的人生

我叫沈大红，身份证名字是沈小红，1972年出生。家住浙江省杭州市萧山区楼塔镇雪环桥头村7组1号。多年前，不知什么原因，眼前会时不时出现一些画面，有时还能听到一些声音和我说话。我不明白是怎么回事，感觉很害怕。随着这种情况出现次数的增加，我的身体也越来越差，感觉茶饭不香，睡不好觉，心烦意乱，头晕、乏力，浑身不舒服。我很着急，不知怎么办。去医院检查，指标都正常，查不出毛病。有病乱投医，我到处求医问药，甚至去烧香拜佛，能想到的办法都想到了，也没解决问题。我非常痛苦。

五年前，一个偶然的机会，我结识了新医学气功，通过听郭翎霞、徐誉展两位老师的耐心讲解，我明白了我的问题是大脑中枢神经系统收发信息出现错误，所以才有这些幻觉、幻视、幻听现象。原因是大脑的蛛网膜过滤功能紊乱，受细菌病毒感染，血液中垃圾过多。治疗方法是服用芳香、开窍、醒脑方面的中药，结合修炼新医学气功的小周天功，练聚首灌氧，提高心脑血管细胞灌氧量，增强松果体功能。我明白了原因，心里踏实了，接受了治疗。在两位老师的指导下，只修炼了一个月，幻觉、幻视、幻听的症状就没有了。三个月后，全身症状都好了。这增强了我学习中医药与修炼新医学气功的信心。

通过这几年的学习与修炼，特别是学习了中医基础理论和中医特色诊断与治疗，我不仅自己身体非常健康，还可以对精神失常、神经紊乱方面的疾病，以及仪器查不出来的病进行诊断和治疗。因为我了解这类患者的痛苦，非常愿意去帮助他们。我要努力学习中医药知识，坚持修炼新医学气功，将所学知识奉献给社会，服务于大众，帮助更多患者解除痛苦。

在此，我衷心感谢新医学气功创始人杨峰恩师，感谢郭翎霞和徐誉展两位老师，是他们让我的人生更有价值。

沈大红
2019年9月10日

第七节　新医学气功，未来明医的摇篮

打造天才，培养神童

托起明天的太阳，天才从胎教培养。

金色阳光最温馨，阳气净化良气场。

乾坤灵气聚精华，传递圣胎正能量。

胎儿微笑地生活，神童在愉悦成长。

慧根灵树结正果，禀赋先天伟形象。

一、地中海贫血症患者家长的来信

我叫蔡胜光，老家茂名信宜市人，现居广州番禺大石。我儿子蔡和平6岁时（2003年11月），面色发黄、乏力、头晕，病情严重，天天难受。到广东省人民医院检查，那里建议到中山医院化验检查。结果确诊为"地中海贫血症"，是由遗传基因所致。

有朋友介绍我们找杨峰医生诊治。杨峰建议我们全家人吃素食；练习新医学气功；孩子按时服用中草药。并说做到上述三点，孩子的病治愈的希望很大。我们就按照杨医生的方案治疗。两个月后检查，病情好转，孩子活力增加，也有了力气。一年后孩子完全恢复健康，查血血象一切正常。杨医生又开一个药方，继续巩固半年。半年后查血，一切正常。从接受治疗到治愈一直未再输血，只吃草药，练医学气功，就把病治好了。这几年孩子身体很好，已经上五年级了。

杨医生真是救人水火的活菩萨。

蔡胜光

2008年5月2日

这位名叫蔡和平的当年的病患儿，是新医学气功的受益者，现在已经大学毕业参加工作了。

二、我们的健康方法是送给青少年一生最好的礼物

怀揣一颗童心，

倾注一缕爱心，

播撒一腔热情，

奉献一片真情。

做父母的哪个不是"望子成龙、望女成凤"，希望自己的孩子成名成才。但不知做为家长的你认真仔细考虑过以下问题吗？

1. 你的孩子学习努力，下的功夫不少，到处报学习班，但学习成绩总是上不去，这是因为什么？

2. 你的孩子为什么对老师的逆耳忠言听不进去，家长言重一点他就翻脸？

3. 你的孩子胆小怕事，触事易惊，你知道原因何在吗？

4. 孩子心理已经成熟到哪一步？他的现实年龄与实际发育情况的差别你了解吗？

5. 你知道有的孩子因为性早熟，经常想入非非，无法专心致志地学习，严重地影响了身心发育，晚上睡眠质量越来越差，孩子心里痛苦不堪吗？

6. 个别孩子因受不良影响，经常偷看些乱七八糟的书籍，暗地里有手淫习惯。而家长对此产生的原因浑然不知，只是一味地督促孩子去学习，结果成绩可想而知。你知道怎样预防、察觉和解决这样的事情吗？

现在，教育孩子的方法、父母必读之类的文章和书籍比比皆是，在书店里，在互联网上都能看到。这些书籍和文章形形色色，眼花缭乱，让家长不知从何下手。

上面提到的一些现象牵涉到一些深层次的、平常人无法发现的问题，亟待引起家长的重视。例如因为遗传原因造成的先天不足；因为感染病毒表面治愈但留下后患的病症；因看不到孩子内心深处的隐私和身体深处的潜在疾患造成学习成绩下降，而教育及治疗方法不对路等。

这些问题与现象，用现代的各类科学仪器去检查，根本检测不出来，不可能定性定位准确，更谈不上对症下药了。

针对上述问题，及现在不少孩子经常出现的乏力，心慌、头晕、头痛、失眠、易惊、易怒、多梦以及产生的心理障碍，例如自卑、畏惧、抑郁、自闭等症状，新医学气功可以帮助从根本上解决问题。

新医学气功是开发智慧术。孩子智力下降与弱智，用新医学气功治疗效果显著。孩子智力下降的原因，一是受到某种外在因素刺激；二是被病菌及病毒感染；三是受外伤所致。而造成孩子弱智的原因则是：先天不足的基因遗传；后天继发性病变所致；产伤等因素。

开发孩子的智力，首先要明确支持孩子智力的生理功能。

肾、肝、脾、肺它们的总功能是"藏精气而不泻"。肾的生理功能是：肾为先天之本，为封藏之本。它藏精、主骨，生髓通于脑，开窍于耳。肾藏志。肾阳为元阳之根，肾阴为元阴之根。肾精旺盛，髓海充足（脑为髓海），则精力充沛，思维敏捷。反之，肾的精气亏乏，髓海不足，则胫酸、脑转、耳鸣也。肾生骨髓。髓有骨髓、脊髓和脑髓之分。这三者均属于肾中精气所化生。因此，肾中精气的盛衰，不仅影响着骨的生长和发育，而且也影响着脊髓和脑髓的充盈和发育。脊髓上通于脑，髓聚而成脑，古文称脑为"髓海"。肾中精气充盈，则髓海得养。大脑发育健全，就有充分发挥其精明之府的生理功能。反之，肾中精气不足，则髓海失养，进而就会形成髓海不足的病理变化。总之，如张景岳所言"无虚不作眩也"。其病理产物为痰、湿、火、瘀，可致脾、肺、肾的功能下降，水失运化，湿热化痰，正如朱丹溪所言"无痰不作眩也"。甚则引发痰迷心窍，痰火扰心。

用新医学气功开发青少年的智力或治疗疾病，有以下这些内容：

（1）"细察人体，找出病因"，即通过特色诊断，结合现代中医的方法，找出深层次的原因。

（2）"排除病气，培补元气"，即采用中医、西医、气功三结合的治疗原则，清除病根，激发潜在能量，提高免疫功能。

（3）"经典背诵，德性教育"，带教给学生几套开发智慧、健康健美的新医学气功功法。这些功法中有德性教育的功能，使学生达到道德素质高尚的层次，并使其自身具有健康健美的体魄。

（4）"内功点穴，开发潜能"，即气功师用内功穴位导引之法，对督任二脉全部主穴施以内功点穴，定期发功。以命门穴、神阙穴、百会穴、四神聪、大椎、陶道、风府和哑门为主穴，定期发功。

其练功机理是：督脉主一身之阳，任脉主一身之阴。"一身诸阴肾藏之，一身诸阳心领之。"督任交通，坎离交合，方可达到培补元气之目的。正气存内，经络畅通，气血乃和，精力充盈，即能达到智商提高之效果。

通过以上几步治疗方法，可以从根本上解决孩子身上存在的问题，使青少年精力充沛，思维敏捷，迅速提高学习成绩。其中个别孩子找出病因并清理清除后，能够迅速提高脑细胞的灌氧量，大幅度开发出潜在能力。有的孩子可变成"神童"。

我们的健康方法，是送给青少年一生最好的礼物。让孩子学会自我保健才是孩子一生的财富。金山银山也难得孩子的身心健康；钞票别墅也不如孩子一生拥有防身术、养心术和健康长寿术。

我们的目标是让每一个有志少年通过新医学气功的调理，成长为杰出的人才。

我们的愿望是让孩子们常驻爱意的仙境，在希望的莲芳天地，自由自在、快乐、健康、幸福地成长！

三、新医学气功胎教功理功法

1. 新医学气功对胎儿的作用

新医学气功可以打造天才，培养神童，将新医学气功功法用之于胎教，开发右脑，称为"超脑革命"，即医学气功＋音乐运动＝超脑革命。超脑革命一般从 3～5 个月的胎儿开始。这样的全能全脑教育，一是激活感官、器官；二是开发右脑智慧细胞；三是使脑神经细胞灌氧量提高，可开发大脑内的"收发器"与"报警器"，提前开发胎儿的触觉、视觉、味觉等感官系统，使内分泌系统对激素的分泌达到均衡，使胎儿的内脏、脑、骨等得到良好的生长和发育。如果孕妇运用新医学气功进行胎教，分娩的婴儿体质好，体格壮，肾肝功能好，心脏功能强，眼睛灵活，爱笑，坚强，优秀，聪明，说话早。

2. 养胎与胎教功法分三部

（1）第一部功法适用于怀孕 1～3 个月的孕妇。修炼时，播放的音乐以清静的乐曲为主，歌词在唱，意动功在静练。

歌词：

新的开始新希望，

新的宝贝新阳光，

妈妈欢笑的歌唱，

胎儿宝贝在分享，

开始新的追求，

播下新的梦想，

翻开新的一页，

写下新的辉煌，

胎儿需要能量，

宝贝快乐安详，

新医学气功起航，

新健康大道辉煌。

功法：

第一节：启式。

第二节：灵气开心。

第三节：肝胆相照。

第四节：补肾培元。

第五节：真气养胎。

第六节：收式静养。

（2）第二部是胎教与养胎功法、功理，主要适用于怀孕 4~6 个月的孕妇。

功法：

第一节：启式。

第二节：轻开天门。

第三节：亲和自然。

第四节：仙人望月。

第五节：环抱宇宙。

第六节：培元护胎（收式）。

（3）第三部功法，属于高级功法，适用于怀孕 7 个月以后的孕妇。

功法：

第一节：静思白莲。

第二节：摄神归位。

第三节：白莲合聚。

第四节：善宇莲开。

第五节：仙童成长。

第六节：母子气合。

养胎与胎教功法的具体修炼方法，应该在正规医学气功师的指导下进行。

胎教功法的三法宝是：妈妈的微笑、静思、妈妈的体质。

胎教功法三大禁：

第一，家中一是要禁烟气，酒气及毒气。最好家人禁止抽烟，孕妇与爱人最好禁酒、禁毒；二是防电源电器的辐射伤胎儿；三是防新的家具及装修材料散发的物理性毒气伤胎；四是禁不愉快的事时常发生，使心情郁闷；五是要保持居住环境的干净卫生，清除垃圾，开窗通风，照射足够的阳光。

第二，饮食禁忌。一是麻辣烧烤、腌制食品，以防毒素伤胎；二是上火的水果与瓜子仁，如荔枝、桂圆、葡萄要少吃为宜。炒货的瓜子、果仁以少吃为宜；三是少吃羊肉、狗肉、兔肉、鹅肉，以免上火；四是海鲜与无鳞的鱼少吃为宜，以防伤胎；五是注意所使用的药物的毒性，孕妇生病用药时，在医生指导下可适当服用不伤胎中草药，用量宜轻不宜重。

第三，功法禁忌。一是练功前不宜吃得过饱，练功前要排空大小便，衣服要宽松，不带金银首饰、胸罩；二是坐、站、走、卧体位一律要正确；三是放下私心杂念，不要想不愉快的事情，学会放下放松，才能帮助心静，以心静、脑空、面带笑容为宜；四是不要练耗氧耗气运动，不要用力太大，以免出汗伤津液，以静思胎息为标准，自然功态，自自然然，荣通圆圆；五是环境安静为宜，收功后半小时之内别用凉水洗手，更不要吃凉水果，饮用凉的饮料，因为寒为阴气，易伤阳气。

四、青少年智慧法宝：功理功法三部曲

三部功法：

第一部：初级功法：排病气，扶正气，开鬼门，洁净府。

第二部：中级功法：以静制动生智慧，阴阳平衡开智能。

第三部：高级功法：意、气、形、神相配合，身心并练大智慧。

总纲领：德行教育，开发智慧，培养神童。

青少年开发智慧功法简介：动作简单，功理较深，必须在哲学思想与传统文化指导下进行研究与开发。此功法以传统文化为基础理论指导，以道德素质教育为原则，以科学养生方法为方向，德、智、体全面开发高级人才。

【注释】

东方三气：孔子的高尚是弘扬清气；老子的高尚是弘扬正气；释家的高尚是弘扬和气。东方大道：是弘扬并贯通此之三气也。

"道"源于平和安静；"德"源于谦虚大度；"慈"源于博爱真诚；"善"源于感恩包容；"喜"源于健康成就；"福"源于快乐满足。总之，正本清源德为本，慈善福喜康乐寿！

1. 第一部初级功法：吸清气，呼浊气，排病气，扶正气

总纲领：吸清排浊。

> 我是中华青少年，清除病气身体健。
> 顶天立地面南站，面带微笑多自然。
> 二目微合意蓝天，青山绿水献眼帘。
> 颈椎上拔头上领，二手上抬插云间。
> 四神聪穴多灌氧，吸气百会宇宙联。
> 呼气地门不要关，病气下冲出涌泉。
> 吸清呼浊病气降，流淌冷宫正安然。

功法：

第一节：启式（预备式）。

第二节：心息相依。

第三节：接通地气。

第四节：宇宙相通。

第五节：白云下降。

第六节：病气全无（收式）。

此功法在《黄帝内经》内丹图为"开鬼门洁净府"。鬼门既是"气门"又称"玄府"、腠理，实际上就是汗孔与穴位经络。"洁净府"即是小腹内三大排浊、排污、排垃圾与毒素的器官。

所以，此功法是让人体打开进氧气的通道，加速排浊气，也就是以吐故纳新的形式加快速度让病气排出，正气快速复生，邪祛正安为目的，才能提高免疫功能，身无病，一身轻松，心无病，脑袋清，精力足，智慧生！

2. 第二部中级功法：青少年智力开发

总纲领（儿歌，快乐优雅地唱）：

> 天边有座大彩虹，应该是雨过天晴。
>
> 心中有朵白莲花，绽放污泥之神圣。
>
> 科学养生抗百病，扫除人类病魔虫。
>
> 中华神功显威风，医德同步善念诚。
>
> 东方大道尚三气，正本清源和谐正。
>
> 上源清而流自洁，气化御精长寿功！

功法：

第一节：启式（灵气归宗）。

第二节：转动乾坤。

第三节：轮臂分云。

第四节：双桨渡人。

第五节：聚氧培元。

第六节：收式。

3. 第三部高级功法：开发大智慧功法

总纲领（儿歌，欢快地唱）：

> 东方亮白光，启明星歌唱，黎明的曙光。
>
> 唤醒我梦乡，身心并晨练，聚首在灌氧。
>
> 辰时的太阳，升起在东方，闪射着金光。
>
> 朝霞送清香，蓝天给能量，我心灵飞翔。
>
> 午时的阳光，天门在吸氧，人门聚热量。
>
> 培补我元阳，前门放虹光，智慧在成长。
>
> 静意荷花香，养护内五脏。

啊，流淌的生命长河，希望的心怡体壮、智慧人生的成长。

复唱：

啊，流淌的生命长河，希望的心怡体壮、智慧人生的成长。

【注释】

天门，指百会穴；人门，指劳宫穴；前门，指印堂穴。

第三部功法分三层：

第一层：新医学气功功法，分为坐功、站功、卧功。

第二层：新医学气功三圆功功法，分为坐功、站功、意动功。

第三层：新医学五行八法功为高级长寿功，打开人体内先天之道，以后天培补元气充氧，以周天功夫和谐转化，充实体质，达到健康、快乐、长寿，获得智慧人生。

高级功法，要送给需要之人。正如《黄帝内经》所言，"圣人春夏养阳，秋冬养阴，智者从之，愚者佩之"。这里所言养生方法虽是宝贝，"智者"，聪明之人，听后学会就开始服从，认真修炼，受益无穷；而"愚者佩之"，这里的"佩"字，是背叛之意，也就是说，无知的人（愚者）听后笑话"圣人""真人""贤人""至人"谈的养生之道，认为修炼的人士，全都是疯子。"愚者"直到发病早亡时才明白，自己没有科学养生，未能善终，已晚矣。

所以，新医学气功功法所含三十六套功法，是因人的年龄、体质、病种而施功、施教，只有需要健康的人才可能送给他。

把东西送给需要的人，让他们明白紫气东方来，有缘得吉祥，内藏神韵秘，诚信福进门。我告诉过我的学生们，要把健康的法宝送给有缘之士，让他们健康快乐长寿，获得一个智慧人生。千万不要拒绝要来的人，他们需要健康；千万不要挽留要走的人，因为他们是不识真货的买主。

功法功理诗歌：

> 医学气功如法宝，少年儿童施功好。
> 日练三次分三层，早动午站晚相兼。
> 以动升阳存正气，防病抗病免疫高。
> 以静安神生智慧，睡眠学习质量好。
> 日精月华映灵气，聚氧醒脑开悟窍。
> 心氧气足喜眉梢，心灵放飞顿悟妙。
> 打造天才出神童，医学气功真奇奥！

功法：

（1）启式

合掌。面南身正站，心诚笑容颜，感恩父母师，感谢大自然。

（2）童子拜日月

吸直呼躬要三提，上浮下沉三焦意，七冲门通补肾气，三十六次转海轮。

（3）亲和大自然

臂肘手三圆，阴阳气相联，万物皆有灵，环抱大自然。

（4）九九归一

深吸想白云，吞唾意肚脐，呼气沿尾闾，终点放神门。

（5）收式

收功很简单，摩手换拍肩，摩手放肾三，手热对眼帘。

第八节　明医良师育德根

一、何谓名医与明医

1. 名医

人生世事不能千条会，只要一招精。有人因一招取胜而出名，便是名人。用一个单方或一个验方治病，超越了普通医生而成名，便是名医。医院专科医生治好一个患者，患者给宣传做广告而出名，如市场上的名牌产品一样，一时兴起，也是名医。

2. 明医

（1）意为明白的医生，有真才实学，经验丰富，有创新治疗方法。如古代明医孙思邈用蚂蟥吸瘀血，张仲景用葱管导尿，朱丹溪掌击相思病（抑郁症、精神病），张景岳用磁石吸铁钉等，他们都是用创新方法治病，都是明医。

（2）近代明医"读万卷书，走万里路"，说明医理知识深，临床治病经验多，根基扎实。对人体全息功能在生理上相互支持的特性与不同年龄段生理演变过程规律都了如指掌。当人体生物钟紊乱发生病变时，各内脏之间互相影响，患者发出病态的神态、形态、动态、声态，明白医生能一目了然，知道病症的根源，其诊断精准度高于现代仪器检查结果。因为明医对人与自然界的关系，对世间神圣永恒的事情了解透彻，认识清楚，明白何为天气季节病、职业病，通过看患者体态，观察走路姿势，听说话声音，就知道是哪个层次的病，正所谓"言者心声也"。这是在诊断层面。

（3）在治疗上，明医治病更精彩。首先，明医治病施法不离三因，因时、因地、因人而定。其次是治未病，以"未病先防，既病防变，既变防逆"为大法，实施防、医、调、养、禁五个字结合治疗，愈后不易反弹。

3. 现代明医

现代明医治病"理、法、方、药"有灵活性。

明医谨记，正气如军队，病魔是敌人、是生命天敌。以中医、西医与医学气功三结合为原则治病，如同海军、陆军、空军三支部队为一个战斗组协同作战一样。治病立法如布阵，选方如调将，用药如用兵。

（1）明白医生明医理诊病有特色

观其标，知其本。总特点为"整体观念，辨证论治"。基本内容：三因。内因，七情紊乱，脏腑气血津液功能失调；外因，六淫侵犯，六邪所伤；不内外因，虫兽咬伤与意外伤害。

明医诊病：观察病症，审查病机，追踪病因。也就是说，见痛不治痛，根源在不通；见怪不治怪，必找病魔黑后台；见难不医难，一定找到疑难杂症的无形干扰源。所谓无形干扰源，尤指环境因素。如环境污染，包括化学性与物理性毒气、坏土质、氡气、恶水质毒素、工业废气、汽车尾气、毒花草释放的毒气、电辐射等。还有内环境毒素，如生理毒素、心理毒素、生活毒素、药物毒素、各种细菌病毒、各类毒虫、寄生虫等因素。其次，生活不检点，感染性病细菌病毒等因素。

（2）明医治病立法：选方

中医治疗基本方法不离八法：汗、吐、下、和、清、温、补、消。实施方法有正治法，反治法，标本同治法，同病异治法与异病同治法。很多疑难病患者久治不愈，并发症频发，常规治疗无效。在这种情况下，必须创立法外之法，精选组合方外之方法，以传承有新意、创新不离宗为原则。新方法设立后，一定要以法统方，以方守法，灵活运用，如守法治病与间接治疗，及内病外治加强同气相求等新方法。在立法创新方法实施时，勿忘根据患者的具体情况加减变通为宜。①年龄；②性别；③病种分类；④病情轻重新旧；⑤阴阳体形；⑥五行性格；⑦体质三异；⑧血型分类明基因；⑨职业病、心灵病；⑩各层心态的执着病；⑪季节时令；⑫地理环境气场不同等因素；⑬体重定量等。故，明医治病真谛：相体裁衣式处方用药。

（3）明医治病精选药材

明医用药：须辨认天然药材与人工培植药材，懂药理含量，掌握各种药材地方名、商品名及处方名，药性、味、入经、有毒无毒，升降浮沉，功效与主治。配方牢记：相杀、相反、相畏类药的毒性。明白炮制方法与变性的功效。只有这样，明医方可利用冷药治怪病，炮制怪药与毒品药治绝症。

明医治病，因病种繁杂，不但要医养结合，还要运用中医、西医、医学气功三结合的方法同病异治，异病同治。最基本的功夫是要以中医与西医结合的方法。首先是中西诊断方法，如，用现代仪器检测指标参考中医诊断病状，如有相同点，即中西诊断结果相同，可运用中西药结合治疗。这时要明白西药的药理知识，各组药物的化学成分、功效与作用，及每组药新特点，更要掌握西药脱敏剂（和解剂）与有相对功效作用的拮（撷）抗剂的用法。

其次，不能忽视用药禁忌。例如食物与病情的影响；食物与药物相反、相杀、相恶等情况。

此外，用医学气功进行善后调理。医学气功锻炼可调摄精神，增强体质，帮助康复。

总之，名医治病有技术与手术；明医治病是口术、心术和艺术。明医不求名利求明易，不求享乐求艺技。名医生在医术前进的道路上荆棘丛生有险阻；只有有大智慧又敢于探险的医生才能将医术升华为艺术，并取得科学成果。明医重医德，讲科学，察病因，审病机，辨证症，明理法，实施方，活用药，重十因。明医能化敌为友，化险为夷，转败为胜，变失望为希望。

二、文明健康正能量，道医传承育德根

总纲领

圣人修道五更勤，气脉手诀理法深。

纸上得来总然浅，明师志同度金针（箴）。

口传心授岂易知，万象知识升华新。

古代明医修丹功，道医不繁杏林春。

三世绝学入道课，本草经络牵脉诊。

大智心胸成大器，阴阳化机明乾坤。

人体生命应宇宙，生物钟应子午轮。

若悟此生不虚度，学术并重博精深。

大医精诚奇妙方，百草灵子爱人民。

医德圆满驾慈航，道医选渡仙缘人。

明医良师是"真人无名，真心无相，大爱无言，真爱无条件"。明医良师坚持学习，才能与时俱进；坚持奋进，才能永远年轻。明医良师重视培养接班人。没有延续生命的接班人，生命很快枯萎。关于培养接班人，吾认为：

1. 要培养接班人，大力支持后人，让接班人有自信，有知识，有技能，最重要的是，有中医药科研技能：中草药炮制和配方的科研技能。让接班人明白一个道理，物质与功能，物质与精神，主观与客观，精神与意识等，它们之间都是相对而统一的关系。

2. 让接班人有积极乐观的精神。要理想，不要幻想；要激情，不要矫情。把负担变成礼物；把苦难当路灯，照亮前进大道。

3. 培养道医接班人有"十颗心"。

诱导兴趣启蒙心，开发慧窍好奇心。

新生事物尝试心，验证效果自信心。

自主目标有决心，真气运行医德心。

正道修真大国心，不达目的不甘心。

大医风范善良心，终生大愿为民心。

4. 培养接班人"医学气功生活化，生活科学化"，自修、自练、自护、自保、自养、自愈，自己要康寿，方可传递正能量。

保卫战，保胃战，仓廪之官气血源。

饭前必吃麻糊粥，百动玉液最安然。

餐后仙女望圆月，晨起睡前总五遍。

小便前先关后门，不失真气自自然。

大便净后练三提，息息向荣地门关。

卧前动静相兼练，坐卧立行皆为功。

家务做饭意功演，开心乐观生活餐。

5. 每一个人来到地球村都是一场修行，短期是旅途，长期是人生。

修炼道医拜明师，诚信德根遇明师。

明师指导炼五字，正、笑、静、活、息心胸。

修行要带三分病，带排病气医德升。

因为，人在生病中，才能接受善知识，才能谦虚，才能更加精进。世人没有谁能理直气壮地永健不老。此为古人智慧，直击人性。人生之光荣，不在于永不失败，而在于屡败、屡战、屡胜。

（1）正正正

①正字五笔写简单，理解执行并不难。

②天上五个字，没事别找事，有事不怕事，啥事都没事（干正事，天支持）。

③身正坐卧立行正，全身骨骼永无病；坐正舌动唾液咽，五福临门康寿宁。

④正言理顺弘正法，天涯海角温馨家。

⑤正人处事正能量，家事国事都顺畅。

⑥正确明事有方向，大业功成永兴旺。

⑦正教育才学生正，未来世界永和平。

⑧正爱老幼良善德，身心健康享天年。

⑨正立志，广结缘，正人行善无杂病。

⑩天知人正无邪风，地知人正无地崩；人正天正地育正，天地氤氲乾坤明。

（2）笑笑笑，要微笑，开心笑，别伪笑

①微笑是社会工具，微笑是护身武器。

②被人误解时候，要微微一笑，才是修养。

③受委屈的时候，要坦然一笑，才是大度。

④吃亏的时候，要开心地笑，才是豁达。

⑤无助的时候，要乐观开怀大笑，是境界。

⑥被人轻视的时候，要平静地笑，才有自信。

⑦有危险的时刻，要泰然地笑，有大气（危转安然良机）。

⑧逆境中，要静静地有回味地笑，想想还想笑，笑了又笑，是高素质。

⑨顺境时，要轻轻地微微笑，是传递正能量的高等气质。

⑩静静地微笑，是文明的形象，更是免费的补药（智慧）。静静地微笑，是阳光，是春风，是月光，是白云，是彩云，更是社会大学的知识。

⑪傻笑，是高层次的大智慧。

（3）静静静（青与争），安静宁静要动静

人生如梦，无事心空，有事心静，事事由心定。

静心藏神去浮躁，静思开慧去烦恼。

静视明理得经验，静默调神得事理。

静望明事躲干扰，静处宁心消杂念。

静宁升智灵清秀，静养身心气血和。

静内动外阴阳平，静读广知领悟高。

静修圣贤医德高，静息聚氧延年綦。

总之，正：可立志积德行善；笑：可防身创大业；静：静心藏神聚氧长寿。

第九节　忠言"逆耳"长命綦

总纲领

罕见怪病如演戏，悲剧平剧有喜剧。

时令不正六气淫，多种病毒菌变异。

未病早防为上策，有备无患为喜剧。

既病防变为平剧，并发怪病为悲剧。

千病生于无知人，康体生命当儿戏。

人性反常必有鬼，无中生有爱生气。

无病呻吟是需要，能量透支还痴迷。

事出反常必有妖，绵延怨恨与淫欲。

睡在病房半明迷，贪欲高热回归依。

生病吃药不忌嘴，屡教不改旧恶习。

病出反常必有魔，正虚邪恋顽疾续。

病由心生必治心，打败心魔百病退。

治病求本查后台，消灭原凶病早愈。

防控疫情不松懈，正气存内升免疫。

有氧运动培元气，知足常乐心灵飞。

健康健美真财富，生命无价是真谛。

一、贪欲无形刀，最终伤自己

1. 适量用酒益处多

酒入中药真不少，多种中药酒洗炒。

药酒祛风除寒妙，酒精消毒杀菌效。

酒通血脉解忧愁，美酒下菜兴席超。

人际关系酒和好，酒入香腮红一抹。

服用西药禁饮酒，热病炎症忌酒好。

醉酒最好不失言，海量不醉呈英豪。

· **美酒不解真仇** ·

2. 有气不生高智商

别人犯错你生气，气出病来无人替。

生气上火易生毒，气滞逆乱易血瘀。

肝气犯胃气上逆，恶心呕吐反酸水。

肝火犯肺咳痰血，阴吹缘于肠气逆。

肝气大逆心卒死，肝气郁滞鼓胀气。

胃癌肝胆食道癌，原名噎膈倒食气。

肝气乘脾宗气横，乳腺恶症横郁逆。

肠瘤胞积卵巢囊，宗气不通原发地。

气滞逆乱气陷症，气气不消病难愈。

胸为巨海长江宽，容纳诸多凡烦事。

腹为烘炉大冶炼，陶熔千般不平理。

有气不生气自消，大气才能成大器。

· **爱生气是拿别人的错误惩罚自己** ·

3. 钱能养人亦害人

金钱生活都需要，君子取财守法道。

不义之财不可贪，生命无价要明了。

贪财之人易早逝，钱是无形杀人刀。

杀掉人性与文明，亲情家庭都杀掉。

杀掉羞耻与生命，违反法律无处跑。

劝君不贪走正道，健康平安寿命高。

·贪财不顾亲·

4. 天性正色谊长春

生命之源性爱连，繁衍生息代代传。

性爱淫色各分辨，淫色欲妄不可贪。

生活检点节有度，千万不可迷色恋。

好色如同是猛火，玩火自焚长生宝。

贪色如同锋利刀，剐骨割肾命凶兆。

劝君修道别迷色，体壮心怡金光道。

·贪色不顾身·

5. 科学饮食最安全

病从口入要牢记，晚餐贪撑难入睡。

饮食不洁坏肠胃，饮食不节伤脾胃。

膏粱之变生疔疮，三高肿瘤原贪味。

因人因病适食好，餐后片刻迈开腿。

渴而思饮水甜味，饥而食之食香美。

药食同源最规范，医食相同体健美。

·贪吃不顾人·

6. 人生如游戏，输赢自掌控

古今人来世间玩，玩法花样不一般。

有人玩乐智慧全，有人玩上空间站。

有人无聊玩是非，有人玩火自焚残。

玩物丧志病传染，毒菌毒虫病魔缠。

手机游戏多变幻，多少迷人陷里面。

争分夺秒乐不疲，荒废学业事业断。

有人弱视玩瞎眼，生命玩笑早归天。

祝君玩出高智商，事业开拓兴科研。

·贪玩不顾家·

二、静心养神正气存

1. 长寿源于心静

急性办事易出错，急则七情紊乱病。

性急焦虑易抑郁，罕见症状多怪症。

中医脏躁三症状，哭笑无常如神灵。

精神状态时反常，甘麦大枣可脏宁。

朱砂琥珀可外用，养心安神自然静。

有氧运动荷花功，动静相兼大雁功。

·激动是魔鬼·

2. 心无杂念，身无杂病

命运不是天注定，信天由命是无能。

灵病精神不卫生，胡思乱想生怪症。

忧愁杂念自闭封，失眠抑郁心脑梗。

精神失养文武调，首选新医学气功。

人生不白活一回，道剑祛病虎生威。

中华武魂扶正气，道鞭舞魂金龙辉。

我命在我不在天，自立自强自荣辉。

自尊自知有自制，强大无比自律性。

自修自炼自养护，开发体内自愈能。

意动生阳静养阴，气血阴阳永平衡。

·忧思伤心脾·

三、胸腹天地宽，自有渡人船

1. 两勇对阵智者胜

人生哪能不生病，小病为疾大为病。

有人怕病难治清，不怕生病疾无踪。

得了怪病不要怕，自己就是良医生。

上品良药在体内，自愈力量免疫升。

穴位就是金钥匙，调控经脉气血行。

战胜恶病斗心魔，身心灵健自养功。

·我不病谁敢病我！·

2. 逆天之道未必凶

病者逆境受煎熬，医者精诚多支招。

治疗绝症疑难病，五颗红心不能少。

患者信任坦诚心，痛改恶习下决心。

战胜恶病自信心，更有家人来关心。

救死扶伤献爱心，医生德高医技妙。

一切症状都是标，病根后台快除掉。

异病同治逆治法，同病异治顺逆调。

逆天之道未必凶，强者无敌病魔跑。

慈航顺逆撑帆起，选渡仙缘为目标。

· 强者无敌，正者必胜 ·

四、真人有明亦无名

贪名中空无其实，德才不备贪假名。

虚名如同九月霜，空名好似三更梦。

不屈于利人富贵，不屈于名人高明。

圣人成明不贪名，真人无相名不同。

淡泊名利好品格，厚德载物真芳铭。

· "实名制" 最平安 ·

五、人和万事通

埋怨人者是恶人，怨气有毒伤本人。

怨恨恼怒烦五毒，五颗毒丸伤五脏。

吃了半粒会生病，吃了一粒伤性命。

不怨人者真善人，心正传递正能量。

无怨和气可解毒，解冤治病又避祸。

修福修慧修金身，成圣成贤能成道。

积德行善弘正气，功德圆满造福民。

· 自己便秘不要埋怨地球没有吸引力 ·

六、恬淡虚无存真气

当今生活节奏快，盲目投入易受害。
执着感情无正义，执着爱情易障碍。
执着亲情无亲信，执着婚恋易失败。
执迷种花易中毒，道听途说痴迷快。
执迷完美心易碎，执迷舍施陷阱栽。
心善无智不识人，恶人恩将仇报来。
好人善良不长寿，死于心善无原则。
劝君凡事别执着，预防小人把你害。
行善必带正义感，云水随缘观自在。
平平淡淡才是真，自由自在福满怀。

·不怕执着，怕无智·

七、知识改变命运

千病根源是无知，万病缺氧死无知。
无知消费是浪费，无聊无赖人无知。
无知爱情有障碍，婚姻受伤是无知。
认识事物真不易，自知者明知人智。
君子之心坦荡荡，最毒不过小人心。
认识社会与自然，认识宇宙人自然。
博学广智保自己，生活清静防毒气。
生理心里怕生毒，无形杀手要明记。
五大认识生智慧，智者从之改命运。

·知识升华体质与智慧·

八、播撒一个行动，收获一份美丽

不舍不得是异态，大舍大得是常态。
有沦陷才有蜕变，舍旧貌才换新颜。
如同人体排污管，七冲门通三尸清。
生理功能正常行，新陈代谢身无病。

投资学习得技能，投智大业得功名。

撒手跑步向前冲，良师益友前程等。

正道修行重舍离，舍情无欲要无为。

世俗酒肉日昏昏，禅饮空气醉相随。

观呼苍天何为道，阴阳相应是轮回。

德到得到长生宝，康寿快乐度缘民。

·播种与收获不在同一个季节·

九、成功在你对面，拐个弯就到了

笑说失败不好听，成功妈妈最好听。

失败成功为一统，科研创新最正宗。

人类生命长河中，感恩医古要忠诚。

神农尝草断肠伤，扁鹊死在御医中。

华佗被杀留千芳，中医药学成书名。

中草灵子永向阳，为民疗疾奉献命。

不怕失败古医家，消灭伤寒瘟疫病。

天花水痘疟疾亡，近代医家立功名。

结核鼠疫全消灭，流脑非典全无踪。

没有失败无成功，风雨过后见彩虹。

正道修炼大步行，吃掉魔难就成功。

·探险无危险，疑难化平易·

【结语】

智慧时代欣，升级文明道。

凡言逆耳教，为病治愈疗。

领悟此忠告，实施新法妙。

良言三冬暖，赞美鼓励好。

健康真财富，生命无价宝。

宇宙送吉祥，福星永普照。

我的心愿：把爱我中华武魂的种子，埋入孩子们心灵深处；让东方三气"真善美"之花，在青少年心田里永远绽放；让新医学气功，红色传承永不息，祥光普照地球村！

辛丑年 8 月 19 日（中华医师节）

第十三章

展望未来新诗篇

第一节　传统医学形象新，文明健康造福民

一、总纲领

深挖精研道医根，领悟中医药学心。
万象知识精髓筋，传统医学全创新。
天人合一明大道，读懂大道圣贤神。
创新医学不离宗，医养妙法润民心。
新医学，新科学，文明健康法宝真。

医祖创业传千古，后人承志艳阳春。
精选德才育新人，志同道合度金针。
寿世良方德为本，灵丹仙法传真人。
厚德精医仁爱心，救死扶伤振精神。
白衣天使良慧根，吾辈自强篇章新。

宇宙万物一气聚，万物生灵气为本。
百草灵子永爱民，千草中药皆献身。
中华神功武魂真，丹功悟玄正气存。
自然功态固天魂，自养自愈调精神。
未病早防明先兆，有备无患修仙人。
慈航云帆度缘民，文明康寿地球村。

二、中医药源自民间——明医在民间

传统文化与传统医学文化是中华民族瑰宝，是华夏儿女的魂，更是国人具体形象与家风、家教、家庭文化的体现。传统医学文化是科学新医疗形象，也是人类生命长河的母亲，更是人类发展的护佑神，因为人类健康发展至今，人类本身才是历史留下的最大的遗产。中草药生生不息的百草灵子，为人类康寿做出了巨大贡献。

吾认为，当今时代的国人应该大力保护中医药文化和弘扬道医药文化，还要努力挖掘、深研未被研究的中医药文化与未被开发的中草药。

其实，古今民间治病绝招很多，如葱管导尿，蚂蟥吸瘀血，掌击相思病，毛笔尖破喉痛，磁石吸铁钉，点穴治狂躁等。还有许许多多的能治大病的单验方，如野兔子屎治鼓胀，壁虎治肺结核病，壁虎尾巴治痔瘘管，白脖蚯蚓治疝气，韭菜与石灰治金疮，鬼箭羽治消瘅，马鞭草治癫痫，活鸡心血治小儿急惊风等。还有治大头积水的验方，牙痛方等。其次，民间气功治病方法也很有特色，如外气治皮肤病、小儿夜啼症，退高热；内气止血、止痛、急救心衰等方法。民间针灸刺血法治疗血瘀证、脉管炎、脑梗、心梗、扭伤、痛经等方法也广为流传。除了食疗方与茶疗方，民间还有许多密不外传的单方、验方、偏方。比如众所皆知的云南白药妙用；青蒿素、狼毒等治疗白血病；三氧化二砷治癌症等。还有很多冷药治怪病、怪药治绝症的方法，都是亟待开发科研的灵丹妙方。

正因为这些有实效的治病救人的方药来自民间，所以说，明白医生擅长立法外之法，创方外之方，利用冷药治怪病，发挥怪药治绝症。他们用绝招治病救人，在民间积累药理，论证医案，不断总结经验，传播推广良方，然后从民间逐步走向殿堂，走向课堂、医院与院所。

总之，传统中医药文化的形成，主要源自民间。也就是说，古代劳动人民长期与疾病作斗争，总结了丰富的经验，积累了验方良药等有效果、有科学验证的方药，经过分类、分科、分层、分化，再完善升华，成为有理论依据的知识，故称为传统医学文化。在此基础上，再通过近代医学家筛选、归纳、升华、论证，就形成了现代的中医药学。

吾建议：

第一，医务界各层次工作者与各级别中医药科研人员，都应该积极工作，努力上进，开拓创新。要打破传统保守思想观念，要有大医风范、医德为尚精神，无私奉献家传验方与治病救人绝技；尽力培训中医药接班人，精选人才以培养；育才要因人、因才、因兴趣爱好而施教，用现代化教材教学，临床实践以传统形式带徒带教；要突出中医基础理论的特点，以整体观念、辨证论治为特色，灵活运用理、法、方、药，以以法统方、以方守法为原则。还要根据现代疑难病与罕见病的特殊性及复杂性等特点实施立法用方，方可立法外之法，创方外之方，做到相体裁衣式用药，既要安全可靠，又要科学灵活，这样才能解决很多疑难复杂问题。总之，临床实践要有针对性，实践出真正有科学性的方药，并大力推广，以此为上策，让中医药来之于民，取之于民，用之于民。传统医学文化形象与新创、科学的新医养方法，关乎中华民族复兴的伟业，与世界和平、全人类文明健康的千秋大计密不可分。

第二，医务工作者们要重和谐，以医德为尚，坚信科学，团结互助，中西互学，知识互补，临床经验、技能良方互用，达到全科高级医师水平，解决全球性疑难病与罕见病难题。

第三，有专长的专科名医，应谦虚学习，低调做人，走访民间，去拜访民间的明医、身怀绝技的道医、村医及非名医，探讨、学习他们的灵丹妙法，因为这些医生有非药物特色验方等，特别是他们的非仪器诊病的方法，非药物治怪病的绝技。这些方法、绝技，有时候被误认为是迷信的，不科学的，但其实是新科学的。他们治愈了怪病、罕见病，赢得了人民的信任、敬仰，因为"真人无名，真心无相"。所以老百姓常说，"真人不露相"，高手在民间。

建议全体医务工作者要有信心学习新知识，要有决心去探讨、研究自己缺失的医技，开拓中医药理文化及中西医学相结合工作方法。以中医学结合西医治疗方法为主，利用医学气功自然疗法，全面开发医院特色治疗，科室治病要有专长，实施医养结合新方法，以未病先防、既病防变、有备无患为重点。

此外，医务工作者要有健康的标准：①自己身体健康；②心理素质健康；③医疗知识水平要健康；④医德水平健康；⑤最基本的要求是，生活与作风正派，无恶习。达到这些标准，才能传递正能量。

三、中医学体系展望未来

1. 天人合一的生命观

（1）太阳年有十二个月，地球有十二地脉，人体有十二正经。道医修炼大周天功，同天、地"十二"这个数字相应。如，一天十二个时辰，相应人体十二经脉。掌握子午流注，是修炼大周天功的标准。太阳年是地球绕太阳转一周的时间，是 365 天 5 小时 48 分钟 46 秒。另外，天、地、人之间还有很多神奇的相应之处，及数字密码。

（2）道医修炼小周天功，亦同天、地相应，天、地、日、月分阴阳，人体藏象和气、血、经络亦分阴阳。如督任脉相交，相应月亮绕地球转圆。其次，天有五行星，人体有五脏；天有七曜光，人体五官有七窍，人体纯氧气有七魂，还有七冲门，等。

（3）人体生命与自然界大气是不可分离的。"天道酬勤，地道酬德，人道酬诚"。"天道"就是大自然界的规律运转，及宇宙的文明规律。要明白宇宙引力的作用，宇宙暗能量与暗物质等概念。只有读懂天道，顺应自然，利用自然界正能量，才能更好地防病、抗病、治病，自养生命之根本。

2. 以"象"为概念的动态平衡术

中医学是万象知识的精髓，主要是以阴阳平衡为纲领。诊病内容有藏象、脉象分类相应。故，善诊者，察色按脉先别阴阳；治病者，谨察阴阳所在而调之，以平为期。这说明，中医诊病要辨阴阳，治病是以平衡脏腑气血阴阳为目标。

3. 形象思想来辨证

中医基础理论的特点是"整体观念、辨证论治"。诊治疾病是以抓住主要症状，分析病证的发病机制为主；其次，追踪病因。所以，中医诊断是四诊合参。其中望诊的看形与象是重点，内容有：头形、脸形、身形、步态、舌形及气色、神光之精神等。

4. 治未病为重点

（1）调精神，提高心理素质，保持乐观精神为上策。

（2）提高身体素质，以"正气存内，邪不可干"为重点，强身健体，多做科学的有氧运动，按血型食疗，增强免疫能力，升华自愈力，以自养、护养、保养等方法，达到防病、抗病、调养的目的。

5. 治未病为特色

明中医治病的特点：相体裁衣式。

（1）审察病因及发病机制的后台（总后台），分析病证，让患者明白。

（2）让患者明白发病之前的生活坏习惯一定要改过，让患者知道本人病因、病机、病证，了解治疗方案，这样患者才能提高战胜病魔的信心与决心；让患者的家人体贴关心，这样患者最开心。

（3）患者接受治疗后，要让其看到效果，看到治病方法安全可靠，让患者找到希望，有信心。战胜心魔的时刻，就是成功的开始。

6. 新医学展望未来

白衣天使们要有救死扶伤的精神，也要有用生命去守护生命的无私奉献精神、科学的医技和高尚医德。在跨越新征程的新时代里，在开创医学辉煌的大道上，要胸有成竹地工作，用抓铁有痕，踏石有印的作风，推动爱国卫生运动，倡导健康医疗卫生伟业，实施医养结合的新技能，把全民健康各项工作落实到位，为实现中华民族全面小康而奋战。

我们要打造科学的新医疗方法，文明的新医学形象，拓展新医疗养生法宝，造福文明健康地球村，造福宇宙星际文明，让太空永远吉祥！

第二节　创新实用功理功法

一、新医学气功"源圆"

黄帝内经图谜团，通悟太极十三板。
碧眼胡僧手托天，仙翁禅定仙桃园。
织女运转阴阳玄，刻石儿童把钱串。
铁牛耕田种金钱，龙火相火烘烘燃。

上下三关三丹田，千变万化十八般。
开城门，架桥梁，炉鼎文武火候连。
释义功理化平易，文哲疑难易繁简。
返朴归真功德根，心定神凝性本天。
三断贪欲坏习惯，恶念淫色不可染。
圣人观天知良辰，日月精华氧通丹。
精血互化气御神，髓海充盈智慧仙。
明师传功不传火，明理修道最安全。

新医学，易医功，通悟道理开慧根。
道家丹功十八层，三十六套各功分。
正本清源大国心，真气运行正气存。
天人合一生物钟，施教规范明三因。
天地生灵一气聚，宇宙精华造福民。
乾坤万物气场美，千草灵子渡缘人。
大小周天气血环，五行八法新扶贫。
精神缺失食大餐，生理缺陷养基因。
外动内静炼筋骨，外静内动氧心神。
正教施功德为本，顶级生命科学魂。
正法修真铸金身，金丹武魂延年春。
道医丹心照后人，医养妙法润民心。

二、护眼保健操

德智体健青少年，有氧运动功法妙。
拍手开穴阳气展，自由自在自体操。
轻拍合谷振后溪，列缺神门心肺道。
掌响天门风市通，掌击八邪通三焦。
轮臂空拳唤大枢，开发气户通环跳。
静站养神百会开，手扶气户聚氧好。

两手开合人门空，火浪冲击意劳宫。
点按承光用中冲，攒竹睛明太阳中。
正气存内氧气充，天门输氧视神经。

心明眼亮视光明，自愈力强永无病。

收式轻拍三阳经，阳气升华天柱通。

东方武魂永传承，高级育才国复兴。

正如：

天苍苍，地茫茫，紫气东来美气场。

天地灵气开智慧，祥光普照少年郎。

三、中老年"氧心"护身操

祝福中年朋友们，微笑补药全免费。

简单快乐原知足，自己快乐是智慧。

精神富有心灵美，送人快乐是慈悲。

三正尊严有底气，人生不白活一回。

活就活出虎生威，活就活个龙摆尾。

开心微笑尽情跳，放歌自然声韵美。

养生必然氧阳气，有氧运动长命岁。

自愈力强身心健，今生活出高品味。

仙缘相见畅心扉，说笑歌舞最开心。

吐故纳新氧肺肾，摇手握撒氧心怡。

抬手举臂健脾胃，两手下按理肝气。

扭腰转腕动作美，吸拉呼推开仙门。

拍打穴位通经络，畅通循环精气神。

抬腿踢脚筋骨伸，轻松聚氧和肝肾。

手扶丹田暖命根，培补仙骨养脊髓。

先天不足后天补，健脾益肾康寿春。

正如：

指日高照艳阳天，霞光映红万重山。

九州灵气峰前合，慧根灵树圣果园。

四、月光净化能量（永平衡）

1. 歌词

仰望圆月万事空，月中山石与古松。

月老吴刚酒对树，嫦娥玉兔家乡情。

月外清静万里晴，阴阳太空银河动。

牛郎织女两岸情，神话故事原天庭。

天庭原本海王星，三星兄弟住生灵。

天堂人间神话通，一个"月"字慧悟明。

脏腑筋骨都用"月"，天人合一月道通。

2. 采月光

闭目望月心中明，三调静息身心正。

月华光辉普照吾，悬留上丹泥丸宫。

皓月净化能量场，冲刷净腑吾功灵。

心肾相交心脑清，静心安神无杂病。

血氧饱和眠无梦，自愈郁闷焦虑症。

神经细胞多氧充，能量存放五脏中。

身心平衡谢月老，望月观星好心情。

收式三提气门关，赞月歌词唱心声。

【箴言】

天下没有永远阴霾的天空，让生命的日月光从心中升起即可。

五、采阳培元功

还阳自炼自氧功，领悟功法功理明。

一日三练火花功，定时朝午夕阳红。

启式静站要三调，微笑喜迎太阳公。

身如泰山意绵绵，双掌迎日热光烘。

闭目观日红光闪，黄白色变气如虹。

仙气灵光照膻中，慢移下丹燃热能。

调息定数三六九，引火归元周天行。

培养仙骨暖脊柱，经脉畅运关窍通。

还阳衡温扶正气，防治缺氧阳虚证。

收式两手扶腰部，腰腿热气往脚冲。

静养三至五分钟，三息关门可收功。

自由拍打三阳经，复阳存正身无病。

六、易医妙法振精神

精神欠佳中青年，郁闷焦虑原婚恋。

自卑之人易抑郁，自大空想有危险。

梦想空谈发大财，好运良机手背穿。

囊中缺钱心焦烦，思乱忧郁易失眠。

亲朋无助说怨言，心灵压力如泰山。

生理功能不健全，有心无力心里寒。

伪笑自卑心思乱，神志无主疾魔缠。

自觉周身都是病，仪器难查病根源。

幻觉错觉时常变，幻视幻听常出现。

正虚邪恋耗氧大，灵魂污染怪症变。

医生训斥疯妄言，方药镇静全安眠。

仰首叹息问青天，何时了凡运气转。

明医诊病目了然，病因无形干扰源。

治疗方法最全面，道医三气中西联。

正教心灵扶正气，打败心魔最关键。

人生哪能多如意，万事只求半心欢。

爱错人，快撒手，走错路，回视岸。

人生绝路莫悲观，后退半步留空间。

看清路标拐个弯，成功就在正对面。

好马要吃回头草，浪子回头金不换。

医学气功正妙法，五行八法运周天。

修功必带三分病，德高望重当教练。

真气运行炼金身，自信自养自愈全。

正气存内塑灵魂，五福临门永安然。

东方武魂正能量，明师妙法天下传。

【释义】

古人云，家家都有一本难念的经。吾发现，人人都有一本难念的经，很多人灵魂深处都储存着一个悲惨世界。但是其中一部分人可以自调、自律、自养、自信地得到自愈；而另一部分人做不到这一点，只有求助别人来调养、护养与保养。前者是治本，后者是治标。总之，都是为了达到身心灵的健康。

自养方法：

外观世音明红尘，学会放下身心轻；

中观世俗明事因，世事不争心安静；

内观自在明自我，五福临门真圣人！

明世俗：既无悲观，亦无乐观，它其实是无观的自由自在。

七、功理研修纲领

修炼都想得真功，放下恶习功德行。

千两黄金不卖道，愚人得功易短命。

敢问吾主何为道，空间站里有说明。

诚信万众皆为师，阴阳五行太极中。

明确万物皆有灵，生灭轮回宇时空。

万法归宗自然应，天人合一长寿星。

荷花歌声传四方，激励人生太空祥。

神采奕奕喜洋洋，气血饱和经络畅。

沉睡细胞都唤醒，免疫功能升华强。

诗歌飞扬斗志昂，震撼乾坤正能量。

排病气功法（三套式）

第一式

手下云雾头上化，全身病气平面下。

热浪冲开涌泉门，排到深渊散冷涯。

前后左右跨三步，再练三次意收功。

第二式

微笑静松马步功，吸清呼浊三尸清。

胃气下降肠气通，一通为用亦补充。

通腑补脏扶元气，正气存内毒自清。

第三式

童子拜师我心诚，宗气畅行天地通。

升清降浊瘀血行，脏腑和谐免疫升。

云开雾散阳气展，毒瘤囊肿不再生。

【释义】

功法特点：排毒不伤正，扶正不留邪。

初级功理记心上，教练人人会演讲。

三调知识为基础，功法标准最为尚。

有氧动功反复练，入门开发灵感强。

收功别忘要静养，气存下丹补元阳。

意行拍打显效灵，安全可靠科学性。

前后甩开单双鞭，用鞭打开疾病城。

扶正清浊不留邪，上下三路掌心空。

力度拳掌分轻重，明师带教功理控。

自然理疗五行功，分别三因而施行。

医学气功氧心神，静心安神脑清灵。

医学雁功治梦病，失眠患者练稳静。

三套卧式似熊功，伤残久卧患者清。

中华龙功显威风，脊椎患者急慢症。

明师指导功理明，因病动作灵活性。

自然动作后标准，综合拍打有氧功。

认真排练喊口令，三五周日显效明。

火花功总纲领

火花功，分三种，辰时午时夕阳红。

辰时日光气精灵，入门通督元阳升。

收聚热能还阳功，风寒湿邪无影踪。

午时太阳似火红，光照天门四神聪。

托起双掌展肩等，身心热暖温融融。

真寒假热阳虚证，寒热虚实能平衡。

申酉日光阳气平，气轮虹霞聚热能。

补真火，养阴精，采阳补阴奇妙功。
阴得阳助化无穷，真气回春老还童。

荷花功总纲领

荷花功，分级层，因人因病实施功。
初级医养身心灵，调控心态好心情。
提高增氧免疫升，气血平衡循环通。
中级功法多功能，脏腑气血子午行。
十二官员大和谐，经络神经髓海充。
高级功法师传承，七魂六魄元神统。

三圆"扶正"功法

（1）海底圆

人体四海气相连，真气运行下丹田。
意守仙骨为终点，仙骨热能骶骨暖。
调息三九海底圆，正气存内邪无干。
子宫肌瘤冲洗散，元气保护前列腺。
神明还虚根基健，气功防病第一线。

（2）环境圆

脐轮转，环境圆，调息六九培先天。
督任冲脉三和谐，阴升阳降命门管。
气血髓海原后天，精血化髓补真元。
五痨七伤肝肾病，尿毒尿酸清扫完。
不育不孕阳虚证，中西此法保平安。

（3）太阳圆

太阳圆，转三环，高功老师打开关。
督脉升华阳气展，清阳升腾春风暖。
重守神道与中脘，子午符数自信练。
调息九九神道前，血糖平稳护胰腺。
收功三圆统一式，意守命门养丹田。

第三节　感悟诗

一、匠心铸梦，书写芳华

古今诗人阵容强，大胆文章豪笔放。

字呈珠玉诗佳联，笔走龙蛇书法良。

谱写人间动地诗，特创世奇惊天歌。

诗歌存在情飞扬，放歌自然志高昂。

歌声凌云壮志翔，心灵灯塔永放光。

华人歌舞唱同韵，激励人生震乾坤。

三世医学芳千古，新创精品造福民。

虎守杏林灵光祥，龙泉橘井灵水香。

当代扁鹊新灵丹，今朝华佗新妙方。

东方三气新气功，中华神功聚元神。

诗歌存在，人类灵魂灯塔永不会熄灭！

【释义】

所有人相见都是缘。有人缘、地缘、天缘之分。天缘是最高级别的缘。有天缘关系的人特别融洽。他们有共同的理想、事业、目标，有一颗为人民服务的心，要造福于民。他们志同道合，纯善无邪，积极向上，勇往直前，有领导的气质，有正信。

二、赞美祖国山河美

大山啊仙山，神奇的天山。

山之筋骨在于在于精美的石头，

山之情趣在于在于飞天的瀑布，

山之美景在于在于花草树木。

九大灵山，五湖四海，原是诸贤修炼的道场。

灵山啊灵山，都是治疗心理障碍的验方。

海湖啊灵水，可洗去心灵的创伤。

世外的桃园，是养护心灵放飞的天堂。

山川龙脉，原是祖国黄河与长江。

海天佛国，虹光飘舞，送来了吉祥。

紫气东来，唤醒神州大地新气象。

林海氧吧，更是益寿延年的仙方。

林海的氧吧，才是益寿延年的地方。

大山啊仙山，神圣的天山。

山之筋骨在于在于精美的石头，

山之情趣在于在于飞天的瀑布，

山之美景在于在于花草树木。

花草树木，山石水土，原是治病救人的神药。

本草啊起源神农尝百草救死扶伤。

药王啊药王开创了治病救人的仙方。

神农啊药王为人类发展功德无量。

昆仑神韵密，神农架里孕育仙道神方。

毒虫与毒花，攻克疑难绝症留千芳。

杂草与怪石，中医药瑰宝，为人民健康奉献力量。

森林氧吧，也是益寿延年的秘方。

森林氧吧，更是益寿延年的地方。

三、锦绣中华出国药

红日当空乾坤明，碧海彩霞玉宇晖。

祖国山明水秀美，九州大地绿满春。

高天冬尽万物苏，花艳芳草萌芽新。

碧水迎春莺燕舞，青山滴翠蝶蜂飞。

朝霞艳红梅俏丽，春晖溶溶柳葱茏。

茂林修竹草常春，桃李丹桂探春色。

毒花异草诸毒虫，椿槐诸藤皆国宝。

冷药专攻怪异病，怪药主治难绝症。

百花千草水石土，中华瑰宝留千芳。

花开富贵紫桑梓，春吉夏祥大吉昌。

锦绣中华出国萃，国药神圣福民康。

四、游呼伦贝尔大草原

凌空白云绿茵天，青草灵光漫无边。
千里地毡镶翡翠，万顷湖波影青山。
骏马奔驰腾空鞭，群鸽展翅彩云添。
天地灵气育生灵，羊群如云又如棉。
世外美景仙人居，清气氧吧怡心园。
仙山仙境仙草原，仙湖灵水奇灵感。
百花仙子治百病，千草灵子民康缘。
芳草鲜花连天碧，大美草原神画展。
朝旭霞光有诗意，夕阳彩虹有情感。

五、忆南粤天堂山

南粤神话古今传，天赐大美而不言。
五羊新城有神话，灵气都在清远县。
万丈祥云千浴溪，天堂坐落云海间。
四季青春景色艳，古寨花禾雀鸟蝉。
夕阳彩霞映满天，虹光神奇灵气艳。
金龙祥云头尾现，金凤云游天外天。
龙凤呈祥福万代，祥云灵气天地联。
凡人哪知银河秘，银龙喷水温馨泉。
道医神怡养心园，静浴瑶池似神仙。
仙缘相聚奉厚爱，仙桃圣果香梨甜。
茶香本是云雾质，水甜原是幽魂泉。

六、游九华山练功聚氧记

佛首九华山，净土无尘染。
逍遥入仙境，佛光照满山。
辰时入古寺，朝阳照林间。
曲径通幽处，禅房花竹园。
飘然蹬天台，石王峰坐禅。

灵子面立吾，真情前世缘。

眺望山河丽，景色美姿翩。

瀑布直飞流，幽静湍山泉。

仙光悦鸟性，潭影空月仙。

神守灵光禅，法眼观宇天。

七、游香山采气修炼

群英聚瀛泉，众贤登香山。

天高云淡蓝，鸟鸣南飞雁。

秋风拂依依，爱意枫林间。

翠壁石作梯，索道入云端。

黄菊红叶片，灵子金光闪。

万物皆有灵，喜迎把头点。

苍松鹤来栖，松柏爱奉献。

片片枫叶情，仙气百望山。

六郎庙静禅，情系催我眠。

不知子午时，功态桃园仙。

八、中华艳阳春——中国医师节 [①]

旭日东升艳阳春，中华辈出圣贤人。

党中央，最爱民，倡导致富全脱贫。

传递文明正能量，知使命别忘初心。

新时代，气象新，民康国强靠打拼。

传统文化国人根，更是华夏儿女魂。

国人家规文化深，坚信科学德为本。

国人家教牢记心，正善修行开慧根。

科技创新突猛进，金砖重器开天门。

星际文明赶先进，医德圆满奇梦真。

---

① 中国医师节：2018 年 8 月 19 日。

大道至简明宇新，天地人和体同春。

文是基础医是楼

新时代领导英明，中国医师节诞生。

护佑生命民尊敬，大医大爱最光荣。

神农药王献生命，开创医药济苍生。

古代明医留仙法，千草灵子康民众。

明医理法方药妙，杏林春光神水灵。

新医学，显神通，特色诊治罕见病。

东方三气清和正，医养结合清灵症。

中华武魂铸金身，舞魂正气民安宁。

道医同春慈航程，世纪绝症一扫清。

红色基因永传承，人类发展医功名。

九、龙凤呈祥福万代①

凤凰飞呀凤凰美，金凤展翅彩云随。

龙凤舞呀自然美，彩霞虹光太空美。

东方武魂显神威，美好向往民康瑞。

航天科技创新规，空间站收宇宙密。

宇航员忘宿眠归，饮氧食气醉相随。

龙腾祥光阳气展，凤鸣岐山吉祥瑞。

千年童谣心灵飞，天籁神韵撩心扉。

百花千草灵笑聚，日月精华增新辉。

易医春光照千秋，天地人和康寿美。

龙凤呈祥天上人间，共欢乐。

春意盎然春满乾坤，福满门。

---

① 龙凤呈祥福万代："杨氏堂"商标龙凤图。

十、世界医学气功大会（北京九华山庄）①

世界医学气功会，首都相聚缺一席。
百家争鸣辨真伪，各国功法分高低。
健身气功皮毛骨，花拳绣腿争良机。

吾创新医学气功，东方弟子武魂威。
岗前培训有程序，随机应变早准备。
弟子自信灵气奇，灵光诊病超仪器！

虽然大会小成绩，希望弟子再努力。
功德同步互学习，中医药学深奥秘。
自然医学明三才，人体奥秘功理奇。
慧眼识人查病细，圣贤弟子出辈奇。
牢记重托担使命，奋楫再创新传奇！

十一、自然疗法长命功

新医学，新气功，自然疗法功理明。
易医道学为根基，万象哲理在其中。
宇宙医学为方向，自然医学新内容。
天地万物一气聚，天体人体图说明。
日月同辉乾坤朗，日精月华万物生。
人体器官字各异，脏腑月字有月应。
自然资源巧利用，天地氤氲育生灵。
环境医学清浊朗，山清水秀纯氧充。
微观医学查无形，防控各种无名病。
社会大学践验证，坚信科学功德行。
自然医学新升华，自然运动新丹功。

---

① 大会召开时间：2019 年 10 月 31 日至 11 月 2 日。诗歌创作时间：2019 年 11 月 3 日子时。

功理知识严规范，功法简单灵活性。

有氧运动意动功，人门聚气益心灵。

放歌自然天籁韵，心灵阳光病无踪。

真气运行督任通，自然舞魂阴阳平。

恬淡虚无精神守，正气存内永无病。

科学食疗明血型，生存内核体质控。

自然疗法仙人功，修炼德道延寿命。

十二、天人合一新气象

中华武魂通易功，医德正气金丹成。

元神出窍自由行，自然逍遥游太空。

太极本是宇宙图，黑白虫洞全说明。

太空隧道不恐怖，好进难退外太空。

宇宙庞大无限空，五维空间九九层。

上帝粒子乾坤净，极乐轮回尚文明。

北斗指挥乾坤动，星际运转定律程。

神秘银河两岸情，九大星球育生灵。

宇宙万物一气聚，天汪大气佑生命。

六气祥和灵气通，地汪灵子万物生。

日精月华助我功，元神能量六神聪。

天地人和岁月增，春满乾坤福满庭。

十三、道医丹功度仙缘

中华文脉道医丹，塑造武德是真传。

道医秘药太保守，古今未能大发展。

尚师选徒德才悟，强大气功传仙缘。

明师开发气门关，丹功因人实施全。

功理知识要明确，功法标准持恒炼。

启式三调要规范，清正静和息息联。

天门常开地门关，人门聚氧善心圆。

真气养阳培命根，性命双修仙骨丹。

丹功养护身心灵，气血津液经络沿。

真气运行聚真氧，正气存内邪无干。

天地人和顺自然，康乐健美活神仙。

慧根灵树结正果，医术妙法六微感。

十四、赞小周天功

大小周天功不同，修炼拜师为明灯。

高功老师开功能，功理功法规范行。

四句秘诀要记清，开发督任分三层。

坎离相交阴阳开，心肾主管阴阳统。

小周天、练中层，高功老师必带功。

督阳开、正气行，防治脊椎腰腿痛。

任脉通、真气行，防治癥瘕七疝症。

慎守仙骨练金丹，预防百病出特功。

小周天、深层功，龙火聚氧循环通。

十五、新医学气功

医学气功祖师传，中华武魂新创编。

修炼功法似简单，功理深奥不一般。

易医道学熔一炉，万象知识为内涵。

中医理论为领先，人体解剖科学验。

环境医学微医学，自然医学通宇天。

阴阳五行为纲领，脏腑生理奇恒联。

十二正经通奇经，三丹三关三循环。

功理分类有十层，功法三十六套全。

明师带教打开关，三因实施顺自然。

气道畅行通宇天，驱除病气人安然。

功德同步正修炼，医术妙法六微感。

文明眼光察隐患，微视无形干扰源。

内气外放热效应，组场治病最安全。

手法治病真灵验，手到病除赛神仙。

真气运行聚延年，玉炉烧炼益寿丹。

十六、修真人：三、九

太空庞，虚宇间，先进文明大自然。

凡间繁事如云烟，三字九不做领先。

道听途说不可信，眼看为实不喧哗。

三个字，断、舍、离，凡人恶习不沾边。

不乏味，不疲倦，不后悔，不抱怨。

不怕苦，不怕难，不称霸，不怕险。

不怕邪恶永向前，功德圆满福寿全。

十七、先天不足后天补

遗传基因奥秘深，千姿百态因果因。

基因吻合与吸引，对抗变异明辨分。

正本清源种福田，尚良德才真善美。

三无人渣恋财色，表里不一嫉妒心。

千般痰难归三因，罕见怪病源基因。

气场变异为外因，七情紊乱为内因。

隐患潜病不内外，先天气场实为真。

博学知识改命运，广积功德修真人。

十八、大道至简，"悟"山河无恙

国人心齐移泰山，青山同道挡特风。

山河无恙爱约定，天地灵丹存心胸。

天缘仙朋战瘟疫，大道至简新法灵。

道友千里真气凝，内气外放战疫情。

瘟疫凶猛制危机，内丹暖化冰雪融。

崎岖坎坷险阻重，并肩携手度寒冬。

瘟疫无情道有情，大爱无言正道胜。

大医春光阳气升，驱散阴霾灭疫种。

真气存内大道行，慈航选度仙缘朋。

药王医祖民救星，大医精诚留芳名。

人民同赞方药歌，中医诗词世界通。

十九、人类命运共同体

大爱无疆无国界，地球新村相邻朋。
同病相连如胞亲，携手战疫共和平。
慈航扬帆云海程，难忘云中相拥情。
春回大地浴火生，春光普照天涯朋。
千江四海月光明，千山五湖映彩虹。
万里河山趣美景，万物生机欣向荣。
救死扶伤无畏惧，不怕牺牲真英雄。
愿君升空染落樱，祝君迎春游太空。
真人无名弘正法，真心无相正气行。
龙惊世界新征程，凤舞中华筑康梦。

二十、新"新医学气功"

新医学，神奇方，新道医疗为民康。
新气功，新增氧，新创功法正气扬。
新时代，新梦想，新的征程新气象。
新春风，送清气，新春雨润花绽放。
新春光，暖心房，新意盎然新希望。
新易医，新文化，新医技拓展开创。
新云帆，新慈航，新医养五教同光。
新医学气功高尚，新健康大道辉煌。

二十一、中医歌谣：非仪器特色诊病

中医歌谣响太空，中医诊病显神通。
新时代，新医药，新的病种再上升。
无名病，常发生，罕见怪病上百种。
微医学，难查明，仪器扫描看不清。
无形病因实太多，运用毒菌可说明。
天地邪气害人病，病毒变异伤人命。

毒素毒垢与毒瘤，病毒细菌都波动。

工业粉尘垃圾场，环境污染毒气升。

物理化学污秽气，恶水雾霾毒尘盛。

气场地气也恶劣，杀气煞气也作精。

氡气杀伤生物命，六淫之气升邪风。

无知愚人不防病，暴饮暴食不节净。

饮食不洁胡乱吃，进口出口不平衡。

家电使用知不明，电力辐射伤神经。

七情紊乱气血病，意郁火毒病内生。

怨恨恼怒埋怨人，烦躁意乱五行病。

爱生气人升火毒，爱烦之人肾毒升。

埋怨脾毒坏肠胃，恼怒人悲自肺病。

大怒伤肝易抑郁，大恨别人自伤心。

生气上火人皆知，二火加之是炎症。

肉体发病易定名，灵魂发病罕怪症。

灵病又称无名病，新名又称公主病。

中医诊病守大法，超常功能显神通。

怪病后台全看清，查明治愈最轻松。

二十二、中医歌谣：古今明医

神农百草为民康，黄帝百科造福民。

唯同志，度金针，扁鹊恩师长桑君。

灵枢素问始岐黄，道医改革又创新。

晋代医圣葛仙翁，葛洪医养真气运。

梁代明医陶弘景，医学气功福惠民。

唐代药王孙思邈，疗愈龙虎守家门。

虎守杏林春日暖，龙蟠橘井灵泉云。

明代明医李时珍，本草纲目普渡人。

秦汉明医与华佗，五禽医养至古今。

张仲景，医圣神，创编金匮伤寒论。

瘟病学，三大家，叶天士，名叶贵。

薛生白，王孟英，卫气营血治法论。

金元时期四大家，同病异治异同治。

李东垣，重脾胃，温燥行之升清气。

刘完素（河间）专主火，一二方，奇而妥。

朱丹溪，滋阴派，阴宜补，阳勿浮。

杂病去，四字求，气、血、痰、郁病理物。

张子和，主攻破，邪去正安元气复。

唐后明医有王冰，医林代表王清任。

大作者，张志聪，清代著论陈修园。

取上法，得慈航，玄壶济世读医林。

千金惠民奇妙方，医养同步最为尚。

正如：

黄帝络书百科制天下，

神农百草本经安天下。

【结语】

本章内容有两层意义：

其一，它是明医对临床治疗效果的总结和评审，也是古今文化精髓的升华，传播道医文化的工具，为中医药璀璨宝库增添了一抹绚丽色彩。

其二，有诗歌就有生机。诗歌是文明之神灯，可照亮美丽环境，照亮人们的心灵，铸造人类灵魂的灯塔，让人们心灵灯塔永不熄灭！人类高级文明诗歌可震撼宇宙，能让学习诗歌的人收获正能量，达到正气扬，志高昂，人灵秀。其意在于可激发免疫力，加持心灵放飞，开发新思想，使人更易领悟新科技知识，有新创意的追求，以开拓创新未来。

后　记

中华医师节有感

2018 年 8 月 19 日，中华人民共和国将此日制定为医师节，医务工作者被誉为"敬佑生命，救死扶伤，甘于奉献，大爱无疆"的白衣天使。在喜迎 2019 年医师节之际，热爱健康的人们赞誉有加，"人命至重，有贵千金，尊医重卫，佑护你我"。这是对医疗卫生工作者职业精神最真实的写照，也说明白衣天使们承载着一份沉甸甸的责任和光荣使命。

今天，我心情非常激动，感恩共产党对医务工作者的关怀，感谢党和人民对医疗事业的重视。这个事业是高尚的，也是神圣的，更是一个伟大而光荣的使命。古人云："夫医者，活人之事，亦可杀人也。"我感到，人类才是历史留下的最大的遗产。人类发展到今天，全靠中医药的巨大贡献。

我是一名道、医、易全科医生。我认为，医生医生，为医而生。医生要以医德为本，坚信科学，更要有大医风范，心怀善念，还要有救死扶伤的精神。只有这样，才能得到仁心、仁术与神奇医术的技艺，才能更好地为病患者解除病痛。

我从事医疗事业五十多年来，经历了风雨霜雪之路。但是我心里明白，"不经风寒苦，岂能香袭人"。说实话，我被人喜欢过、信任过、感激过、心情特别快乐过……当然，也被人误解过、怀疑过、抱怨过，也被人伤害过。总之，误解与抱怨的人不多（很少）。但是我知道，"修行必有难，无难不成事"。正如"天公有意君知否，大器先须小折磨"。我很早之前写过，"成功的秘诀在于永远不改变原来既定的目标"，"苦难才能孕育聪明的微笑"。我赞美了磨难，我有一颗为人民健康服务的心，这一热情永远不变。

我在日记里写道：我从医几十年来，特别是从 20 世纪 90 年代初至今，用双脚丈量人体生命的长河，只因为想破译人体"生命无限"的奥妙；有多少次我从千里万里之外来到患者的身边，只想看到患者康复后的微笑；我也曾不顾危险向前奔跑，只为抢救生命争分夺秒；我不分昼夜伏于案前学习与深夜禅坐，不断探索着医、易、道学知识理论精奥。

我在无影（无形）的灯下，只为看到患者有力的心跳；我听过数不清多少次的婴儿啼哭，却依然感叹生命的美妙；我给学生们无形的翅膀，只为弟子们医术快速成道；

实施无形的力量，只为绽放芬芳！

我们排查每一位未病者潜在的风险，愿为他们的健康站岗放哨，在审病求因中发现呻吟与哭笑的真伪。

我们不是生而无畏，而是生命值得敬畏；我们所承受的重托，是生命赋予的嘱托；我们传递正能量，只为战胜顽疾，前提是先斗败心魔。

我们是人命的守护者，从人民群众关心的事情做起，从人民满意的事情做起，要完善国民健康政策，为人民提供全方位、全周期健康。我们是生命之树的守护者，人民健康的使者。

我的人生有六大热爱：

1. 我热爱祖国，忠于党。因为祖国孕育着百草灵子，为人类健康发展做出了巨大贡献；共产党给我指明生活与工作前进方向；也给我艰苦奋斗的正能量！

2. 我热爱人民群众。因为人民的养育和鼓励让我的技术升华为艺术，并给我中医药科研无穷的力量。

3. 我热爱学习。因为知识能改变命运，技能可以改变人生，知识的力量是神圣的。

4. 我热爱新医学气功的弟子们。因为未来的世界是属于他们的，人类健康发展还要靠弟子们去奔忙。

5. 我更爱真心爱我的人。因为她用身体里最有营养的物质（乳汁）喂养了我们的孩子们，为他们操碎了心，为国家培养未来的接班人。她把一生的正能量传递到我的医疗事业上。请问大家，她值得我爱吗？

6. 我也爱我自己。如果不爱自己，生了病，自己受罪，家人受累。如果自己健康、快乐、长寿，就能多为人民做好事，造福于民。人民需要我，我就多活一百年。

以上是我六大热爱的衷肠。

在我们的事业中寄托着十四亿百姓对民康国富、民建国强的强烈向往；我们的事业关系着实现中华民族伟大复兴中国梦的健康基础，为"弘扬崇高精神，聚力健康中国"奉献力量！

杨　峰

2019 年 8 月 19 日（医师节）

战 "疫"：知己知彼，百战不殆

亲爱的有缘朋友们、同道们，大家辛苦了！

我们同修医道，在这个特殊的时期，互相传递正能量，同舟共济，齐心合力，携手共同抗击瘟疫。只有同道者明白，我们在为使命而奋斗，即为构建人类命运的伟业而实践，更主要的是为谱写人体生命之书收集科学资料，奠定基础。

在实践中，人们对瘟疫加深了认识：

一、瘟疫是个放大镜，把世人分为四类

①真人：用正气传递正能量。②好人：用仁心仁术救死扶伤。③愚蠢人：把自己的生命当儿戏。④坏人：恶习不改。

二、古今中医防控大法

①控制传染源，消灭病原体。②切断传染途径，严守隔离工作。③保护易感人群，实施防护方法。

三、温疫与瘟疫有区别

1.温疫潜伏期长，发病缓，传染性快，症状不典型。如春温、冬温、大头温等，少则感染一个乡村，多则传染一方。

2.瘟疫，又称疫疠、疠气、乖气、戾气等毒气。发病急骤，传染力强，症状凶猛，防治困难。

所以中医说："虚邪贼风，疾如风雨。"善治者治皮毛，其次治皮肉筋骨，其次治六腑，其次治五脏，治五脏者，半生半死也。

现代医学对瘟疫的命名，如天花、痘疹、麻风病、天疱疮、非典（SARS）等。

四、中医药学自古至今防治瘟疫，为人类发展做出了巨大贡献

1.《温病学》专著，叶天士、薛生白、吴鞠通、王孟英等温病学家确立了卫、气、营、血与三焦为核心的理论体系，以此为标志实施治疗方案，分型、分类、分层、分化辨证，理法方药治疗温疫病。

2.《伤寒论》专著，东汉末年，医圣张仲景著。内容：六经辨证审因，以"观其脉证知犯何逆，随证治之"施方用药治疗为特点。

3.《金匮要略》出自《伤寒杂病论》，张仲景著。与温疫相类似的病名、病症，如"狐惑、百合、阴阳毒"。这几种病症属于温疫范畴。主证主方实施要辨阴阳、虚实、表里，施法用药重三因（因病、因人、因地），加减临时变通治疗为妥。

古中医治疗温疫，注意审察病因与发病机制。伤寒与温疫因外感六邪所致，如"天之邪气，感则害人五脏，地之湿气，感则害人皮肉筋骨，水谷寒热，感则害人六腑。"

五、古医家倡导防治原则

1. 虚邪贼风，避之有时，"未病先防，有备无患"。圣人春夏养阳，秋冬养阴，智者从之，愚者佩（被）之。此为调神论，就是告诉人们调神就是锻炼身体，多运动，生命在于运动。调神防病，养神可抗病，练气功可养神。藏神可治病，练内丹功可藏神。故"得神者昌"。正气存内，邪不可干，此为防病原则。

2. 中医防治原则："未病先防，既病防变，既变防逆，逆则亡也。"说明没有发病之前，要防治，发病要早治，治疗期间防变化，也就是防并发症。《黄帝内经》说："圣人不治已病治未病，不治已乱治未乱，夫病已成而后药之，乱已成而后治之，譬犹渴而穿井，斗而铸锥，不亦晚矣。"这就生动地指出"治未病"的重要意义。所谓治"未病"，包括"未病先防"和"既病防变"两个方面。

3. 中医防治原则：①调摄精神。②加强锻炼。③生活起居应有规律。④药物预防及人工免疫（防治病邪侵害）。

六、内丹功防病抗病功理效应

练习内丹功主要是要明白天人合一的理论。内丹功利用自然力，充实人体细胞灌氧量，提升免疫力（诱生体内干扰素与免疫球蛋白），聚合人体的中和抗体。中和抗体才是抗病毒、病菌的主力军队。这样才能提升自身的自愈功能。自愈力包括：①复健

力。②愈合力。③自动再生力等功能。所以说，内丹功练习者可以自信地说，最好的医生是自身的自愈力；最好的药物（丹燊）是有氧运动（如内丹功）；最大的力量是人体唤醒沉睡的潜在能量（免疫细胞与内丹燊物）。

所以，练习内丹功的受益者都在呼吁，利用自然资源，推广自然疗法，造福人类康寿！

战斗在抗疫一线的同志们、同胞们、同道们，在这非常时期，非常想念您们。我现在没有华丽的语言，只能默默地衷心祝愿您们，百病不染，健康平安！更要祝福您们，战疫早日胜利，医德圆满！

青山一道担风雨，国人心齐泰山移。

千里同好心相印，铁杆朋友共战疫。

命运与共战瘟神，诗词汇编惊世奇。

杨　峰

2020 年 3 月 5 日（惊蛰）

附：老中医慢郎中，抗瘟疫急先锋

一、总纲领

遇到瘟疫不可怕，中西防控新医养。
中医整体观念强，辨证论治特点尚。
四诊合参细审详，五类辨证明阴阳。
谨守病机审病因，正治大法八大纲。
变异怪症查后台，理法方药理应当。
标本同治与反治，同气相求法外方。

瘟疫初发清肺卫，银翘散主加菊桑。
实施清瘟败毒散，扶正玉屏风散良。
清解烦热大青龙，阳明热结承气汤。
和解少阳小柴胡，卫气热盛白虎汤。
攻补新加黄龙汤，营血热证清宫汤。
中西结合科学化，微量元素补充上。

紫雪丹治贼火狂，清营转气重羚羊。
热昏安宫牛黄丸，凉血犀角*地黄汤。
口腔溃疡清胃散，干咳加减葳蕤汤。
痰饮咳嗽治痰源，二陈杏贝涤痰方。
治痰大法先理气，健脾消痰补肾阳。
宽胸散结化热痰，适调小大陷胸汤。

余毒未尽补气阴，子火知柏地黄汤。
特色增液承气汤，润解腑实排毒强。
养液保津生机旺，生脉玉女煎方良。
阴虚烦乱百合汤，脏躁甘麦大枣汤。
小便不利加苓泻，不眠黄芩栀子祥。
肺肾两虚金水宝，变通百合固金汤。

善后调理重医养，和谐气血平阴阳。
体弱气虚易自汗，太子天冬银耳汤。
残毒最怕不吃肉，更怕蔬果肠清畅。
苹果香梨雪莲果，三瓜蔬果莲藕香。
口渴适饮白开水，加点食醋适量糖。
科学食疗按血型，营养均衡早日康。

医学气功扶元气，有氧运动正气旺。
轻拍穴位阳经畅，卧功调息多增氧。
咀嚼舌动生唾液，清热健胃养肾脏。
荷花歌啊放声唱，心灵放飞永吉祥。
自愈力强自炼养，正气存内身心康。
知己知彼战不殆，细菌病毒消灭光！

---

* 犀角：现用水牛角代。

二、防治瘟疫注意事项

1. 临床治疗时要注意患者有无基础病

如先天遗传病、五高症及慢性病，有无携带其他传染病等。在治疗新病时，勿忘同时安抚旧病（老病），双管齐下，防止内乱、外患升级。

2. 注意防控并发症

在常规治疗基础上，以整体观念，并依据患者不同的年龄、性别、血型，以及各有差异的体质、病情，处方用药加减临时变通。重点和谐脏腑气血，升华整体生理功能，提高免疫力，防御病邪。可采取特殊治疗方法，如中西医结合疗法、同病异治与异病同治法、正治与反治法。方药以补虚泻实、治病不伤正气、扶正气不留病气为原则，争取短期内治愈，以无并发症为目标。

3. 注意降低后遗症风险

（1）使用中西医药物，要根据病情施量，因为"是药三分毒"，某些药物的毒副作用可能会损伤肝、肾、脾胃及心脑。

（2）关于特殊病症：因病毒变异快，易引发变异性怪症，所以治疗方法也要有灵活性。在创立法外方药时，要注意可靠性、安全性与科学性。

（3）叮嘱患者要改掉病前不良的生活习惯，提高战胜病魔的自信心，积极配合医养方法，早日康复，不留遗症。

明中医师都有三颗心

明白的中医师备有三颗心，一是以万众为师的诚信心；二是有治病救人的善良心；三是培养接班人奉献技术的真心。

自古至今，在老百姓心目中，明中医师是真人，被誉为明医，如华佗、葛先翁、孙真人等。他们都有刻苦学习的精神，诚信拜一切高明人士为师，吸取凝聚万象知识的精华，有高超的医术，为人民健康事业奉献终身。所以，老百姓称他们为明医。更珍贵的是，他们总结治病和医养结合的经验，编写成医学专著，其内容丰富多彩，包括养生保健长寿方法，防病、抗病的技能，还有调病、治病的医养妙法验方。如华佗五禽戏防病养生法，《千金方》治妇科、内科病，还有许许多多单方、验方等药食同源、医养并重的方法。这些都展示了明医们大医精诚重医德的品质。

在远古时期，明医便有了大智慧。他们绘制了宇宙模型，并图解为《周易》。《周易系辞》就是当今人们看到的《易经》与太极图，其内涵深奥丰富。如果没有明师指导解说，靠自学根本不解其意。它的内容包括阴阳、五行、八卦、河图洛书等抽象的概念理论。这类传统文化可诠释为一种具体的形象，具体形象就是国人的身份证，更是国人走出国门的通行证。这些医学文化给后人留下了永久研究的课题。

一、修炼明医：学习要有诚信心

万众皆为师，万物皆有灵。

学习传统医学文化，修炼明医，一是要具备慧根，即德、才、智慧的根基；二是心底清净；三是有坚韧的毅力；四是拜"明中医师"有诚信心。因为明师真传，是分类、分层、分步。①明师以故事为引，提升学生学习的兴趣；②以诗歌引导学生学习入道；③以激发学生潜在能力、开发学生智慧为主。

修炼明医，要在明师指导下，在学习、实践、科研中培养成功必备的五颗心：

1. 对新事物有好奇心。各种动物与植物都有不同的特性，看到中草药为民治病的奇效作用，这样再学习方剂歌，便可兴趣倍增。

2. 有狂热的尝试心。在明师带领下，认识中草药，大胆尝试中草药采集、炮制等方法。

3.学习医学基础理论结合临床实践有自信心。认清什么是人的体质、气色、气质、精神，通过分类分析发病原因、病机、病证，最终确定病的性质和名称。

4.修心养性育德与强身健体有决心。在明师带领下，练习医学气功，体会身心有好的变化，感到正气十足，精力充沛，记忆力提升，进而获得练习的决心、恒心、毅力。

5.不达到目的不甘心。有这五个心，才能修炼成明医。明医无名，明医无相，造福广大民众。这就是不达目的不甘心之"目的"。

除了有明师诱导五颗心，修炼明医，要学习的内容很多，因为万众皆为师，万人都有专长，总结为"天人合一的生命观"。对于初学者来说，最适合先以诗歌入门，提高学习的兴趣。如"天地人一体同春"这首童谣，深入浅出讲道理。

童谣：天地人一体同春

（拍手歌，为初学者启发兴趣）

一二三四五，金木水火土，天地分阴阳，日月照今古。

阴阳对统衡，领悟太极图，岁月太阳年，三百六十五。

朔望月弦日，时空分子午，四季最分明，冬夏有寒暑。

星际北斗令，群星热欢呼，地球十二脉，开关昆仑湖。

人体经脉道，神阙总枢纽，天人合一论，解说八卦图。

五行应五脏，心主管脏腑，五行有生克，实适有乘侮。

阴阳应五行，虚实要泻补，实则泻其子，虚则补其母。

气血阴阳平，和谐共相处，修炼周天功，内丹真气铸。

精气血互化，身心百病无，天地人同春，寿命三百五。

我认为，老师带学生，不是学生没学好，而是老师没教好、带好。能把复杂的问题简单化才是高明的老师。简单化才简单易懂，易学易记，且牢记不忘，才能易用，日后在实践中才能深入体会，研究创新。"简单的灵魂是质朴，简单的内涵是本真，简单的归依是智慧。"

天人合一论释义：最常见的日、月、星、辰、宇宙、太空都有其运转规律。简单来说，有太阳年与朔望月之分。朔望月是月亮绕地球转一圈30天，分为朔月、望月、上弦与下弦日。练习真气运行法，打开督任二脉，让气血畅和、阴阳平衡，提高免疫力。太阳年是地球绕太阳转一圈，为365天5小时48分46秒，这是太阳年的时空；一年分为12个月，每个月30天，一天12个时辰合24小时，这就是生物钟时空。

"天人合一"，人与大自然吻合而稳合，又息息相关。

其一，古人造字，把人体内脏器官与肢体部位的名称都配上"月"字旁或"月"字底，如肝、脾、肾、肺、胃、肠、脉、骨等。再比如，女人的月经（男人也有"月经"）周期都是28天左右，有月经才能育人。可想而知，人与月亮关系有多密切。

其二，天有十二星座，一年有十二个月，人体有十二官，十二正经，大脑支配十二对神经，地球有十二地脉，这是天地人相应。天有五行星，人有五脏，地有五方；天空有七曜光，人有五官七窍；天有九宫，人有九窍；天有六气，人有六腑；天有雷声，人有声音；天有四季，地有四方，人有四肢；天有日月，人有两只眼睛。

其三，地球上有河流、山川、道路、大海、长江、湖溪、水井等，人体有十大系统，血管三大循环与经脉络脉，何也？"经如大地之山河，络为原群之百川，经者径也，经之旁出为之络。"最有意思的是，地球上山川河流等地名与人体穴位名称有很多相同之处。例如，穴位名有天池、天门、太阳、太阴；内关、外关、阴陵泉、阳陵泉、神门、人门、气门；照海、涌泉、解溪；五里、三里；承山、合谷；等等。凡能读懂人体解剖图，看懂地图，明白太极图的人，用针灸与内功点穴治病，事半功倍。

其四，真正懂得天人合一生命观知识，明白顺应大自然规律，才能做到以下几点：①练习内丹功，通过自练、自修、自养、自护，自愈力增强，获得领悟力、想象力、创造力。②诊病精准。明中医治病，主要是明白了人体生理功能异常的原因，故能特色诊断。③明中医治病三因治宜（因人、因时、因地），中药处方实施，遵循人体发病与季节时空、地理环境等相关因素。按时服药的道理也在此。

总之，明中医都是活到老学到老，用诚信心学习知识，拜一切人为师，终身谦虚爱学。只有这样才能懂阴阳，明五行，知天理、地气、人气、天气。正所谓"举一隅而为例，则三隅而可知"。要修炼大国心态，大国风范，大气才能成大器也！

二、明医治病救人有善良心

真正明医都有善良心，有仁心善心的医生才能得到仁术。明医心里常想着世间两类人最苦，一是穷人苦，二是患者最痛苦。所以，对于来诊者，不管是富贵贫贱、是美是丑、男女老幼、职位高低，都要视患者如亲人，同样发善心，用心去医治。先观察症状，细心审查病机，认真追踪病因，总结症、色、脉、舌象等，相合后定病，然后立法，处方用药。这样是合理合法实施治疗常见病、多发病的方法，疗效显著。

1. 关于特殊的病种

此指患者感觉有病，但是医院仪器查不出来的病。患者主诉全身都是病，非常痛苦，跑了有名的医院，找了很多名医，仪器体检，无指标异常，查不出病。名医束手无策，患者得不到合理的治疗，感觉生不如死。明医接诊这类患者，用特色诊病方法：一是思考疑难杂症、罕见病、怪病的原因。二是想到："为什么大凡患者病痛万分，仪器却检查不到病呢？"因为这些病种全是有伪相的：要注意细心询问患者方方面面的情况，包括家庭情况、婚姻状况、工作与住所环境等问题，抓住症状报警信号，病机就是执行者，病因发病部位就是祸根，它要负全责。清除祸根，除根治本为尚策。

2. 关于真伪病诊治

实际上，明医在接诊时如能观察到患者的步态、动作、面色、神态、声音，就能感觉到病症的真伪根源。见痛不治痛，根源在不通；见怪症不治怪，必找病魔祸根；见痰不治痰，必寻痰根源。例如，抑郁症患者，面笑眼不笑，失神、失忆，听声音可知其心，言者心声也。有真寒假热证，有真热假寒证；失神与假神，无病呻吟，外寒内热，上实下虚，故称"大实有羸状，至虚有盛候"，这些都属于貌合心离的亚健康状态。所以，脉象、面色、神态、动态、舌象与症状都不相合，出现了很多种假象。总之，凡病反常必有假，病症再繁必有根。

在临床诊治中发现，只有伤寒病，在出现高热期，心率慢于正常，称为"相对缓脉"症，为常态病，请注意观察。其次，要合理规范破释假象病症，细致分析症状，慎守病机，审察报警信号，追踪病源所在为尚策，一定要明白相关知识：①人体脏腑气血在生理功能上互相支持，反之，在病理上互相影响。②有诸内必形诸外。《内经》说，"肢节者，脏腑枝节也"。③此类假象病的根本原因有两类，一类是七情内伤，气机紊乱，内环境生理功能下降，互为影响；二类是无形干扰源致病，如细菌、病毒感染及变异，寄生虫病，电辐射，环境毒气，污浊气及噪音等无形干扰源，导致机体功能下降，气血紊乱与逆乱，正气不足，免疫力下降，无自愈力。最可怕的是找不到病原体，最难防治的是病毒变异或新病毒。

当前有寄生虫病要提防：①蜱虫引发的无名高热，如未查明，高热进入昏迷状态，死亡率高。②阿米巴原虫痢疾，中医病名为肠风、烂肠瘟等。查不明之前，医生们可能会误认为肠癌，误诊死亡率高。其次，还有肺吸虫病、肝吸虫病、钩虫病等，均需要提防。

3. 关于治病必求于本

中医把病理产物分为四大类：①痰；②火；③瘀；④虚。发生疑难病、怪病、大病、罕见病，首先要考虑是否与病理产物有关。

为什么把痰放在第一位呢？因为顽固怪病多是痰作祟。凡是久治不愈、反复发作的怪症多是痰饮"鬼鬼祟祟"引发的。如中医病名痰核、痰瘰、瘰疬（淋巴结节、甲状腺结节、肺结节、骨结核），痰气交阻梅核气（慢性咽喉炎、扁桃体肿大及肠结核），痰气隔胸（胸膜炎、肋膜炎），痰气瘀阻的乳腺增生瘤，痰火扰心（精神病、癫狂），痰迷心窍（自闭症、脑梗、心梗、脑肿瘤），痰瘀阻络（半身不遂、失语、失听、失明、脑结核等）。

诊治痰饮大法：要明白痰饮的来历，痰与饮是有区别的，稠厚为痰，清稀为饮。

饮分四饮：①痰饮；②悬饮；③支饮；④溢饮。它们分布部位不一样，病症也有别。

痰分类广泛，大致按黏稠度、痰色分类，常见的有：黄痰、灰痰、白痰、黑痰、棕色痰、铁锈色痰、粉红色泡沫痰、白黏痰、橘黄色痰、蛋黄色痰等。它们色与质不同，各自感染细菌与病毒不同，可用痰化验，用显微镜查明细菌、病毒、吸虫。

中医学认为，见痰不治痰，必找痰根源。脾为生痰之源，肺为储痰之器，肝为生痰之窠，肾为生痰之根。痰火扰心神，顽痰蒙弊清窍（心脑）等。找到症状，查明病源，求本除根。

其次，火分八种，虚分六大虚，瘀证的前提是气虚，气郁血瘀，气滞血瘀。凡是循环障碍，心血管不畅，神经系统与内分泌系统疾病的发生，以及脉管受阻、梗塞，多跟"瘀"相关。

这四种病理产物根由多与气有关系。如气有余便是火，气滞血瘀，气虚血瘀。特别是要以"治痰先理气，气行痰移"为大法。所以说，气为百病之始，万病多因缺氧也。

4. 明医治病特点

一是治未病：原则为"不治已乱治未乱，不治已病治未病"，未病先防，早防无患，有病早治，有备无患。

二是治末病，末病指久治不愈的病症，医生束手无策的绝症。对于病入膏肓的危重患者，治疗要立法外之法，创方外之方，这就是在危机中育新机、遇残局开新局之大法。

当然，不能忘记"整体观念，辨证论治"，以及方与法的关系。

第一，要以大医精诚精神，大医胸怀献爱心，用医理知识、用医者正气补充患者的正气，点亮患者心灵灯塔。

第二，要敬告患者，彩虹和风雨共生，机遇和挑战并存，这个是亘古不变的辨证法度。危中有机，危中转机。

第三，明医要有自信心，有技能，有正气，抓住机遇，开拓新局面。

第四，让患者明白自己的病因、病机、病理知识，读懂治疗实施方法。例如，同病异治法，标本同治法，中西医结合及医养同步法，制订特殊的治病方案。要提高患者战胜病魔的决心。患者的口号是："我不病谁敢病我！吃出来的病一定吃回去！气出来的病把它气回去！"战胜顽疾必先斗心魔，战胜心魔的时刻就是成功的开始，有自信就会成功！

第五，让患者有乐观精神。微笑是免费的补药，有氧运动可以提高自身免疫力，发挥自身抗病的自愈力。

以上这些都是我在治愈危重患者的经历中总结的经验之谈。

5. 关于特殊的危重患者

有并发症之象的患者，治疗时要合情合理，规范实施理、法、方、药，要有科学性与灵活性，更要有综合性，对症实施攻击战略。要以毒攻毒，以臭治臭，要有利用冷药治怪病、怪药治绝症的手段。

要牢记，病魔就是敌人，心魔就是生命天敌，中西药物与正气是军队。中医好似陆军部队，西医好似海军部队，医学气功好似空军，实施中医、西医、气功三结合为原则，如同海陆空战斗组。这种特色治病方法，立法如布阵，选方如调将，用药如用兵。所以能治疗疑难绝症，达到较高的医疗水平。

再次忠告康复的危重患者：

第一，必须改掉生病之前的坏习惯。

第二，提高心理素质：微笑是春风，是阳光，可疗愈心灵创伤。

第三，注重食疗，科学饮食，营养均衡，防病复发。

第四，提高文明健康素质，重和谐，讲文明，讲科学，重道德。

第五，养生就要养阳气，真气运行存正气，正气才能养命根。

练习新医学气功是正道，有氧运动最科学。这就是利用自然资源，倡导自然疗法之大法。坚持练习，可把气出来的病魔全部气跑，达到旧病不复发、新病不再感的目的，永远健康长寿！

所以说，明中医师治病救人有善良心，有大爱心传递正能量，发挥专长，处方用药有灵活性、科学性，所以能收到良好的治疗效果。

三、培养接班人奉献真心

在这新时代，全民卫生健康慈航已启程。中医药文化是健康法宝，是华夏儿女的灵魂，这一文明康寿的瑰宝为人类发展做出了巨大贡献。

关于传统医学文化的传承和发展，当今新时代医务工作者不但要努力学习，研究创新，更重要的是还要传承、弘扬。启动教育事业模式，千年大计教育为本，教医大计以明中医师为本，培养优秀医学医务人才，提高医疗水平，造福人类健康，促进人类康寿事业发展，为振兴中华民族做出突出贡献。

明中医师都具有理想信念，医德情操，扎实的学识和丰富的临床经验，有仁爱之心，诚实奉献真爱、大爱、真心。国医大师都有立德树人的初心，牢记为党为民育人、为国育才的使命，不断做出新贡献。他们是以三寸粉笔，三尺讲台，三尺诊病桌，一颗丹心，一生秉烛铸民魂的精神，传承着古今医学、医理知识与临床治病的经验方法，以及医养新妙法，让学生们学到精髓，让世人祥和安康。

追求康寿的人与中医爱好者们，要努力学习，奋进实践，坚持练习，一定要诚信拜师请教，明医都有共同的理想。古人云，"唯同志，度金针"，针即箴，意思是唯有志同道合的人，才能传授真技术。师傅传经必选人才，传授善人福国民，传经恶人祸国根。

荀子曰："国将兴，必贵师而重傅，贵师重傅则法度存。国将衰，必贱师而轻傅，贱师轻傅则人有快，人有快则法度坏。"这就是"医不叩门，道不轻传"。医不叩门，意思是有真功夫、真技能的人，不用找上门去给人治病，不需要做宣传。道不轻传，指不能将技能传授给恶人，恶人学到了本事会干坏事。

总之，尊师爱教，老师爱志同道合的有缘人，精选德才兼备的学生，向他们奉献真心，传授医技艺术及治病救人的妙法。当然，学子们只要诚信学习，都会有所收获。"医术神奇靠纯诚，德高道深法自灵。"

真心祝愿中医药这一健康法宝让世人祥和永康！民族复兴伟业，振兴国威梦想！

杨士东

2022 年 1 月